100가지 질병에 관한

DOCTOR'S ADVICE 2

저자 · YOSUKE ADACHI / 책임감수 · 김예진

의학교육

머리말

본서는 전국의 진료소나 병원에서 일하는 간호사와 간호학생을 위해서 현역의 임상의가 '일반적으로 많이 볼 수 있는 질환'에 대해서 쓴 책이다.

실제로 매뉴얼이나 전문서는 많이 나와 있지만 모든 진료과에서 읽을 수 있는 가벼운 느낌의 책이 적은 실정에서 이 책은 의료, 간호, 보건에 종사하는 사람들에게도 큰 도움이 되리라 생각한다.

필자는 다음의 3가지 점에 중점을 두고 이 책을 만들었다.

첫째, 간호 · 보건계열 학생들이 읽어서 쉽게 이해할 수 있게 만들었다.
(난해하고 딱딱한 전문서가 아니다)

둘째, 일반적으로 발생률이 높은 질환 100가지에 대해서 다루었다.
(희귀한 질환이나 특수한 질환이 아니다)

셋째, 임상의가 자신이 직접 하고 있는 의료행위의 범위 내에서 썼다.
(자신이 직접 다루지 않는 일은 쓰지 않았다)

필자도 나이 오십을 넘겨 이제는 자신도 언제 간호사의 신세를 지게 될지 모르는 나이가 되었다.

본서는 각 질환별로 크게 '질환', '검사', '치료', '간호'의 4가지로 구성되어 있는데 '간호의 요령'이나 'Doctor의 한마디'에는 이러한 상황에 있는 필자의 뜨거운 염원이 담겨 있다.

모쪼록 이 책이 의료, 간호, 보건 계열의 현장에 종사하는 여러분들에게 큰 도움이 되기를 바라는 바이다.

저자

contens 목차 1

contens 목차 2

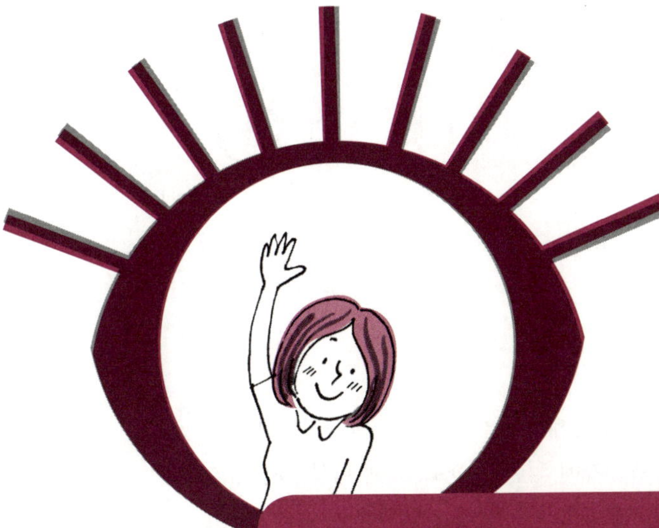

06장 감각기

01. 백내장
cataract

질환의 개요

어떠한 병인가?

백내장(cataract)은 수정체(눈안의 렌즈)가 혼탁해지는 병이다(그림 1). 주로 연령증가에 의한 변화로, 60세 이상에서 65%, 80세 이상에서는 거의 모든 사람에게 백내장이 나타난다고 알려져 있다. 그 외 당뇨병, 아토피피부염 등의 전신질환, 포도막염이나 다른 눈병에 합병하거나 스테로이드 등 약의 부작용으로 나타나기도 한다. 풍진백내장[*1]을 포함해 선천적인 백내장도 있다.

[*1] 모체가 임신 4개월 이전에 풍진에 이환되었을 경우에 그 태아에게 백내장이 발병하기도 한다.

어떠한 증상이 나타나는가?

불투명유리 한 장을 사이에 두고 보는 기분이 든다. 초기에는 물건이 조금 흐릿해 보이거나 겹쳐 보이거나(달이 2~3개로 보이는 등), 눈이 부시기도 한다. 혼탁이 더욱 진행되면 점점 그 불투명 부분이 심해지고 시력이 떨어지게 된다.

어떠한 징후가 있는가?

위와 같은 증상으로 안과 진찰을 받는 사람도 많지만 시력이 떨어져 안경점에 검사하러 갔는데 시력이 나오지 않아 안과를 소개받거나 건강종합진단 등에서 안저사진이 깨끗하게 나오지 않으므로 눈의 이상을 지적받는 경우도 있다. 기본적으로는 서서히 진행되는 병이지만, 혼탁 정도가 심해지면 자각적으로는 갑자기 보기 힘들어진 것처럼 느끼기도 한다.

그림1 눈의 구조

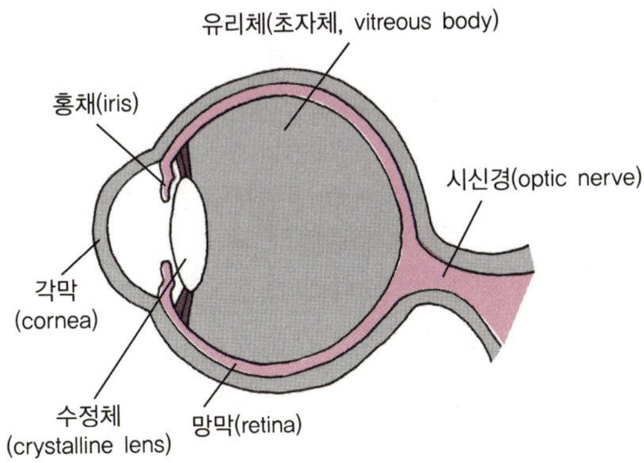

검사의 포인트

1. 시력검사

교정시력을 측정한다. 교정시력이란 근시, 원시나 난시 등 굴절이상을 검사용 렌즈로 조정해, 가장 핀트가 맞는 상태에서 어느 정도 물건을 보는 능력이 있는지를 알아보는 검사이다.

외래에서 비교적 간단하게 검사할 수 있다. 신체나 눈에 대한 부담도 없고, 시력에 대한 기본적인 데이터를 알 수 있는 중요한 검사이다.

그러나 이 검사만으로는 병명이나 병의 원인 등을 특정하지 못하고, 어디까지나 안과적인 다른 검사를 받는 시작이 되는 검사이다. 또, 시력검사는 밝기나 빛의 방향 등, 상당히 좋은 조건에서 측정하기 때문에, 실제 생활에서는 시력검사의 수치 이상으로 보기가 힘들거나 불편을 느끼기도 한다. 시력 검사 수치에만 너무 얽매이지 않도록 유의해야 한다.

2. 정밀 틈새등(세극등, slit lamp) 검사

직접 수정체를 생체현미경으로 관찰해 수정체의 혼탁 상태를 조사한다. 산동[*2]시켜 관찰하면 보다 상세하게 수정체의 상태를 알 수 있다.

안과 외래에서 간단하게 검사할 수 있고, 수정체에 관한 정보를 상세하게 얻을 수 있지만, 정밀 틈새등(세극등)이라는 검사기계를 사용해 검사하기 때문에 의사가 그 조작이나 관찰법에 숙련되어야 한다.

3. 안저 검사

백내장 이외에 시력저하의 원인이 되는 이상이 있는지 조사한다. 백내장 진찰을 받는 것은 주로 고령자가 많기 때문에 황반변성이나 녹내장 등 다른 안과적 질환을 합병하고 있는 경우도 있다.

안과 외래에서 비교적 간단하게 할 수 있어 안저에 대한 정보를 얻을 수 있지만, 안저검사용 기계(도상경 등)의 사용법에 의사가 익숙해져 있어야 한다. 또, 백내장이 진행되어 혼탁이 심하면 안저를 충분히 보지 못하기도 한다.

*2
동공을 검사용 점적약으로 산대시킨 상태.

치료의 포인트

치료에는 약물 치료와 수술적 치료가 있다. 약물 치료가 백내장의 진행을 약간 늦추는 효과를 기대하는데 비해 수술적 치료는 보는 기능의 향상을 목적으로 한다. 현미경 수술의 도입, 초음파 백내장 수술의 진보, 눈 속 렌즈의 개량, 소절개수술과 그 진보가 현저해 환자의 부담 경감, 수술 후의 삶의 질(QOL)이 향상되고 있다.

1. 약물요법

수정체가 혼탁해지는 변화에 대해 진행을 억제하는 목적으로 사용된다.

장점과 단점

주로 점적에 의한 치료로 환자의 부담도 적고 위험성도 없지만, 백내장의 진행을 완전하게 막지는 못한다. 안점적에 의한 치료를 시행하고 있어도 서서히 백내장은 진행되며, 수술적 치료가 필요하게 된다.

2. 수술요법

수정체를 교환하는 수술이다. 백내장으로 혼탁하게 된 수정체를 제거하고 대신에 인공 수정체(눈속 렌즈)를 삽입한다(그림 2).

그림2 **백내장 수술요법**

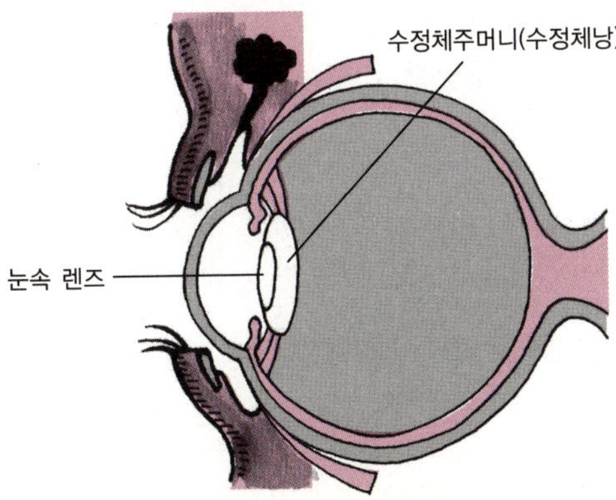

장점과 단점

혼탁이 제거되기 때문에 수술 후 눈의 기능이 향상된다. 대부분의 경우 수술은 비교적 단시간에 종료되며, 통증도 거의 없고 전신의 부담도 적은 수술이다. 수술 기구나 수술 기술의 진보로 많은 증례에서 수술 후 조기부터 눈의 기능이 상당히 개선된다.

극히 드물지만, 수술 후 감염 등의 심각한 합병증을 일으키는 경우가 있으므로, 수술 전과 수술 후 안점적을 제대로 할 것, 수술 후에 눈 부위를 청결하게 유지할 것 등의 주의가 필요하다. 또, 매우 작다고는 해도 눈을 절개하는 것이기 때문에 외력에는 약하다. 수술 후 눈을 부딪치거나 눈에 압력이 가해지지 않도록 조심해야 한다.

Doctor의 조언

간호의 요령

① 수술 전

백내장으로 눈의 기능이 떨어져 있는 것에 주의한다. 또 고령자가 많기 때문에 눈 외에도 청력의 저하나 요통 등 정형외과적 질환에 의한 운동능력의 저하로 행동이 제한되어 있는 경우가 많다는 점에도 신경을 쓴다. 천천히 뚜렷한 소리로 설명하고 검사를 할 때에도 필요에 따라 도와주고 유도하는 것이 필요하다.

② 수술 후

수술 후에는 생활에 특별히 엄격한 제한은 없지만 역시 눈

부위를 청결하게 유지해야 한다. 세안이나 세발 등 생활상의 주의점에 대한 설명과 수술 후의 안점적에 대한 지도가 중요하다. 점적에 대해서는 그 종류와 횟수가 제대로 지켜지고 있는지 확인하거나 점적방법*3의 설명이나 필요에 따라서는 점적의 보조용구를 소개한다.

*3 점적 병의 끝이 속눈썹에 닿지 않는지 등.

이럴 때는 의사에게 상담!

수술기계나 수술기술의 진보와 함께 현재의 백내장 수술은 수술 후 비교적 조기부터 눈의 기능이 회복되며, 또 수술 후의 통증 등도 거의 없는 경우가 많아지고 있다. 수술 후 통증이 있거나 보이는 것이 이상하다는 등의 호소가 있는 경우는 합병증의 가능성도 있기 때문에 신속하게 의사에게 연락을 한다. 또 안구의 충혈이 심하고 부종이 있는 경우에도 의사에게 보고한다.

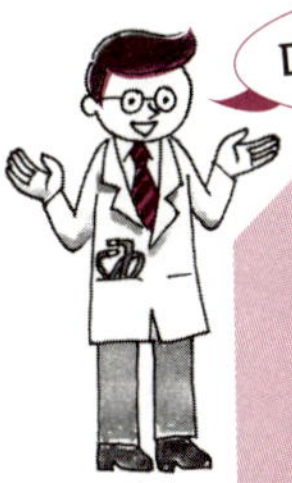

Doctor의 한마디

백내장 수술은 비교적 안전하고 부담이 적은 수술이지만, 역시 환자에게 있어서는 중대사이며 수술에 대한 불안도 크다.

의사에게 직접 말할 수 없는 것도 간호사에게는 여러 가지 질문을 하거나 호소하는 경우가 많기 때문에 생활상의 주의점, 안점적의 의미, 필요성 등에 대해서 정확하게 설명할 수 있도록 하자.

백내장 수술 후 많은 환자가 시력이 비약적으로 향상되고, 자각증상도 개선되기 때문에 무척 기뻐한다.

다만 그 배경에는 수술을 안전하게 끝내는 것, 또 수술 후에 합병증이 일어나지 않도록 간호사 여러분의 협력이 필수적이라는 것을 결코 잊어서는 안 된다.

02. 녹내장
glaucoma

질환의 개요

✚ 어떠한 병인가?

우리가 물체를 보고 있을 때, 눈에 들어 온 영상은 눈의 안쪽에 있는 망막에 투영되어 그 정보가 시신경으로 모아진다. 눈 속에서 시신경이 집합한 부분을 시신경유두(optic disk)라고 한다. 시신경은 눈에서 나온 후, 뇌 속 후방으로 뻗어가 최종적으로 뇌의 뒷부분(후두엽)에 도달해 거기서 영상을 인지한다. 즉 시신경이라고 하는 것은 눈 속에 들어 온 영상을 뇌에 전하기 위한 전선과 같은 것이다.

녹내장은 이 중 시신경유두 부분에서 시신경이 줄어드는 병이다. 시신경이 줄어들면 그 부분에 대응해 영상이 뇌에 보내지지 않게 되어, 부분적으로 보이지 않는 부분이 생긴다(시야의 결손). 일본의 연구에서는 40세 이상의 약 5%가 이환되었다고 하는 결과가 나와 있어, 결코 드문 병이 아니다.

✚ 어떠한 증상이 나타나는가?

녹내장에는 크게 나누어 급성과 만성이 있다. 급성인 경우에는 급격하게 안압(눈 안의 압력)이 상승하기 때문에 눈의 통증, 두통, 구역질, 시력저하 등의 증상이 나타난다. 두통이나 구역질 때문에 처음에는 내과나 신경외과 등 다른 과의 진찰을 받기도 한다. 만성인 경우는 서서히 시야의 결손이 진행되기 때문에 자각증상이 있을 때는 벌써 꽤 진행되어 있는 경우가 많다.

✚ 어떠한 징후가 있는가?

급성일 때는 증상이 상당히 심하기 때문에 바로 진찰을 받는 경우가 많지만 만성인 경우는 여간해서 알아차리지 못하며, 초기에 시야결손을 스스로 자각해도 안과진찰을 받는 경우가 결코 많지 않다. 다른 증상으로 안과진찰을 받다가 우연히 발견되거나 종합검진에서 안저사진으로 지적을 받는 경우가 많다. 종합검진에서 「시신경 유두함요 확대」, 「망막신경섬유층 결손」이라고 쓰여 있는 경우는 '녹내장 의심'이라는 뜻이므로, 자각증상이 없어도 신속하게 안과진찰을 받고, 정밀검사를 받도록 권유한다.

검사의 포인트

1. 안압 검사

눈의 탄력성 즉, 눈 속의 압력을 측정하는 검사이다. 물체를 정확히 보기 위해서 눈은 어느 정도의 탄력(안압)이 필요하지만, 이것이 너무 높으면 시신경을 손상시키는 원인이 된다. 정상치는 10~21mmHg이다.

외래에서 간단하게 검사할 수 있다. 수치로 나타나기 때문에 눈 상태의 변화나 약 효과의 판정에 유용하다. 그러나 안압이 정상치라도 녹내장인 경우는 많다(정상 안압 녹내장). 또, 안압은 하루 동안에 또는 계절적으로도 변동이 있다.

2. 안저 검사

시신경유두 상태, 망막의 신경섬유 상태를 조사한다. 또 시야결손을 일으키는 것 외의 질환(안저출혈 등)이 없는지 확인한다.

외래에서 간단하게 할 수 있으며, 다소 눈이 부시다는 것 외에 거의 위험성도 없다. 그러나 시신경이나 망막의 상세한 소견을 정확하게 파악하려면 의사의 숙련된 기술이 필요하다. 또 백내장처럼 혼탁하면 상세한 검사를 할 수 없는 경우가 있다.

3. 시야 검사

시야의 결손이 있는지 없는지, 있는 경우에는 그 정도나 진행상태를 조사한다. 녹내장 치료의 최종적인 목적은 시야 유지에 있기 때문에 검사로서는 가장 중요하다고 해도 과언이 아니다.

실제의 시신경기능을 직접 평가할 수 있고, 병의 진행상태를 파악하거나 치료효과를 판정할 때의 지표가 된다.

검사를 할 때는 검사에 대한 환자의 이해와 의사의 숙달이 필요하다. 또, 검사 전의 충분한 설명도 중요하다. 경우에 따라서 1회의 검사만으로 평가하지 말고, 반복해서 데이터를 모아 평가해야 한다. 상당한 집중력을 필요로 하며 환자를 지치게 하는 검사이기도 하므로 환자 상태에 따라 검사방법을 고려해야 한다.

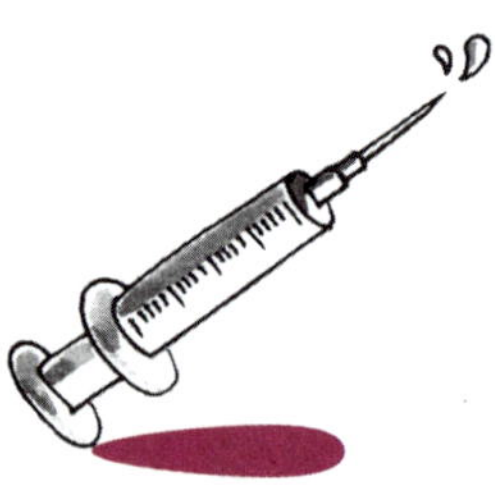

치료의 포인트

약물, 레이저, 수술의 3종류 치료법이 있지만, 기본적으로는 안압을 내리는 치료가 주체가 된다. 녹내장의 타입, 진행정도와 각각의 치료법의 특징을 잘 생각해 치료계획을 세운다.

1. 약물요법

주로 점적약으로 안압을 내리는 치료를 한다. 또 시신경유두의 혈류를 개선시키는 효과도 기대한다. 시신경 보호를 위해 경구투약을 하기도 한다.

장점과 단점

환자에 대한 부담이 적어 외래 통원으로 치료가 된다. 그러나 약물만으로는 안압이 충분히 조절되지 않는 경우도 있으며, 약물로 인한 국소적 또는 전신적인 부작용에도 주의해야 한다.

2. 레이저 치료

레이저광선으로 눈 속 물(방수)의 흐름을 좋게 하여 안압을 내리는 치료이다. 급성 녹내장 발작의 완화, 또는 예방을 위해서 레이저 홍채 절개방법(LI)이 실시된다. 또, 약물로 충분히 안압 조절을 할 수 없는 증례에는 레이저 섬유주성형술이 실시된다.

장점과 단점

외래에서 비교적 간단하게 치료할 수 있다. 전신에 부담은 별로 없다. 그러나 레이저 섬유주성형술의 경우, 전례에서 효과가 있다고는 할 수 없다. 또 그 효과가 일시적이어서 장기간에 걸친 안압의 조절이 어려운 경우도 있다. 장기적으로 보면 각막내피세포[*1]를 감소시켜, 장래 각막장애를 일으킬 위험성도 지적되고 있다.

*1
각막 안쪽에 있는 각막의 수분량을 조절하고 있는 세포

03. 중이염
otitis media

질환의 개요

+ 어떠한 병인가?

중이염(otitis media)에도 여러 가지가 있지만 여기서는 급성 중이염에 대해 살펴본다. 중이염이란 상기도 감염에 이어 발병하는 중이점막의 급성 화농성 질환이다. 원인은 이관(eustachian tube)을 통한 감염으로, 이관의 구조상 영유아에게 많은 병이다. 이관을 통한 감염이란 코인두(상인두, epipharynx)와 고실강(중이강, tympanic cavity)을 잇는 이관을 통해 상인두의 감염이 가운데귀(중이, middle ear)에 파급되는 것이다. 영유아는 이관이 굵고 짧으며 수평이기 때문에 이관을 통한 감염이 일어나기 쉽다.

원인균은 폐렴구균이나 인플루엔자균 등이다. 보통 1주일 정도 지나면 치유되지만 내성균의 증가로 난치성, 반복성인 경우가 있다. 특히 영유아는 면역학적으로 미숙하며 약제 내성균의 분리 빈도가 높으므로 치료를 고려하기도 하는데, 치료가 불충분한 상태로 방치하면 삼출성 중이염으로 이행해*1, 난청이 계속된다. 증상이 없어도 완치될 때까지 병원에서 치료해야 한다.

Memo
감기에 걸린 아이가 한밤중에 "귀가 아프다"고 울면 급성 중이염을 의심한다.

*1
삼출성 중이염이란 고막이 함요되어 고실강(중이강, tympanic cavity) 내에 점액성이나 장액성 삼출액이 저류되어 있는 중이염이다. 비염이나 인두염에서 귀관(이관, eustachian tube) 기능에 장애가 있을 때 일어나기 쉽다.
발열이나 귀의 통증은 없지만 이폐쇄감(aural atresia)이나 난청을 일으킨다.
서서히 증상이 악화되기 때문에 본인의 호소가 없고 가족도 눈치채지 못해 3세아 건강검진에서 지적되는 경우도 적지 않다.

✚ 어떠한 증상이 나타나는가?

귀의 통증, 발열, 난청이 주된 증상이다. 이들 증상은 급성으로 나타난다. 그러나 주의해서 문진하면 콧물, 기침 등의 급성 상기도염 증상이 선행하고 있는 경우가 많다. "감기에 걸렸어요?"라고 물어 보자. 발열은 고열이 되기도 한다. 또, 자괴*2하면 귀분비물(이루, aural discharge)도 나온다. 영아인 경우 원인불명의 발열이나 밤중에 계속 우는데 귀분비물이 나오면, 비로소 급성 중이염이라고 알아차리기도 한다.

*2
고실강(중이강, tympanic cavity) 내에 고름이 들어차 고실강 내의 압력이 높아져 고막이 파열된 상태.

✚ 어떠한 징후가 있는가?

귀보개(이경, ear speculum)로 고막을 관찰한다. 정상 고막은 진주와 같은 광택이 있으며, 백색을 띤 반투명성 막이다. 급성 중이염인 경우는 고막에서 발적을 볼 수 있다. 증례에 따라서는 고실 내의 고름색이 보이는데 황색을 띠는 경우도 있다. 그 외에 고막의 혼탁, 비후, 팽륭, 수포형성 등을 볼 수 있다. 또 점액성 화농성의 귀분비물이 바깥귀길(외이도, external acoustic meatus)로부터 흐르기도 한다. 귀분비물이 계속 흐르는 경우는 외이염이나 귓바퀴피부염(이개피부염)이 발생했을 수도 있다.

검사의 포인트

- 의사의 고막 관찰이 중요하다. 귀보개(이경) 검사 때는 머리를 확실하게 고정시킨다. 간호사의 보조지지도 필요하다. 급성 중이염 진단은 고막 진찰이 거의 전부이며, 의사가 보면 알기 때문에 특별한 검사는 필요 없다. 치료를 위해서 귀분비물 세균검사를 하기도 한다.

1. 귀보개(이경)검사(그림 1)

중이염에서는 필수검사로, 귀보개로 고막을 관찰해 중증도를 판정한다. 확대 귀보개나 현미경, 내시경을 사용하기도 한다. 고막의 색조, 함요, 팽륭, 고실강(중이강)의 삼출액 유무, 천공 유무, 귀분비물의 유무를 관찰한다.

간단하고 위험하지 않은 검사이다. 현미경이나 내시경에 카메라와 모니터를 부착하면 설명할 때 유용하다. 이어서 귀의 처치를 하며 치료를 시작할 수 있다. 그러나 바깥귀길(외이도, external acoustic meatus)이 귀지로 막혀 있으면 고막이 보이지 않으므로 귀지가 있으면 제거한다. 영유아는 바깥귀길이 작고 또 아이가 움직이기 때문에 고정시키기 어려우므로 고생하기도 한다.

2. 세균 검사

바깥귀길(외이도)에서 귀분비물(이루)을 채취, 배양해 원인균을 분류한다. 폐렴구균, 인플루엔자균, 모락셀라 · 카타라리스(Moraxella · catarrhalis)가 3대 원인균이다. 감수성 검사도 하면 항균제의 선택에 유용하다.

간단하게 할 수 있는 검사로, 고막절개 후에 절개구멍으로부터 채취하면 잡균의 혼입이 없고 원인균을 정확하게 분류할 수 있다. 그러나 항균제 투여 전에 검사를 하지 않으면 균이 검출되지 않는 경우가 있다. 검사결과를 알 때까지 며칠이 필요하므로, 결과가 나올 무렵에는 이미 치료가 시작된다.

그림1 고막 소견

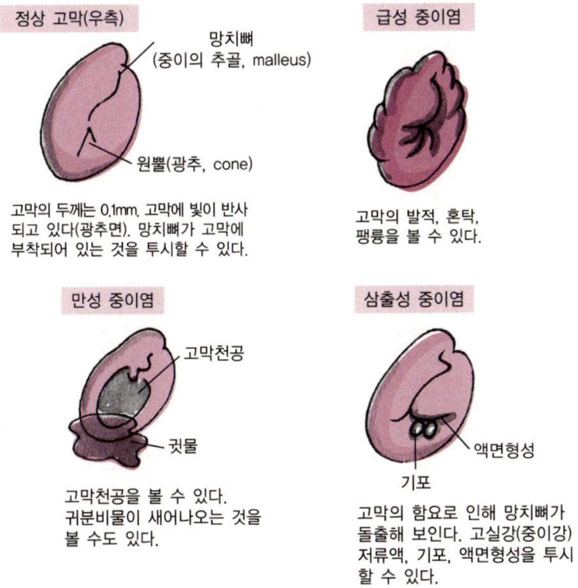

Memo
집단보육아인 경우 중이염이 난치성, 반복성이 되는 경우가 많다고 알려져 있으므로 조심해야 한다.

치료의 포인트

우선 격렬한 통증을 없애는 것이 중요하다. 보존적인 약물치료나 귀에 대한 처치, 귀 세정과 함께 필요하다면 고막절개도 실시한다.

1. 약물요법

항균제나 해열진통제의 복용, 항균제의 귀점적(ear drops)을 실시한다. 항균제의 경구투약으로는 아목시실린(AMPC)*3, 세프디트렌피복실(CDTR-PI)*4, 크라브란산/아목시실린(CVA/AMPC)*5, 아지스로마이신(AZM)*6 등이 사용된다. 난치성의 경우, AMPC를 증량해서 투여하기도 한다.

*3 와이드시린®, 사와시린®

*4 메이액트 MS®

*5 크라바목스®

*6 디스로맥®

장점과 단점

화농성 질환에 대한 근본적인 치료이다. 지금까지 안이한 항균제의 투여에 의해 내성균이 증가했다고 생각되고 있고, 경증으로 경과관찰을 할 수 있는 경우는 3일간 항균제를 투여하지 않고 관찰하는 것을 추천하고 있다. 그러나 실제로 보호자를 설득하는 것이 어렵다.

2. 고막절개

중이염이 고도인 경우, 팽륭되어 있는 고막을 절개해서 고실강(중이강, tympanic cavity)에 충만되어 있는 고름을 흡인한다. 고막절개 때는 고막마취*7를 한다. 절개 후 수일간은 귀분비물이 나오므로 귀 세정 등의 처치를 한다.

장점과 단점

치유기전이 촉진되어 발열, 통증이 경감된다. 절개에 의한 영구 천공(perforation)이나 난청을 걱정하는 보호자도 많지만, 오히려 절개하는 쪽이 영구천공이 적고 빨리 낫는다. 그러나 아이인 경우는 움직이면 머리의 고정이 어려워 위험이 따르게 된다.

3. 코 · 인두질환의 치료

급성 중이염이 반복되는 경우는 축농증(부비강염)이나 알레르기성 비염 등 코질환, 아데노이드 증식증, 코 인두염, 편도염 등의 인두질환인 경우가 많기 때문에 그에 대한 치료를 한다.

장점과 단점

코막힘, 콧물 등의 다른 증상도 함께 치료해 이관을 통한 감염을 예방한다. 장기적인 치료가 필요한 경우도 있기 때문에 끈기 있게 계속하도록 설명한다.

*7
마취액을 적신 가제를 고막에 대고 15분간 둔다. 이온트포레제(고막마취기)를 사용하기도 한다.

Doctor의 조언

간호의 요령

급성 중이염은 영유아에게 많은 병으로 보호자인 초보 엄마, 아빠에게 있어서는 첫 경험인 경우가 많다. 한밤중에 울고 보채 패닉상태에 빠지는 경우도 있으므로 쉽게 설명해서 안심시킨다. 아파할 때는 귀 주변을 차게 해준다(냉찜질법). 귀분비물로 귓바퀴가 오염되어 있을 때는 깨끗하게 해준다.

환자가 머리를 흔드는 동작, 귀를 만지는 행동을 하고 있지 않은지, 기분이 좋은지를 관찰하는 것도 중요하다. 또 누운 자세로 우유를 먹이면 우유가 이관으로 역류해서 중이염에 걸릴 위험이 있기 때문에 바른 자세로 수유하도록 지도한다.

이럴 때는 의사에게 상담!

고막절개 수술 후에도 고열이 계속되는 경우, 유양돌기염(mastoiditis)[*8]의 합병이나 폐렴 등 다른 병을 의심한다. 의사에게 보고해야 한다.

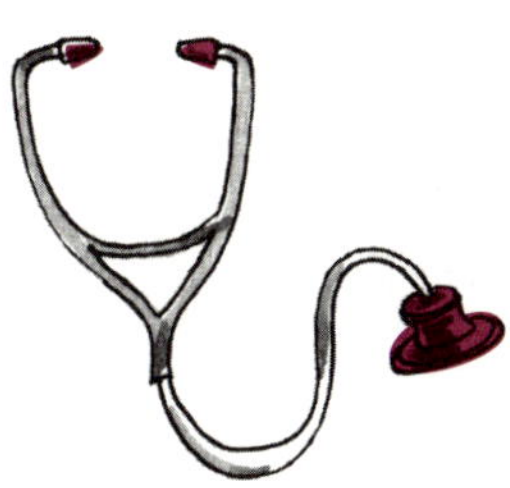

Memo
영유아의 간호에 익숙해지자. 아프게 하는 의사는 싫어하지만, 친절하게 귀를 닦아주는 간호사는 좋아한다.

*8
급성 중이염이 중증화된 것. 염증이 꼭지벌집(유돌봉소, mastoid air cell)에 파급되어 귀 후부의 종창, 압통 및 귓바퀴가 높게 올라간다.

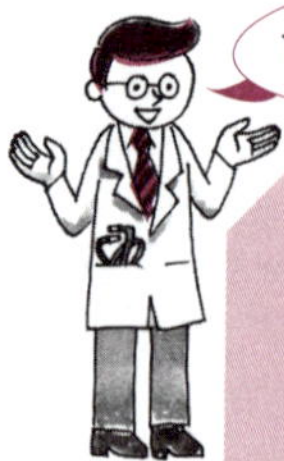

Doctor의 한마디

중이염에는 그 외에 만성 중이염, 삼출성 중이염, 진주종성(cholesteatoma) 중이염 등이 있다.

만성 중이염은 급성 중이염이 치료되지 않고 고막 중앙에 천공이 있는 상태가 계속되고 있는 만성 화농성의 중이염으로서 귀분비물이 계속 나온다.

통증은 없지만 난청이 있다.

진주종성 중이염은 고실강(중이강) 내에 상피조직이 증식하는 것으로 뼈 파괴가 동반되며, 수막염, 현기증, 안면신경마비 등의 합병증을 일으키기도 한다.

통증이 없어도 위험한 경우가 있으므로 주의하기 바란다.

한밤중 급성 중이염으로 상담을 받는 경우에는 해열진통제(아세토아미노펜 등)의 경구투여나 좌약을 사용해서 하룻밤 견디게 한다. 그리고 이튿날 일찍 이비인후과의 진찰을 받도록 권한다.

믿고 의지하는 간호사라면 신뢰할 것이다.

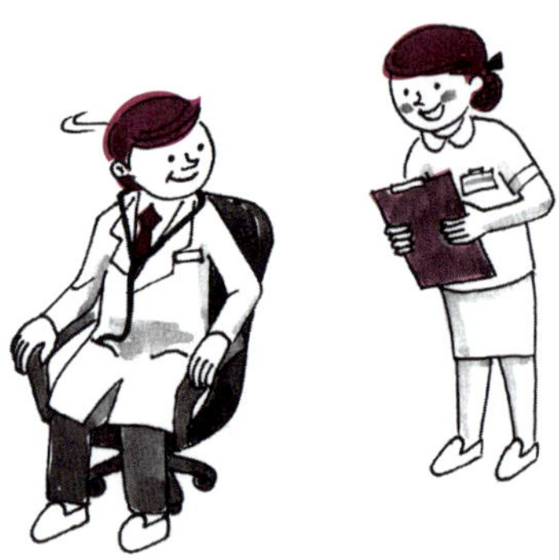

04. 메니에르병
Menieres disease

질환의 개요

✚ 어떠한 병인가?

내이성 현기증 질환[*1]의 하나이다. 40대에 많으며, 성격이 꼼꼼한 사람이 걸리기 쉽다고 알려져 있다. 병태는 속귀(내이)의 내 림프수종(endolymphatic hydrops)이다. 그 원인은 확실히 알지 못하지만 스트레스가 관여되어 있다고 알려져 있다. 현기증 발작을 반복하는 환자는 생활환경이나 습관에 문제가 있는 경우가 많으므로, 발작 예방을 위한 생활지도가 필요하다.

현기증 증상을 호소했을 때, 안이하게 메니에르병(Menieres disease)이라고 진단하는 경향이 있는데, 실제 빈도는 그렇게 많지 않다. 유병률은 10만 명당 16~17명이다. 메니에르병은 충분한 문진이나 검사를 한 후 경과관찰을 해서 비로소 확정 진단을 내릴 수 있다.

*1
내이성 현기증 질환에서 가장 많은 것은 양성 발작성 두위현기증이다.

✚ 어떠한 증상이 나타나는가?

메니에르병의 3가지 징후는 현기증, 난청, 이명이다. 현기증은 발작성, 반복성, 회전성이다. 현기증 발작 때 이명, 난청 등의 달팽이(와우, cochlea) 증상이 따르는 것이 특징이며, 그 외 구역질 · 구토, 식은 땀 등의 자율신경증상도 동반한다. 회전성 현기증 발작은 2~3시간 계속되며, 그 후에도 몸을 움직일 때 휘청거리는 증상이 며칠 계속된다. 한창 발작이 있을 때는 현기증 증상이 심해서 환자가 이명이나 난청을 눈치채지 못하는 경우가 있다. 발작 전에 귀막힘, 어깨결림, 머리 무거움 등의 전조를 느끼는 분도 있다. 발작이 반복되면 난청이 진행되며 후유증으로서 고도 난청이 남는다. 한쪽에 발병한 메니에르병이 경과관찰 중에 양측화되기도 한다. 양측성인 경우는 최종적으로 난청이 되기도 한다.

✚ 어떠한 징후가 있는가?

환자는 현기증 때문에 보행장애가 있어, 똑바로 걷지 못하고 벽 등을 잡고 걷게 된다. 서있지 못하며 부축을 받으며 내원하기도 한다. 몸을 뒤척이는 등, 몸을 움직일 때나 두위변환 시에 현기증이 악화되어 구토도 나타날 수 있다. 또, 눈떨림(안진, nystagmus)*2이 있기 때문에 눈을 감고 있다.

제8뇌신경 이외의 신경증상은 없으며, 손발의 마비나 언어장애, 의식장애는 일어나지 않다.

*2
평형기능 이상 시에 나타나는 안구의 이상 운동. 눈을 뜨면 환자는 "천정이 돈다"고 호소한다.

검사의 포인트

현기증이 있는 환자에게 있어 속이 메스꺼울 때 하는 검사는 괴로운 것이다. 무엇을 위한 검사인가 설명하고 협력을 받아야 한다.

Memo
평형기능 검사로서 직립검사, 제자리걸음 검사, 보행 검사, 중심동요 검사 등의 자세유지 검사도 있다.

1. 평형기능 검사

현기증이 있을 때는 안구진탕(안진)이 나타난다. 프렌첼 안경(Frenzel glass)을 이용하여 안구의 움직임을 관찰해 자발 눈떨림(안진), 안구진탕, 체위성 안구진탕, 두위변환 안구진탕(positioning nystagmus)이 나타나는지 본다. 안구진탕을 볼 수 있으면 방향과 수평성인가 선회성인가, 진폭, 빈도를 기록[*3] 한다.

간편한 검사로 현기증을 객관적으로 파악할 수 있어 말초성인가 중추성인가를 어느 정도 판정할 수 있다. 경과관찰에도 유용하다.

체위성 안구진탕 검사, 두위변환 안구진탕 검사는 현기증을 유발하는 경우가 있기 때문에 일시적으로 증상이 악화되므로 미리 환자에게 설명해 둔다. 또, 눈을 떴을 때만 실시할 수가 있다.

2. 순음청력 검사(pure tone audiometry)

청력 정도를 좌우로 나누어 검사한다. 소리의 높이나 크기를 바꾸면서 들리는지 검사한다. 메니에르병은 감음난청을 동반한다[*4].

다른 말초성 현기증과의 감별에 유용하고 환부측을 알 수 있다. 난청은 현기증 증상의 호전과 함께 개선되는 경우가 많으며, 경과관찰에도 유용하다.

그러나 검사에는 집중력과 시간이 필요하기 때문에, 발작 중에 있는 환자에게는 괴로운 일이 된다.

3. 영상진단

머리부위(두부) CT나 MRI로 중추성 현기증을 제외한다. 환자는 현기증이 뇌의 병이라고 생각한다. 뇌에 이상이 없다는 것을 확인해 안심시킨다. 메니에르병의 진단기준[*5]은 이 제외가 필요항목이다. 그러나 일반 클리닉에서는 할 수 없는 검사이므로, 검사할 수 있는 시설을 소개하여 진찰을 받게 한다.

*3
ENG ;
electronystagmogram(전기 안진도)에서는 안구의 상하좌우에 전극을 붙여 안구운동을 검출해 기록, 해석을 할 수 있다. 눈을 감았을 때도 검사가 가능하다.

*4
속귀(내이)로부터 대뇌에 이르는 청각 경로의 장애에 의해서 일어나는 난청. 메니에르병의 확정진단에 필요하다. 전형적인 예에서는 저음영역이 장애를 받는다.

*5
①~③ 모두를 충족시키는 것이 확실한 예. ①과 ③, ②와 ③을 충족시키는 것은 의심이 있는 예이다.

① 회전성 현기증 발작을 반복하는 것.
② 이명, 난청 등의 달팽이(와우) 증상이 반복해서 사라졌다 나타났다 하는 것.
③ 중추신경 질환이나 원인을 이미 알고 있는 현기증 · 난청을 주소로 하는 질환을 제외할 수 있는 것.

치료의 포인트

발작 시에는 안정, 휴양이 필요하다. 간헐기에는 생활지도를 한다. 발작을 반복하지 않도록 섭생하는 것이 중요하다.

1. 약물요법

발작 중인 경우는 메이론®이나 제토제의 정맥내주사, 점적 정맥내주사를 실시한다. 메리스론® 등의 항현기증약, 부신겉질스테로이드, 비타민 B_{12} 제제인 메티코발® 등의 안정제를 복용하게 하여 증상을 완화시킨다. 발작이 호전된 후에도 당분간 복용을 계속하게 하여 컨디션을 조절한다.

장점과 단점

정맥내주입은 안정시키는 의미에서도 유용하다. 치료를 받고 있다는 안심감으로 환자의 증상은 안정된다. 복용 종료 후의 간헐기라도 발작 시를 위해 경구투약을 상비해둔다.

1회의 점적이나 복용으로 낫지는 않는다. 방심하고 무리를 하면 증상은 악화되고, 반대로 신경질적인 환자의 경우는 불안감이 심하여 이탈이 어려워지기도 한다. 경구투약은 서서히 감량한다.

2. 생활지도

발작을 반복하지 않도록 하기 위해서는 병에 대한 이해나 대처법을 알고 있는 것이 중요하다. 메니에르병 환자는 이폐감, 어깨결림, 머리무거움 등의 전조를 느끼는 경우가 있다. 자신의 컨디션 변화를 알아차리는 것은 발작의 예방이 된다. 전조를 느끼면 약을 복용하고 휴식을 취한다. 평상 시 과로, 스트레스, 수면부족을 피하도록 지도한다.

Memo
난치성으로 발작이 빈발하는 경우는 내림프낭 개방술, 겐타신® 고실내 주입도 행해진다. 반복성, 난치성인 경우는 심인적 요소가 강한 경우가 있다. 심리치료, 내과적 치료를 원하는 경우는 전문의를 소개한다.

장점과 단점

부작용이 없고, 발작을 예방할 수 있다. 그러나 메니에르병 환자는 알고 있으면서도 무리를 하는 경우가 많다. 생활환경이나 습관의 개선이라고 해도 간단한 일은 아니다. 현실적으로 무리할 수밖에 없는 환자들도 있다는 것을 알아두자.

Doctor의 조언

간호의 요령

발작 시에는 침대 위에 눕히고 안정시킨다. 눈을 감으라고 하고 옷을 느슨하게 풀어준다. 식은 땀을 흘리게 되므로 약간 안정이 되면 말을 걸면서 닦아준다.

메니에르병이 처음으로 발병한 환자는 "이대로 죽을 지도 모른다"는 공포의 한가운데 있게 된다. 치료하면 증상이 가벼워진다는 확신을 준다. 메니에르병 자체로 죽은 사람은 없다. 단지 현기증으로 넘어지거나 굴러떨어질 위험이 있기 때문에, 사고방지에 노력하고 이동 시에는 도와주도록 한다. 침대에 누워 있을 때도 방심할 수 없다. 침대가 빙빙 돌고 있는 것처럼 느껴 환자 스스로 내려오려고 하다가 굴러떨어질 위험이 있기 때문에 주의가 필요하다.

이럴 때는 의사에게 상담!

환자가 혼자 생활하는 사람인가, 시중드는 사람이 있는가, 직접 차를 운전해 왔는가 등 자세한 상황을 파악해서 의사에게 보고하도록 한다. 입원이 필요해질 수도 있다. 귀가할 때는 사고방지를 위해 운전을 삼가도록 한다.

점적을 하는 동안에는 다른 뇌신경증상이 없는지, 언어장애나 의식장애가 없는지, 손발에 마비가 일어나지는 않는지 관찰한다. 이상이 있으면 곧바로 의사에 보고해야 한다. 그러한 경우는 메니에르병이 아니고 다른 병이다.

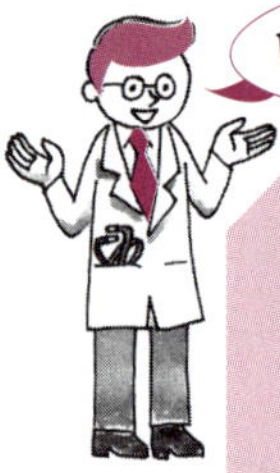

Doctor의 한마디

환자가 회전성 머신에 장시간 앉아 있는 상태라고 생각하길 바란다. 또는 거친 바다 위에서 배멀미를 하고 있는 상태라고 해도 좋을 것이다. 그러한 때에 도와주는 간호사는 환자에게 있어서는 천사나 신이다. 안심감을 주는 것만으로도 증상은 완화된다.

사고방지를 위한 배려나 토사물의 처리 등 어려운 경우도 있지만 친절하게 대응하자.

현기증으로 초췌해 있던 환자가 두 번째 내원했을 때는 다른 사람처럼 건강을 회복해 웃는 얼굴로 감사의 말을 건넨다면 간호사로서 기쁘기 그지없을 것이다.

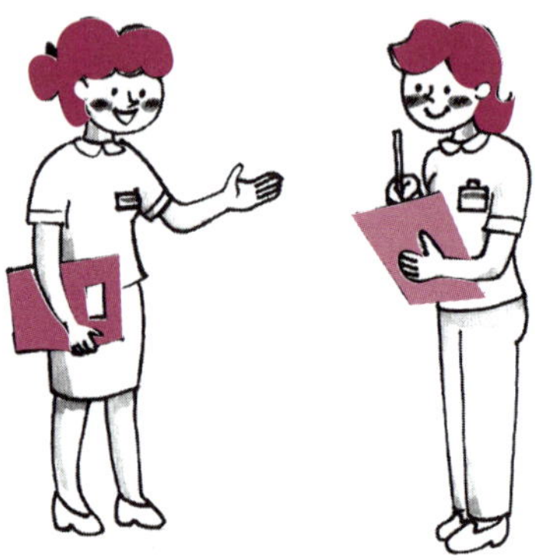

05. 알레르기성 비염

allergic rhinitis

질환의 개요

✚ 어떠한 병인가?

코 점막에서 일어나는 I형 알레르기로, 집진드기나 꽃가루(화분)*1, 애완동물의 털, 곰팡이 등의 흡입 알레르겐(allergen)에 대한 과잉된 방위반응이다. 유전적 소인이 있으며, 대부분은 소아나 10~30대에 발병한다. 일단 발병하면 자연치유는 거의 없다. 환자 수는 1970년 무렵부터 급증하고 있는데, 그 원인으로서는 주택의 밀집성 증가, 꽃가루, 공해의 증가 등을 들 수 있다.

알레르기 유발물질에 반복해서 접촉하면, 체내에서 IgE 항체가 만들어진다. 코 점막의 비만세포 위에서 항원항체반응이 일어나면, 비만세포는 탈과립을 일으켜 히스타민 등의 화학전달물질을 방출한다. 이 화학전달물질의 작용으로 여러 증상이 일어난다(즉시상반응). 그 후, 코 점막에 호산구 등의 염증세포 침윤이 일어나(지발상반응) 코막힘이 지속된다. 다른 알레르기성 질환과의 합병*2도 볼 수 있다.

✚ 어떠한 증상이 나타나는가?

재채기, 콧물(수성콧물), 코막힘(비폐쇄)이 주증상이다. 재채기는 발작성 · 반복성으로 연발하는 것이 특징이다. 코 점막이 헐어서 출혈이 발생하거나 구강호흡으로 인해 인두염이

*1
꽃가루가 알레르기 유발물질인 경우는 꽃가루 알레르기(화분증)라고 한다. 이 경우 눈의 가려움(결막염), 피부염, 목의 위화감(인두염)을 동반하는 경우가 많다.

*2
영유아기부터 아토피피부염, 기관지천식, 알레르기성 비염이 차례차례로 발병하는 경우는 알레르기피부반응(allergy＋march)이라고 한다.

병발해 인두통을 일으키기도 한다. 최초의 증상에서는 급성 비염과의 구별이 어렵다. "쉽게 코감기에 걸린다"는 환자 가운데는 알레르기성 비염인 환자도 있다. 알레르기성 비염은 급성 비염과 달리 시간이 경과해도 농성콧물로 바뀌지 않는다.

꽃가루가 원인인 경우는 매년 같은 시기에 증상이 나타난다. 또 작년까지 별 일 없었던 사람도 금년부터 꽃가루 알레르기(화분증, pollinosis)가 될지도 모른다. 발병은 갑자기 찾아온다.

✚ 어떠한 징후가 있는가?

코 점막의 색깔은 창백하며 부어 있다 또, 코로 호흡하는 것이 장애를 받아 콧소리를 낸다. 코를 푸는 일이 많기 때문에, 코나 그 주위의 피부가 붉어져 피부염을 일으키기도 한다. 소아에서는 코를 훌쩍거리고 코를 손으로 비비며, 얼굴을 찡그리는 동작을 반복하는 것을 볼 수 있다. 증상이 심한 환자는 손수건으로 코를 누르고 내원하게 된다.

검사의 포인트

알레르기성 비염의 진단에는 검사 전의 문진이 중요하다. 전용 문진표를 사용하기도 한다.

1. 코보개(비경, rhinoscopy) 검사

코보개(rhinoscopy)를 사용해 코안(비강내)을 관찰한다. 코점막은 정상일 때는 담홍색이다. 알레르기성 비염에서는 대부분 창백하며 부어 있다. 꽃가루 알레르기의 경우는 충혈되고 적색이 되어 있기도 한다. 코안(비강내)에는 분비된 수성 콧물이 저류하고 있다.

간단하게 할 수 있는 필수 검사이다. 이비인후과 의사라면 문진과 시진만으로도 어느 정도는 진단할 수 있다. 검사에 이어서 코의 처치를 실시함으로써 치료가 시작된다. 진찰 시에는 매회, 코안을 관찰해 치료 효과를 확인한다.

영아는 싫어하므로 머리부분을 고정시키기 위해 도와주어야 한다. 알레르기의 원인은 특정화할 수 없다.

2. 콧물호산구 검사

알레르기성 비염에서는 코 점막에 침투한 호산구가 콧물로도 분비된다. 환자에게 코를 풀라고 하여 콧물을 채취한다. 그 콧물 속의 호산구를 염색하여 현미경으로 조사해 알레르기반응의 유무를 판정한다.

현재, 코 점막 국소에서 알레르기 반응이 일어나고 있다는 것을 확인할 수 있다. 급성 비염이나 혈관운동성 비염[*3]과의 감별에 유용하다. 안전한 검사로서 환자에게도 아무런 고통이 없다. 곧바로 결과가 나와 치료에 도움이 되지만 알레르기 원인의 특정은 할 수 없다.

3. RAST[*4]

채혈해서 혈청 속 항원에 대한 특이적 IgE수치를 측정한다. 알레르기의 원인인 항원을 특정할 수 있고 정량도 할 수 있다. 피부테스트[*5]와는 달리, 아나필락시 쇼크(과민증, anaphylaxis)를 일으킬 위험성이 없다. 원인을 알면 예방이나 생활지도를 할 수 있다. 약물치료 중에도 검사를 할 수 있다. 그러나 채혈이 필요한 침습적 검사로 결과 판정까지 수일이 걸린다. 또 고가의 검사이다.

*3
과민성, 비감염성, 비알레르기성 비염을 말한다. 알레르기성 비염과 증상은 유사하지만, 알레르기 검사에서 알레르기가 증명되지 않는다. 온도변화 등의 자극으로 재채기, 콧물을 일으킨다. 자율신경 이상의 관여도 의심되고 있다. 알레르기성 비염의 치료제가 유효하다.

*4
RAST ; radioallergosorbent test(특이적 IgE항체 검사법)

*5
피부반응에 의한 항원검사를 말한다. 팔의 아래팔(전완) 쪽 피부에 항원 추출물을 피부내 주사하거나, 피부를 긁어낸 후 추출물을 떨어뜨린다. 15분 후, 두드러기(수포)나 홍반(erythema)을 계측한다. 약물치료 중에는 검사를 할 수 없다. 1주일의 치료중지가 필요하다.

치료의 포인트

알레르기 체질의 완전 치유는 어려운 일이지만 증상을 경감시키는 일은 가능하다. 환자의 호소를 잘 듣고, 항원의 제거, 회피 등 생활지도를 실시한다.

1. 약물요법

가장 일반적인 치료법이다. 항히스타민제, 화학전달물질 유리억제제, 류코트리엔 수용체 길항제, 부신겉질스테로이드, 혈관수축제 등이 있으며, 방법은 약 복용과 코점적(점비, nasal drops)이다. 중증도, 병형에 따라 구분하여 사용한다.

장점과 단점

간편하게 할 수 있는 치료로, 약을 조합하여 즉효성과 지속성 효과를 얻을 수 있다.

꽃가루 알레르기(화분증)에서는 초기 치료*6를 하면 증상이 경감된다.

대증요법이며 완치적 요법은 아니다. 항히스타민제는 부작용으로서 졸음이 오기도 한다. 부신겉질스테로이드제의 복용은 상용할 수 없는 것으로서, 악화되었을 때에 한해서만 사용한다. 혈관수축 약제인 점적제는 남용하면 만성적인 코점막 종창을 일으켜 코막힘이 악화된다. 일반적으로 임신 중이나 수유 중에는 약물 사용은 삼가도록 한다.

2. 수술요법

보존적 치료로 호전되지 않는 중증의 예, 난치 사례에서는 레이저 소작법, 아래코선반(하비갑개, Inferior nasal concha)점막 절제술 등의 수술을 한다. 레이저 소작법은 외래에서 받을 수 있다.

*6
꽃가루(화분)가 날리기 전에 먼저 복용을 시작하여 증상을 억제하는 치료법.

장점과 단점

코막힘(비폐쇄)이 고도인 경우에 유용하지만 침습성이 있어 소아에게는 곤란하다. 완전치유는 기대할 수 없고, 약물요법을 병용해야 하는 경우도 있다.

3. 탈감작요법(특이적 면역요법)

알레르겐(알레르기 유발물질) 추출물을 정기적으로 주사한다[*7]. 추출물의 양이나 밀도를 조금씩 높여간다. 알레르기 체질을 바꾸는 근치적 요법이다.

장점과 단점

유일한 근본적 치료이다. 효과가 지속되어 치유도 기대할 수 있다. 약의 감량이 가능하여 약물요법이나 수술을 할 수 없는 환자에게 유용하다.

치료 전에 알레르기 유발물질의 특정이 필요하다. 또, 주사 부위의 통증, 종창 외, 아나필락시스(과민증, anaphylaxis)쇼크의 위험성이 있다. 노력이 필요하며 치료에 오랜 기간(2~3년 정도)이 필요한데, 치료 후 다른 알레르기 유발물질에 의한 감작이 일어나 다시 같은 증상을 일으키기도 한다.

Doctor의 조언

간호의 요령

초등학생이라도 올바르게 코를 풀 수 없는 아이가 있다. 올바르게 코푸는 방법[*8]을 지도하자. 코출혈이 생겼을 때의 지혈법 지도에 익숙하게 해둔다. 문진에서는 증상이 계절성이

*7
최근, 혀밑면역요법(설하면역요법)도 개발되어 있다. 주사가 불필요하고 비침습적이다. 안전성을 높일 수 있다.

*8
아래를 보고 한쪽씩, 가볍게 푸는 것이 올바른 방법이다.

나 연중성인가, 자극원인이 있는가, 일상생활의 장애 정도는 어느 정도인가에 대해서 전문용어가 아닌 알기 쉬운 말로 묻는다. 또, "늘 먹는 대로 약을 먹고 있는데 최근 효과가 없다"고 불평하는 환자가 있으면 주의한다. 급성 비염이나 부비강염 등 다른 병을 합병하고 있을 지도 모른다. 환자는 의사에게는 불만을 말하기 힘들어도 간호사에게는 털어 놓기 쉽다. 진료 전후에 무엇인가 말을 하고 싶어하는 얼굴을 하고 있는 환자에게는 말을 걸어준다. 알레르기 유발물질 외에 적절한 생활지도를 한다. 기본은 알레르기 유발물질의 제거 및 회피이다.

이럴 때는 의사에게 상담!

탈감작요법에서 주사 후, 평상시와 모습이 다르면 곧바로 의사에게 보고한다. 드물게 쇼크가 일어날 수 있으므로 바로 적절한 처치가 필요하다.

코의 처치(코안으로 약액 분무, 면봉, 흡인 등)로 알레르기 발작을 유발하여, 재채기나 콧물 증상이 나오는 일이 있다. 그러한 경우는 환자에게 설명하여 알려주어야 한다. 1회의 경구투여 약물을 처방하는 경우도 있다.

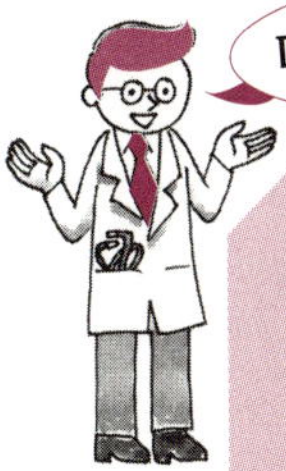

Doctor의 한마디

알레르기성 비염에 대해서는 TV나 잡지에서 많이 다루어지고 있어 정보가 넘쳐 난다. 새로운 정보에 정통하고 박식한 간호사라면 환자의 신뢰를 얻을 수 있을 것이다. 또, 환자에게 동정을 하고 있는 당신 자신도 어쩌면 예비 환자인지도 모른다.

빨리 치료하여 환자 앞에서 코를 킁킁거리는 일은 피하는 것이 좋을 것이다.

현재의 보험진료 보수체계에서는 문진이나 생활지도에는 점수가 없어 수익과는 관계가 없다. 즉, 고가의 검사나 수술, 빈번한 통원치료를 하지 않으면 수익은 오르지 않는다.

즉, 환자와 간호사와의 만남에는 진료 보수상의 평가는 없는 것이다. 그러나, 환자로부터 친절한 간호사가 있는 병원이라는 평가는 얻을 수 있다.

자신의 가족이 병원에 갔을 때 간호사로부터 어떤 대응을 받았을 때 기쁠 것인지 생각하면 틀림없이 바람직한 간호사의 모습이 떠오를 것이다.

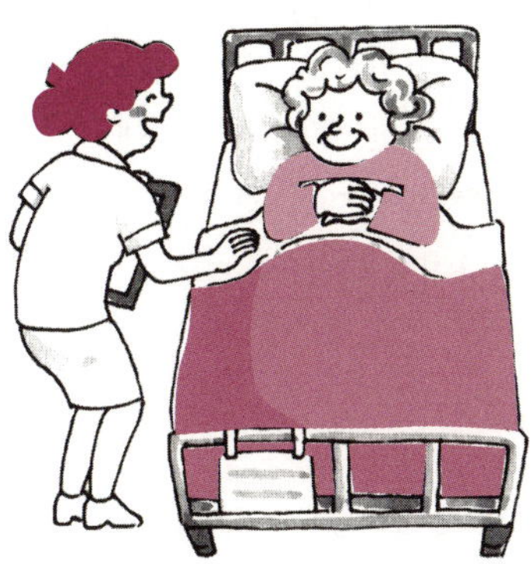

06. 아토피피부염
atopic dermatitis

질환의 개요

✚ 어떠한 병인가?

아토피피부염(AD[*1])은 건조한 피부에서 반복되는 습진이다. 영유아 · 소아기에 발병해 나이와 함께 증상은 호전되지만 일부는 성인형으로 이행한다[*2].

환자의 피부는 거슬거슬하거나 버석거리며, 얼핏 보면 정상으로 보여도 거칠고, 각질세포 사이지질의 감소에 의해 피부의 건조나 방어기능(장벽, barrier)에 이상이 일어나 있다. 자극을 받으면 가려움증이 일어나고 긁으면 한층 방어기능이 파괴된다. 그렇게 되면 자극에 대해 더욱 더 민감하게 되어 진드기 등의 환경 알레르기 유발물질이 침입하기 쉬워져 알레르기반응이 일어난다. 즉, AD는 알레르기적 요인과 피부 방어기능의 이상이라는, 비알레르기적 요인에 의한 질환이라고 할 수 있다. 특이적 알레르기 유발물질은 진드기, 집먼지, 애완동물의 털, 꽃가루 등이다. 2~3세까지의 소아는 경구 섭취된 음식물 알레르기 유발물질이 관여하기도 한다.

*1
AD ; atopic dermatitis

*2
최근의 역학조사에서는 어린이의 약 10%가 이 환되었다고 보고되었다.

✚ 어떠한 증상이 나타나는가?

일반적으로 쉽게 건조해진다, 땀을 흘리면 가렵다는 호소를 한다. 각 연령층에서 특징적인 임상증상이 있다.

① 영아기

머리와 얼굴의 적색반점(홍반)과 인비늘(인설)로 시작되며, 부스럼(구진) 등이 혼재한다. 그 후, 목부위나 겨드랑이에 침출성 홍반이 발생하고, 또 가슴배부위(흉복부) · 등부위 · 사지에도 홍반 · 부스럼(구진)이 생긴다.

② 유소아기

2세경에 호전되어 증상이 보이지 않게 되는 경우와 유아형으로 이행하는 경우가 있다. 유소아기에는 피부의 건조 경향이 심해져, 긁어서 피부가 두꺼워진다. 팔오금(주와) · 무릎오금(슬와) 등에 피부의 비후나 적색반점(홍반)이나 부스럼(구진)이 발생하기 쉽다.

③ 사춘기 · 성인기

유소아기부터 이행하는 것 외에 이 시기에 발병하는 환자들이 최근에 증가하고 있다. 피진(exanthem)이 안면에서 목부위까지 현저하게 나타나는 안면형이나 가려움이 심한 부스럼(구진)이 몸통(구간) · 사지에 다발하는 가려움형(양진형, prurigo)은 성인에게서 특유하며 난치성이 되기도 한다. 또, AD에는 다양한 합병증이 있다(표 1).

표1 **AD의 합병증**

아토피질환	기관지천식, 알레르기성 비염, 결막염
피부감염증*3	전염성 고름딱지증(농가진), 전염성 수포(연속종), 카포시 수두모양 발진증(단순헤르페스 중증형) 등
안과 질환	백내장, 망막박리 등 안면의 중증 예에 합병되기 쉽다

*3
면역기능 저하에 의해 이들 피부감염증을 일으키기 쉬우며, 또 AD의 악화인자의 하나가 된다.

검사의 포인트

AD는 어느 정도 경험이 있는 피부과의사, 소아과의사라면 피부증상을 본 것만으로 쉽게 진단할 수 있다. 반대로 말하자면, 진단할 때 절대적인 의미가 있는 검사는 없으며, 진단목적으로의 검사는 필요하지 않다. 병세를 반영하는 검사, 악화요인을 검토할 때 참고로 하는 검사는 다음과 같은 것을 들 수 있다.

1. 혈청 IgE 수치

장기적 병세를 파악하는 데 유용한 경우가 있다. 채혈이므로 간편하지만, 정상치일지라도 AD를 부정하지는 못한다.

2. 말초혈의 호산구수, 혈청 LDH

단기적인 병세를 반영한다. 채혈이므로 간편하고 검사실이 있는 병원이라면 1시간에 결과가 나오며, 현재 어느 정도의 병태인가 하는 것은 피부증상을 보면 알 수 있다. 초진 시나 입원 시의 검사에서 각각 높은 수치가 나오면 증상을 반영하고 있다는 것을 확인하는 정도이다.

3. 특이적 IgE 항체의 측정

악화인자의 검색에 참고가 되는 경우가 있다. 채혈이므로 간편하다. 다수 알레르겐의 선별이 가능하지만, 외주이므로 결과가 나올 때까지 시간이 걸리는데다가 신중한 검토가 필요하다*4.

4. 즉시형 피부반응 [피부내 테스트, 프릭 테스트(prick test) 등]

생체반응에 의한 I형 알레르기 검사로 악화인자 검색의 참고가 된다. 비교적 간편하고 감도도 예민한데다가 저가이기

*4
'양성=알레르기 유발물질, 음성=알레르기 유발물질이 아니다.' 라고 단정할 수만은 없으므로 어떤 때에 악화되는지 등의 병력이나 가능한 부하시험을 하여 결과에 대한 신중한 검토가 필요하다.

때문에, I형 알레르기 검사로서 많이 이용되지만, 특히 피부 내 테스트에서는 환자가 통증을 느끼거나 과민반응을 유발할 위험성이 있다. 또 신중하게 결과를 검토해야 한다[*4].

5. 피부접촉검사(patch test)

증상이 호전되지 않을 때는 사용 중인 외용제나 화장품으로 인해 염증이 일어나는 경우가 있다. 의심스러우면 의심이 가는 물질을 48시간 공기가 들어가지 않게 붙여 놓은 후, 피부반응을 보고 확인한다.

방법은 간단하지만, 전신에 증상이 있고 정상적인 피부가 없는 경우는 실시할 수 없다. 원인이라고 생각되는 물질을 48시간 붙여놓는 것이므로 목욕의 제한 등 불쾌감을 동반하기도 한다.

치료의 포인트

아래의 치료를 증상에 따라 조합한다. 그런데도 조절되지 않거나 또는 좋아졌다가 곧 악화되는 사람은 다시 원인 · 악화인자의 검색과 대책을 실시한다.

1. 스테로이드제 외용요법

습진 염증을 억제하는 기본약이다. 스테로이드를 환자 자신이 잘 쓰게 되면 증상 조절이 쉽게 된다.

장점과 단점

종류가 많으며 염증을 억제하는 정도가 몇 단계로 나뉘어져 있다. 몸의 도포부위나 염증의 정도에 따라 약제를 선택할

Memo

치료는 피부의 염증반응 억제를 위한 적절한 약물요법이다. 방어기능 회복 · 유지를 위한 피부관리가 기본이다. 긁으면 증상이 악화되므로, 가려움증 대책도 중요하다.

수 있다. 그러나 올바르게 사용하지 않으면 오히려 증상이 악화되거나 부작용이 일어나기도 한다.

2. 면역억제제의 외용요법

스테로이드 기피나 스테로이드 피부증*5 환자, 스테로이드로 호전된 후의 마무리, 완화유지에 적절하다.

장점과 단점

스테로이드 외용제처럼 지나치게 많이 바른다고 해서 피부위축, 혈관확장 등을 일으키지는 않지만, 현재 1종류밖에 없고 항염증작용*6에는 한계가 있기 때문에 중등도 이상의 피부염에는 효과를 기대하기 어렵다. 자극을 느끼는 비율이 높고, 외용 방법에 여러 가지 궁리가 필요하기도 하다.

3. 보습제

환부가 건조한 피부로서 방어기능에 이상이 초래되어 있는데다가 습진염증을 억제하기 위해 사용하는 스테로이드 외용제에도 피부를 건조하게 만드는 작용이 있다. 피부 방어기능의 회복을 촉진하기 위해서 보습약을 충분히 바르는 것이 중요하다.

장점과 단점

여러가지 의약품을 입수할 수 있기 때문에 환자의 취향에 따라 선택할 수 있다. 그러나 습진염증이 심한 병변에 바르면, 오히려 자극이 되기도 하므로 스테로이드 외용제로 어느 정도 염증을 억제하고 나서 바른다.

4. 항알레르기제 · 항히스타민제의 복용

가려움증의 경감과 외용요법의 보조요법으로서의 효과를 기대할 수 있다*7. 제제가 다양하여 환자에 맞추어 선택하기 쉽지만 임산부에게는 권유할 수 없다.

Memo
급성 악화 시에는 적절한 외용요법 외에 단기간의 스테로이드제 복용, 면역억제제(네오랄®)의 복용을 시행하기도 한다.

*5
과거의 잘못된 스테로이드 외용으로 발생하는 경우가 있었다.

*6
심한 단계의 스테로이드 외용제와 동등하다.

Memo
난치 사례에서는 PUVA 요법이나 나로반드 UVB 요법이라고 하는 자외선 치료를 추가하기도 한다.

*7
가려움증은 고통스러울 뿐만 아니라 긁는 것으로 인해 증상의 개선이 방해를 받을 수 있다.

Doctor의 조언

간호의 요령

AD에서는 땀을 흘린 채 그대로 놔두면 가렵게 된다. 매일 목욕 또는 샤워를 하여 땀을 씻어내야 한다. 그러나 청결하게 하는 것이 중요한 반면, 한편으로는 너무 씻음으로써 피부를 더욱 건조시키거나 손상시키기도 한다. 목욕할 때는 저자극성 비누를 사용하고 비누를 잘 씻어낸다. 타올 등으로 세게 비비지 않는 등 여러 가지 주의점을 지도한다. 또, 건조한 계절인 겨울에는 땀을 흘리는 여름보다 충분히 보습을 하는 등 계절에 맞는 대응도 중요하다.

조절이 제대로 되지 않는 사람 대부분은 별로 외용을 하지 않았거나 지시대로 하지 않은 사람들이다. 지시대로(어디에 무엇을 몇 회) 바르고 있는지, 필요하면 외용제의 줄어든 양을 확인한다.

이럴 때는 의사에게 상담!

스테로이드 외용제의 도포로 피부증상이 악화되었을 때는 버짐(백선)이나 칸디다 등의 진균증이나 전염성 고름딱지증(농가진, impetigo), 털집염(모낭염, folliculitis) 등의 세균감염증, 카포시 수두모양 발진증(단순 포진, Kaposi varicelliform eruption) 등의 감염증의 합병을 의심한다. 이때에는 곧 주치의에게 보이도록 한다.

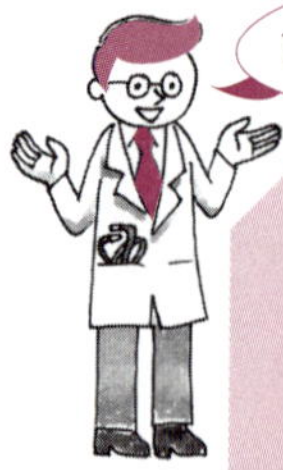

Doctor의 한마디

AD는 만성 · 반복성이지만 조절할 수 있는 질환이다. 평소의 피부관리나 습진에 대한 스테로이드 외용 등 환자가 외용제의 사용법을 잘 이해하고, 매일의 변화에 대응하는 것이 중요하다. 복용에 비해 외용 치료는 수고나 시간이 걸린다.

외용하는 방법은 의사가 지도하지만, 매일의 관리는 환자 자신이 시간을 들여 귀찮아하지 말고 치료에 대응해야 한다.

환자 스스로가 주체적으로 치료에 임할 수 있도록 격려하며 도와준다.

피부염 치료의 주체인 스테로이드 외용제는 잘못된 사용법에 의해서 부작용이 중대한 문제가 되었던 시기(특히 1990년대)가 있었다. 그 때문에 지금도 오해해서 사용을 거부하는 사람이 있고, 의료 종사자 중에서도 "무서운 약이니까 너무 외용을 하지 말도록" 조언하는 사람이 있다.

스테로이드 외용제는 AD를 비롯하여 습진성 질환 치료의 기본약이다. 부작용이 발생하니까 사용하지 말라고 할 것이 아니라 부작용이나 반동현상(rebound)이 일어나지 않는 도포 방법*8을 이해하고 조언하기 바란다.

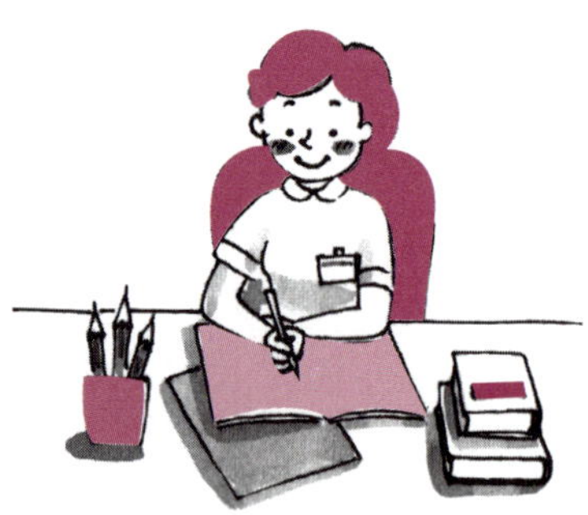

*8
스테로이드 외용제의 올바른 도포 방법
① 병변부에만 도포하고 예방적으로는 사용하지 않는다.
② 개개 발진의 중증도, 부위에 따라 스테로이드의 강도를 선택한다(의사의 지시에 따른다).
③ 피진이 제거될 때까지 계속해서 외용한다.

07. 대상포진

띠헤르페스, herpes zoster

질환의 개요

✚ 어떠한 병인가?

어렸을 적에 걸리는 병의 하나에 수두(varicella)가 있다. 이것은 수두 · 대상포진(띠헤르페스) 바이러스(VZV)에 처음 감염되었을 때에 발병한다. 수두가 나은 후에도 바이러스는 죽어 버린 것이 아니고 감각신경절에 잠복감염하고 있다. 피로나 병 등으로 면역력이 떨어졌을 때, 다시 바이러스가 활동을 시작하면 대상포진이 발병한다. 바이러스는 신경절 내에서 증가해 감각신경을 따라서 피부에 전해지고, 그 신경과 관계된 피부에 붉은 반점(홍반) · 수포를 발생시킨다. 피부증상은 치료를 하지 않아도 2주일~1개월에 치유되지만, 수막염 등의 합병증이나 대상포진 후 신경통, 그 외의 신경장애가 남기도 하므로 급성기의 치료가 중요하다.

Memo
우리나라에서 2008~2012년 대상포진으로 진료를 받은 사람은 40대 이상이 75.5%를 차지하였는데, 특히 50대 여성의 증가율이 높았다. 연평균 증가율은 남성 7.1%, 여성 9.1% 였다. 50대 중 · 고령층의 대상포진 발병률이 급증하고 있어 주의가 요구된다.

✚ 어떠한 증상이 나타나는가?

신체의 좌우 어딘가에 얼얼하고 지끈지끈 쑤시는 통증이 발생한다. 며칠 후, 아픈 부분이 띠모양으로 붉어지면서 수포가 생긴다. 종종 피진 가까이의 림프절이 부어오르고 압통을 호소한다. 차례차례로 수포, 농포, 미란, 때로는 궤양이 되며, 2~3주일만에 부스럼딱지가 된다. 면역력이 저하된 환자에서는 전신에 수포진이 발생하는 경우도 있다(범발성 대상포진). 경과 중에 가려움을 느끼는 사람도 있다. 통증은 보통 피진보다 먼저 발생하지만, 피진과 동시에 느끼는 사람이나 늦게 느끼는 사람, 또는 전혀 신경증상이 없는 사람도 있다. 통증의 정도도 손을 대면 신경이 쓰이는 정도에서부터 밤에 잘 수 없을 만큼 아픈 것까지 다양하다. 통증은 따뜻하게 하면 누그러지며, 목욕 중에는 통증을 느끼지 않는 경우도 많다.

그 외 특수형과 합병증 등에는 다음과 같은 것들이 있다.

① Ramsay–Hunt **증후군** : 귓바퀴부분의 대상포진으로 같은 쪽의 안면신경마비와 미각장애, 이명이나 현기증 등의 속귀(내이) 장애가 나타나는 경우가 있다.

② **대상포진 후 신경통** : 피부증상이 치유된 후 수개월 또는 수년 이상에 걸쳐서 통증이 남는다. 이행은 고령자나 급성기의 부스럼(피진) · 통증이 중증인 사람, 면역능이 저하한 사람 등에서 많이 볼 수 있다.

③ 대상포진에서는 일반적으로 통증 · 감각이상이 보이며, 운동마비를 일으키는 경우는 드물다. 그러나 안면의 대상포진에서는 안검하수 등의 운동마비를 일으킨다. 또 엉치뼈(천추) · 허리뼈(요추) 영역에서는 방광직장 장애를, 안면(특히 삼차신경 제1가지영역)에서는 결막염이나 홍채모양체염(iridocyclitis) 등 눈 합병증을 일으키기도 한다.

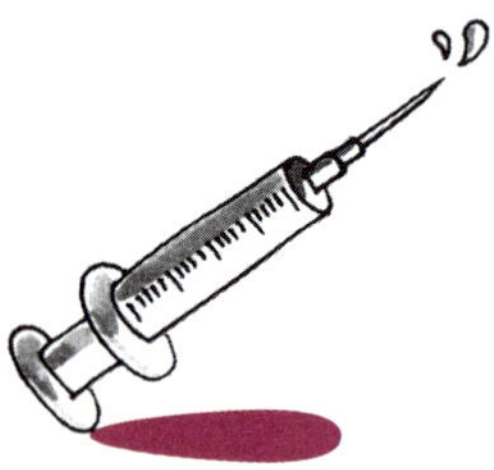

검사의 포인트

대상포진(띠헤르페스)은 임상적으로 특징이 있는 질환이다. 경험이 있는 피부과전문의라면 대부분의 경우, 병력과 임상증상[*1]을 종합적으로 판단하면 진단이 용이하다.
접촉성피부염이나 모충피부염(caterpillar dermatitis, 6월 · 9월에 많다)에서는 홍반, 소수포가 띠모양으로 분포하는 경우가 있으므로, 통증의 호소가 적고 가려움증이 심할 때는 그것들과의 감별을 위한 검사를 참고로 하는 경우가 있다.

*1
피진의 분포, 피진의 성질과 상태, 통증 호소 방법, 림프절의 종창 · 통증 등.

Memo
때때로 대상포진을 계기로 면역저하를 일으키는 기저질환이 판명되는 환자가 있다. 피진이 중증(발적이나 수포 형성이 강하다)이거나 전체적으로 발진이 생겼거나, 심한 통증 등으로 입원을 필요로 하는 환자인 경우에는 다른 신체적 호소가 없는가, 병력을 잘 물어보는 것과 동시에 대강의 혈액검사(말초혈, 생화학), 흉부X선 등을 시행해 두면 좋을 것이다.

1. 바이러스성 거대세포의 증명(Tzank 시험)

수포바닥의 세포 성분을 메스로 긁어, 김자염색(giemsa stain)을 행해 현미경으로 관찰한다. 단순포진, 수포, 대상포진의 수포에서 바이러스성 거대세포를 관찰한다.

익숙해지면 외래에서 간단하게 할 수 있어 그 자리에서 거대세포의 유무는 확인할 수 있지만 수포가 불명료한 피진에서는 진단이 어렵다. 바이러스성의 피진이라는 진찰은 가능하지만 단순포진인가 대상포진인가의 감별은 할 수 없다.

2. 바이러스 항원의 검출

VZV 감염세포에 나타나는 VZV 특이적 항원을 형광색소로 표시한 항체로 검출하는 방법이다.

기술은 간단하고 단순포진인가 대상포진인가의 진단도 가능하지만 수포가 확실치 않은 피진에서는 검사대상 물체의 채취가 어렵다. 본래는 1시간 정도에서 결과가 나오지만 대부분의 병원에서는 외주이기 때문에 검사 당일에는 모른다.

3. 혈청항체가

여러가지 방법이 있지만 일반 진료에서는 보체결합 항체가

나 VZV-IgG 항체를 측정한다. 항체가의 상승으로 확인한다.

채혈이므로 간편하지만 대부분의 병원에서 외주이기 때문에 검사 당일에 결과가 나오지 않는다. 보통 페어혈청[*2]으로 항체가의 상승을 확인하므로, 검사 결과로 진단할 수 있는 무렵에는 급성기의 치료시기는 지난 때이다. 또 대부분의 경우, 그때쯤이면 임상경과로 진단을 할 수 있다. 검사 결과는 진단을 최종적으로 확인하는데 유용하지만 급성기 조기치료의 판단에는 도움이 되지 않는다.

치료의 포인트

급성기에는 항바이러스제의 투여, 통증에 대한 치료, 국소처치를 실시한다. 대상포진 후 신경통 시기에는 통증대책이 주체가 된다[*3]. 또, 눈 합병증의 진단 · 치료에는 안과의사에게, 수막염 등이 의심될 때는 신경내과의사에게, Ramsay–Hunt 증후군은 이비인후과의사에게 상의하는 등 증상에 따라서 다른 과와 협력해서 치료해야 한다.

1. 항바이러스제[*4]의 복용 · 점적주사

항바이러스제는 바이러스의 증식을 억누르고 치유를 앞당긴다. 중증의 예에서는 입원하여 아시크로빌(aciclovir)이나 비다라빈(Vidarabine)의 점적주사를 한다.

장점과 단점

항바이러스 작용에 의해 병세를 억누르고, 괴사딱지화(가피, eschar)까지의 기간과 통증이 심한 기간을 짧게 만든다. 그러나 콩팥기능이 좋지 않은 사람에게서는 아시크로빌이나 바라시크로빌이 아시크로빌 뇌증을 일으키는 경우가 있다.

*2
초진시와 2주일 후의 2회 검사.

*3
대상포진 후 신경통은 바이러스로 인해 신경이 파괴되는 것이 원인이라고 생각되어, 가능한 한 초기에 급성기의 치료를 시작하는 것이 중요하다.

*4
아시크로빌 내복제, 점적제, 아시크로빌의 경구흡수성을 개선한 파라시클로 빌 경구투여제, 비다라빈의 점적제 등이 있다. 08년 7월부터 팜시크로빌 경구투여제가 보험적용이 되었다.

투석을 받고 있는 사람은 특히 주의가 필요하다.

2. 항바이러스제의 외용제[*5]

임신 중인 사람으로서 약의 복용이나 점적이 바람직하지 않을 때 등 항바이러스 작용을 기대해 외용한다[*6]. 수포가 많을 때는 항바이러스제의 복용 또는 점적을 병용하면 괴사딱지가 빨리 생긴다.

장점과 단점

피부 반점에 고농도로 작용하지만 효과는 국소적이다. 발열, 발진 등 전신증상이 보일 때는 충분한 효과를 얻을 수 없다.

3. 소염 진통제의 복용

대상포진의 통증은 방치하면 잔류되기 쉽다고 알려져 있다. 적극적으로 통증의 완화를 도모하는 것이 필요하다[*7].

장점과 단점

약제에 몇 가지 종류가 있으므로 통증의 정도나 복용 횟수 등으로 선택할 수 있다.

그러나 위염을 일으키는 경우가 있으므로 위장약의 병용이 바람직하다. 위궤양 등의 기왕력이 있는 환자에게는 주의가 필요하다.

*5
수포, 미란, 궤양 등 상태에 따라 다양한 외용제(테라지아파스타®나 겐타신® 연고 등)를 바르는 경우가 있으므로 의사의 지시에 따른다.

*6
현재 대상포진으로 보험적용이 있는 외용 항바이러스제는 비다라빈뿐이다. 아시클로빌 외용제의 보험적용은 단순포진뿐이다.

*7
치료에도 불구하고 통증이 심한 환자는 신경차단을 시행하기도 한다.

Doctor의 조언

간호의 요령

대상포진의 통증은 신경통이어서 추운 상황에서는 악화된다. 환자는 아프면 무심코 차게 하기 십상인데, 특히 급성기를 지나면 따뜻하게 하도록 지도한다. 겨울에는 몸을 따뜻하게 하는 기구의 적극적인 사용을 권하고, 그때는 화상을 입지 않도록 기구가 직접 피부에 닿지 않게 하도록 지도하며 장시간 연속해서 사용하지 않는 것 등에 주의한다. 여름에는 에어컨 바람을 직접 맞거나 냉방이 지나치게 된 방에서 보내지 않도록 한다.

수포 등의 피진이 계속될 때는 피부과전문의의 지시에 따라서 연고를 바르고 거즈로 덮는다. 테이프로 인한 염증이 발생하지 않도록 주의한다. 피진이 말라서 거즈로 덮을 필요가 없게 되어도 옷이 스치면 통증이 유발되는 경우에는 거즈를 대어 두면 좋을 것이다.

이럴 때는 의사에게 상담!

입원할 때, 보통은 다른 환자와 같은 방이라도 좋다고 하지만 발진이 널리 퍼졌을 경우는 정도에 따라 수두와 같이 개인실 관리가 필요하다. 즉시 의사에게 보고하고 지시를 받는다. 또, 아래의 경우도 바로 주치의를 부른다.

① 격한 두통의 호소가 있는 경우는 수막염을 일으키고 있을 가능성이 있으므로 전문의의 진찰 후 수액검사가 필요하기도 한다.

② 아시크로빌에 의한 치료 개시 후에 콩팥기능이 저하된 환자(특히 투석 중인 사람)로서 혀가 제대로 돌아가지 않고 반

응이 둔한 등의 증상이 생겼을 경우는 아시크로빌 뇌증의 가능성이 있다. 그때는 즉석에서 아시크로빌 또는 파라시클로 빌을 중지하지 않으면 안 된다. 바이러스성 뇌염, 수막염과의 감별이 필요하고, 치료 방침을 결정하는 데 중요하다.

③ 드물지만 운동신경마비를 일으키기도 한다. 피진이 있던 부근에서 마비증상을 발견했을 경우는 곧바로 주치의를 부른다.

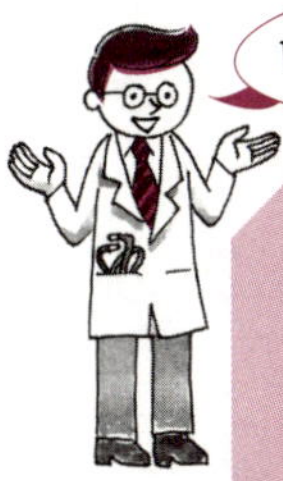

Doctor의 한마디

피진과 증상이 매우 특징적인 질환이다. 환자를 담당하게 되면 피진을 잘 관찰하기 바란다. 몇 번 경험을 하면 전형 예의 진단은 가능해진다.

종종 두통이 일어나서 신경외과의사나 내과의사를 방문하던 환자가 간호사의 조언을 듣고 대상포진을 의심하여 피부과를 소개받는 경우도 있다.

급성기의 치료가 중요한 질환이므로 조기진단에 도움을 주면 좋을 것이다.

100가지 질병에 관한
Doctor's Advice

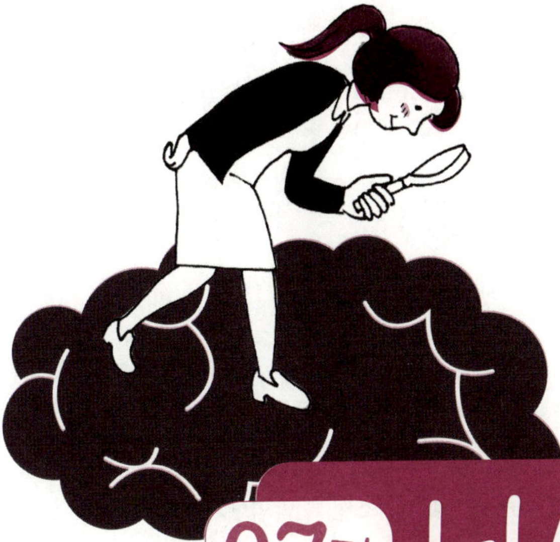

07장 뇌신경

01. 수막염
meningitis

질환의 개요

✚ 어떠한 병인가?

수막염(meningitis)이란 뇌와 척수를 덮은 막(연막)에 염증이 있는 병태로 엄밀하게 말해서 뇌 실질의 염증은 동반하지 않는다. 감염성 수막염은 원인인자에 의해 바이러스성, 세균성, 결핵성, 진균성으로 나뉜다. 바이러스성 수막염에서는 엔테로바이러스속[*1]이 약 80%를 차지하며, 그 외 멈프스(mumps) 바이러스에 의한 수막염도 볼 수 있다. 세균성에서는 연령에 따라 이환되는 원인인자에 차이가 나타나, 각각에 맞는 항균제 치료를 선택한다(표 1).

원인인자의 침입 경로는 타장기의 감염소[*2]로부터 혈행성으로 침입하거나 직접 파급 또는 머리의 외상이나 뇌수술 등에 의한 염증으로부터의 파급, 그 외에 특발성으로 수막강으로 침입하는 경우도 있다고 알려져 있다. 예후가 좋은 바이러스성 수막염 이외는 긴급한 치료를 필요로 하며, 적절한 조기치료를 하지 않으면 치명적이 되거나 후유증을 남기는 경우가 종종 있다.

✚ 어떠한 증상이 나타나는가?

초기증상으로서 발열, 두통, 구역질 및 구토가 나타난다. 상기도염 증상이 선행하거나 소화기 증상을 동반하기도 한다. 세균성 수막염의 경우 의식장애나 경련을 초래하기도

*1 콕삭키 바이러스(coxsackie virus), 에코 바이러스(echo virus) 등.

*2 중이염, 부비강염, 감염성 심내막염, 깔때기콩팥염(신우신염, nephropyelitis) 등.

한다. 또, 결핵성 수막염에서는 뇌바닥(뇌저)수막염이나 물뇌증(수두증, hydrocephalus)을 일으키며 그 결과, 갓돌림신경(외전신경, abducens nerve)마비나 동안신경마비(oculomotor palsy)가 나타나기도 한다.

✚ 어떠한 징후가 있는가?

수막자극 징후는 수막염에 특징적으로 나타나는 징후이며, 여기에는 목덜미(항부)강직[*3], 커니히징후(Kernigs sign)[*4], 브루진스키징후(Brudzinski sign)[*5]가 있다. 그러나 모든 징후가 나타나는 것이 아니며, 특히 고령자에서는 양성률이 낮아진다고 알려져 있다. 세균성 수막염에서는 패혈증을 합병해 고열 또는 저체온, 빠른호흡, 빠른맥, 혈압저하 등의 징후가 나타난다. 또, 수막의 염증에서 오는 뇌부종(brain edema)이나 물뇌증(수두증, hydrocephalus), 정맥 · 정맥동혈전증 등에 의한 뇌탈출(encephalocele)의 위험율이 약 6~8%라고 알려져 있다.

표1 연령과 세균성 수막염의 원인균

연령	주요 원인균
4개월 미만	B군 용혈사슬알균>대장균>인플루엔자균
4개월~5세	인플루엔자균(b형)>폐렴구균
6~49세	폐렴구균>수막염균
50세 이상	폐렴구균>녹농균, 리스테리아균, 진균(크립토코쿠스)
면역결핍 환자	황색포도구균, 클레브시엘라속, 그 외의 세균, 진균

memo
수막염의 원인에는 감염증 이외에 악성종양이나 결합조직 질환 등도 있지만, 본항에서는 감염성 수막염에 대해서 언급한다.

*3
똑바로 누운 자세에서 머리를 올려 목부위를 수동적으로 앞으로 구부리려고 하면 목덜미(항부)의 저항이 늘어나 환자는 통증을 호소하며, 목이 딱딱해져 머리부위가 고정된다.

*4
똑바로 누운 자세에서 엉덩관절(고관절), 무릎관절(슬관절)을 구부린 자세로 하여 수동적으로 종아리를 신장시키면 무릎이 굴곡되어 늘릴 수 없다.

*5
똑바로 누운 자세에서 목부위를 수동적으로 굴곡시키면 양쪽 엉덩관절(고관절), 무릎관절이 자동적으로 굴곡된다.

검사의 포인트

1. 혈액, 배양검사

세균성 수막염에서는 균혈증(bacteremia)을 동반하는 경우가 많기*6 때문에, 원인균을 분류하기 위해서 다른 부위의 정맥으로부터 2세트의 혈액배양 채혈을 실시한다.

원인균을 분류함으로써 적절한 항균제의 선택 · 검사 · 치료를 행할 수 있다. 그러나, 항균제 투여 후에는 세균의 검출율이 저하하며, 또 채혈 시의 불결 조작으로 피부 상재균이 검출되기도 하므로 주의가 필요하다.

*6
혈액배양에서 50~75% 양성.

2. 수액검사(그림 1)

수막염의 진단에 필요한 검사이다. 허리천자(요추천자, lumbar puncture)를 해서 수액을 채취한다. 허리천자는 측와위(옆으로 누움)로 체위를 한 후, 소독 · 국소마취를 충분히 하고 나서 본 천자를 한다. 야코비(Jacoby)선과 척주의 중심을 천자한다.

외관, 초압, 세포 수와 분획, 수액당/혈당 비, 수액 단백량으로 수막염 진단을 행해 원인 미생물을 추정할 수 있다. 더 정확한 분류를 하기 위해서는 도말 · 현미경검사, 배양 검사, 바이러스 항체가, PCR 검사 등을 추가한다.

고도의 두개내압항진이나 두개내 점거성 병변이 의심되는 경우나 천자부위에 감염소가 있는 경우는 금기이다. 검사할 필요가 있으면, 머리 CT 검사, 안저검사 후에 시행한다.

그림1 **허리천자의 체위**

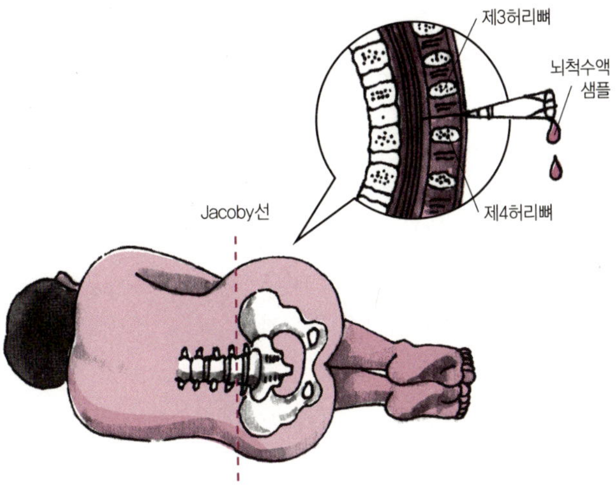

수액검사 소견에서 각 미생물의 특징을 표 2에 나타낸다.

표2 **감염성 수막염의 수액검사 소견**

수액소견(정상)	세균성	바이러스성	결핵성	진균성
외관(투명)	혼탁, 농성	수양 투명	수양~혼탁	수양~혼탁
압력(70~180mmH_2O)	↑↑	↑	↑	↑
세포 수(0~5/mm^3)	↑↑ (다핵구)	↑ (림프구)	↑ (림프구)	↑ (림프구)
단백(15~45mg/dL)	↑↑	↑	↑	↑
당(50~80mg/dL)*	↓↓	→	↓	↓
특이검사	그람염색 배양, 라텍스응집반응	페어혈청항체가 PCR	항상균도말,배양 PCR, ADA치	먹물 염색, 항원검사

* 수액당/혈당비는 0.6 이하가 이상치

① **세균성** … 수액압 상승, 분명한 다핵구 증가, 단백량 증가, 당의 감소가 보인다. 수액의 그람염색이나 배양검사로 균을 분류한다. 신속진단으로서는 라텍스 응집반응이 있는데, 이것은 폐렴구균을 비롯한 일부 세균의 항원 진단에 사용된다.

② 바이러스성 … 세포 수와 단백량에서 약간의 상승이 있지만, 당은 보통 정상범위 내이다. 수액의 도말염색 표본에서 미생물은 보이지 않으며, 일반 세균 배양에서도 검출되지 않는다.

③ 결핵성, 진균성 … 경도의 수액압 상승과 림프구 우위의 경도~중등도의 세포증가와 단백량의 중등도 증가, 당의 감소가 나타난다. 결핵성에서는 수액에서 결핵균이 검출되면 확정진단하지만, 검출되지 않는 경우는 ADA치나 PCR가 참고가 된다. 진균성 중에서 가장 빈도가 높은 크립토콕쿠스 수막염은 수액 먹물염색이나 항원검사로 진단을 확정한다.

3. CT, MRI

보통 수막염에서는 영상소견은 정상이지만 조영검사에서 수막의 증강효과가 나타나는 경우가 있다. 또 뇌혈관장애, 뇌부종, 뇌농양, 경질막밑고름집(경막하농양, subdural abscess) 등을 감별하기 위해서 이 검사를 시행한다. 수막염이 의심되는 경우뿐이라면 머리의 CT, MRI 검사는 필수가 아니다.

치료의 포인트

1. 대증요법(heteropathy)

안정하고 누워 있는 것이 중요하다. 특히 빈도가 높은 바이러스성 수막염인 경우 대증요법을 실시하여 보존적으로 경과를 본다.

2. 약물요법(drug therapy)

세균성 수막염이나 결핵성, 진균성 수막염은 발병하고 나서 시급한 투약치료가 필요하다. 수막염 진단 후 원인미생물을 특정하기 위해서 앞에서 말한 여러가지 검사를 행한다. 확정진단에는 시간을 필요로 하기 때문에 환자의 연령이나 기저질환, 발병까지의 경과, 수액의 그람염색이나 라텍스 응집반응 등 신속히 할 수 있는 검사결과로, 보다 가능성이 높은 원인미생물을 상정해 거기에 맞는 치료를 시작한다. 원인 미생물이 판명된 후에는 유효 치료제의 투여를 계속한다.

memo
뇌혈관장애, 뇌부종, 뇌농양, 경질막밑고름집(경막하농양) 등의 감별을 하기 위해서 CT, MRI 검사를 행하는 경우가 있다. 보통 필수는 아니며 영상소견은 정상이다.

장점과 단점

스테로이드요법은 소아의 인플루엔자균 b형에 의한 수막염이나 성인의 폐렴구균이 의심되는 급성 세균성 수막염의 경우, 항균제를 쓰기 전이나 또는 쓰는 것과 동시에 투여하는 것이 유용하다는 설이 확립되어 있다. 결핵성 수막염에서는 스테로이드를 병용함으로써 사망률이나 후유증에 대해 효과가 있다는 결과가 몇 가지 연구로 나와 있으며, 수막염의 정도나 병발 병태에 따라 투여하도록 권장하고 있다.

중추신경계에는 혈액뇌관문이 있어 항균제가 투과하기 어려운 구조로 되어 있다. 효과적인 치료를 하기 위해서는 비교적 투과성이 양호한 살균성 항균제를 대량으로 투여하므로 부작용에도 주의가 필요하다.

또 최근, 약제내성균이 중대한 문제가 되어 있고 페니실린내성 폐렴구균의 검출 빈도가 증가하고 있다. 그중에는 세펨계에도 함께 내성을 갖는 경우도 있으므로 약제감수성 시험 결과에 근거해 항균약제를 선택한다.

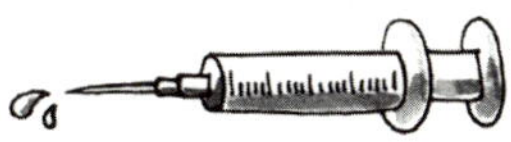

3. 전신관리

뇌압항진, 뇌부종을 동반하는 경우는 항뇌부종약(글리세올®)을 투여한다. 또, 세균성 수막염의 20% 전후에서 경련이 동반되는 경우가 있으므로 항경련제를 병용한다. 의식장애나 호흡장애를 동반하는 중증의 예에서는 인공호흡기 관리, 중심정맥영양이 필요한 경우가 있다.

Doctor의 조언

간호의 요령

수막염 환자는 고열과 강한 두통, 구역질이 동반되기 때문에 대증요법을 실시한다. 특히 해열진통제를 사용했을 경우, 마치 해열이 쉽게 된 것처럼 파악되기 쉬우므로 약제를 사용한 시간을 반드시 확인한다.

허리(요추)천자에서는 체위를 잘 취하는 것이 중요하다. 환자가 침대에 수직으로 몸을 세우듯이 측와위(옆으로 누움)가 되게 하고, 등을 가능한 한 둥글게 하여 무릎을 껴안아 추체와 추체 사이의 간격을 넓히는 느낌으로 허리를 쑥 내밀도록 하게 한다. 그 다음에 소독, 국소마취, 본 천자 순서로 진행되는데, 이때 자신의 등을 볼 수 없는 환자로서는 매우 불안해지기 마련이다. 깜짝 놀라서 갑자기 움직이는 일이 없도록 시행하는 의사와 함께 충분히 말을 걸면서 실시한다. 또, 검사 전에는 모든 기구, 약제, 스피츠(spitz) 등을 갖추어 둔다. 수액검사 후 두통이 악화되는 일이 있으므로 사전동의(informed consent)가 중요하다. 대부분은 저수액압성 두통에 의한 것으로 안정과 충분한 수액보충을 하고 경과를 본다. 식욕이 없는 데다가 발열이 따르면 탈수가 되기 때문에 식사 · 수분의 섭취량에 주의해 탈수에도 주의해서 살피자.

이럴 때는 의사에게 상담 !

수막염의 상당수는 경과와 예후가 양호한 바이러스성 수막염이지만, 어떠한 경우에도 세균성이나 결핵성, 진균성 등 예후가 나쁜 수막염이나 뇌염의 초기일 가능성을 생각해 두지 않으면 안 된다. 경증으로 입원해도 증상이 급변하는 경우가 있다. 의식수준의 저하나 마비 · 뇌신경증상 등의 출현을 놓치지 않도록 한다. 또, 두개내압 항진에 동반하여두통의 악화나 구토 등이 나타나며, 경련을 동반하기도 하므로 주의해야 한다. 조기의 치료 개시는 예후에도 영향을 주기 때문에 변화를 알아차리는 것이 중요하다.

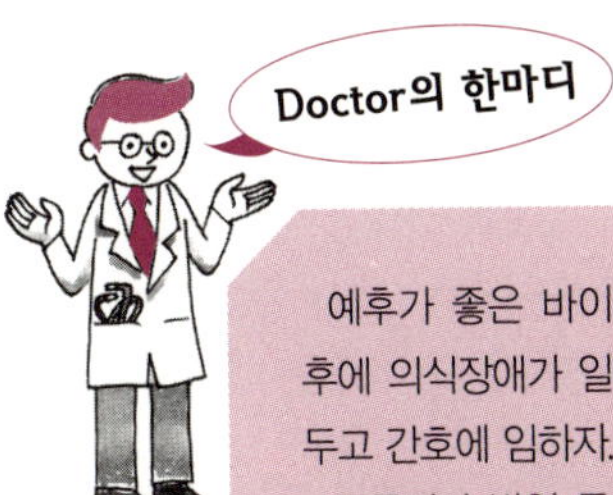

예후가 좋은 바이러스성 수막염이라고 해도 입원 후에 의식장애가 일어나는 경우도 있다는 것을 염두에 두고 간호에 임하자.

두통이나 발열 등 증상이 심한 경우에는 대증요법에 힘쓰면서 가능한 한 안정시키는 것이 중요하다.

증상이 완화되어도 안정하지 않으면 다시 미열이 발생한다든지 두통이 재발되는 경우가 있다.

퇴원 후에도 익숙해질 때까지 한동안 상태를 보면서 본래의 생활로 돌아가도록 권유하자.

02. 뇌경색

brain infarct

질환의 개요

+ 어떠한 병인가?

뇌졸중(stroke)이란 뇌의 혈관이 폐쇄되거나 파열되어 신경 증상을 일으키는 증후군으로, 여기에는 뇌경색증, 거미막밑(지주막하, subarachnoid)출혈, 뇌출혈이 있다. 뇌경색은 그 분류별(표 1, 2) 특징이 있으며 치료법도 다르다.

표1 뇌혈관장애의 분류

기전	임상 병형
① 혈전성 ② 색전성 ③ 혈행역학성	① 죽종(atheroma)혈전성 경색 ② 심원성 뇌색전증 ③ 열공경색증(lacunar infarction) ④ 그 외의 뇌경색

NINDS(1990)의 뇌혈관장애의 분류 Ⅲ에서 발췌

① 심원성 뇌색전증(cerebral embolism)

심방잔떨림(심방세동)이나 판막증 등에 의해 심장 내에 형성된 혈전이 동맥 안으로 유출해 뇌동맥을 폐쇄한다. 낮에 활동 시 발병하는 경우가 많으며, 전자가 크게 주간동맥을 폐쇄하기 때문에 광범위한 뇌경색이 되며 증상도 중증이다. 재개통을 했을 때 출혈성 경색을 동반하는 것도 잘 알려져 있다.

② 죽종(atheroma)혈전성 경색

atheroma경화(죽상경화)가 원인이 되는 뇌경색증이다. 발병기전에 의해 혈전성, 색전성, 혈행역학성으로 분류된다. 이 타입에서는 측부혈행로가 발달해 뇌경색에서 벗어난 부위도 볼 수 있다. 고혈압이나 당뇨병, 지질 이상증, 흡연, 비만 등이 위험인자가 된다.

③ 열공경색증(lacunar infarction)

주간동맥으로부터 분기한 작은 천통지가 폐쇄되어 발병하는 직경 15mm 이하의 소경색이다. 위험인자에는 고혈압이나 당뇨병, 탈수 등이 있다.

memo
뇌졸중은 악성종양, 심장질환에 이어 우리나라 사망원인 3위(2006년)로, 뇌졸중 중에 뇌경색이 차지하는 비율이 가장 많다.

어떠한 증상이 나타나는가?

얼굴 반쪽이나 한쪽의 무력감(힘 빠짐)이나 마비가 오는 운동감각장애, 그 외에 말하기가 힘들거나 생각대로 말이 나오지 않는 등의 언어장애, 한쪽 눈이 보이지 않는다거나 물체가 이중으로 보이는 등의 시력장애, 현기증이 나거나 몸이 휘청거리는 협조운동장애, 때로는 의식장애가 나타나는 등 증상이 다양하다.

어떠한 징후가 있는가?

갑자기 장애를 받는 부위에 일치해서 신경증상이 나타난다. 의식장애나 고차뇌기능 장애라고 하는 피질증상부터 시야장애, 운동마비, 감각장애, 협조운동장애 등 다양하게 나타나므로 증상에 따라 국소진단을 진행시켜 나간다(표 3). 증상이 24시간 이내, 대부분은 몇분 이내에 완전히 소실되는 것을 일과성 뇌허혈발작(TIA)이라고 하는데, 이것은 뇌경색 전의 전구증상으로서 매우 중요하다. 폐쇄혈관에 의해 경색 부위가 정해지기 때문에 뇌혈관의 해부도 중요하다(그림 1).

표2 각 임상병형에서의 비교

	심원성 뇌색전증	죽종혈전성 경색	열공(lacunar)경색증
	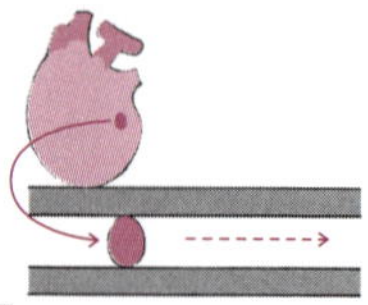	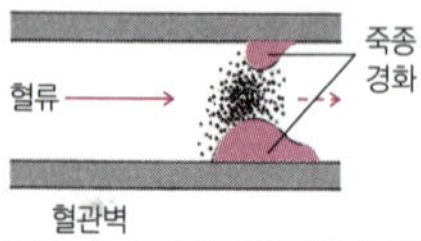	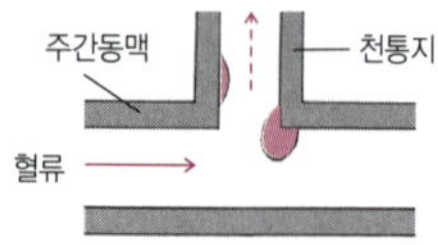
빈도	20~30%	20~30%	50%
병태	심장내에서 형성된 혈전이 뇌혈관을 폐쇄하는 것	주간동맥의 동맥경화(죽종경화)로 협착 또는 폐쇄에 의한 것	주간동맥에서 분지한 천통지의 폐쇄에 의한 소경색
TIA*	다혈관지배 영역, 약10%	약 20~30%	없다
위험인자	심방잔떨림, 승모판협착증 등의 판막증	고혈압, 당뇨병, 지질 이상증, 흡연, 비만	고혈압, 당뇨병, 탈수
기전	색전성	혈전성, 혈행역학성, 색전성	혈전성
발병시 상태	낮의 활동 시	안정 시(기상 시 등)	안정 시(기상 시 등)
발병형식	돌발 완성	차분 · 진행성	비교적 차분
의식장애	종종 고도	경도	원칙적으로 의식 청명
신경증상	고차기능장애 공동편시(40~50%)	고차기능장애 공동편시(20%)	고차기능장애(-) 열공(lacunar)증후군

* TIA(일과성뇌허혈 발작) : 뇌의 허혈에 의해 발생한 국소 신경징후로 24시간 이내에 완전히 소실되는 것

표3 폐쇄 혈관과 주된 징후

폐쇄 혈관		주된 국소신경 징후
속목동맥계 (내경동맥계)	전대뇌동맥	대측 다리의 운동감각장애, 부동성 무언(우위반구)
	중대뇌동맥	대측의 운동감각장애 우위반구 : 실어, 실행, 열위 반구 : 실행, 실인증(속목동맥 폐쇄) 고도의식장애, 호르너(Horner)증후군
척추골뇌바닥동맥계 (추골뇌저동맥계)	후대뇌동맥	대측의 동명반맹
		대측 편마비, 교대성 편마비, 사지마비, 동공 · 안구운동장애, 운동실조, 폐쇄증후군, 의식장애 등

그림1 **머리 및 목동맥**

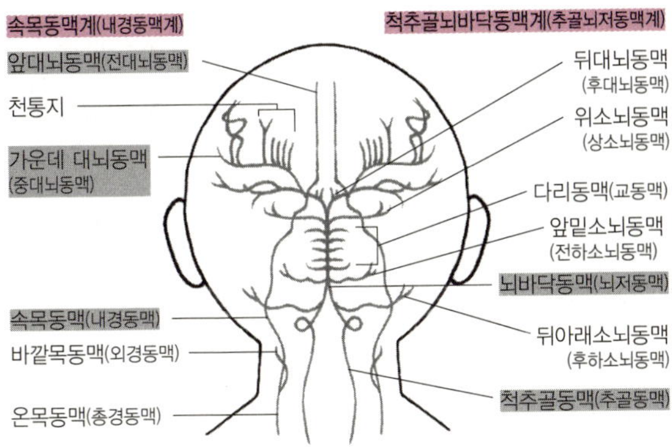

검사의 포인트

검사에서는 뇌경색의 부위와 협착 · 폐쇄혈관, 뇌혈류의 평가를 한다.

1. 머리 CT, MRI

뇌경색, 뇌출혈 등의 감별을 행해 경시적으로 뇌경색의 진행상태를 조사한다.

① 머리 CT … 짧은 시간에 검사가 끝난다. 발병 수시간 이내의 뇌경색은 묘사되지 않지만*1, 24시간 정도 경과한 뇌경색은 저흡수역으로서 검게 묘사된다. 또 뇌출혈이나 출혈성 경색의 검출은 양호하여, 고흡수로서 하얗게 묘사된다.

② 머리 MRI … 확산 강조영상(DWI)에서는 발병 후 30분~1시간 정도 지난 초급성기 뇌경색이 고신호로서 하얗게 묘사된다. T1 · T2 강조영상이나 FLAIR 영상의 묘사 차이로 발병시간을 추정할 수 있다. 자기공명 혈관조영술(MR angiography)을 동시에 촬영할 수 있다.

*1
때때로 발병한 지 수시간 이내에 겉질과 속질 경계의 소실 · 렌즈핵의 불명료화 · 뇌고랑(뇌구)의 소실 등의 조기허혈 징후(early CT findings)를 검출할 수 있다.

그러나 촬영시간이 30분 정도 걸리기 때문에 상태가 불안정한 경우나 안정시킬 수 없는 경우는 시행할 수 없다. 또 박동조율기(pacemaker)를 삽입하고 있는 사람은 금기이다.

memo
일부 시설에서는 PET(Positron Emission Tomography, 양전자 방출 단층촬영)를 이용해 뇌순환 대사량을 측정해 뇌경색의 병태를 해석하고 있다.

2. 초음파검사(ultrasonography)

목부분(경부)혈관 초음파검사는 속목동맥(내경동맥)의 동맥경화증 관찰에 유용하다. 속목동맥이나 척추동맥(추골동맥)의 혈류 속도를 측정해 폐쇄부위를 추정한다. 가슴벽(흉벽)을 통한 심장초음파검사는 뇌색전증에서의 심장 내 혈전의 유무나 기질성 심장질환의 평가, 심장기능이나 탈수 등의 평가에도 이용된다.

비침습적이어서 병상에서도 간편하게 시행할 수 있지만 묘사 범위가 좁아 검출되는 범위에 한계가 있다. 체격에 따라서 관찰하기 어려운 경우도 있다.

3. 뇌혈관조영(cerebral angiography)

뇌혈관의 형태를 조사하는 검사이다. 뇌혈관 조영검사는 가장 정밀도가 높고 측부혈행로의 정보도 상세하게 알 수 있지만, 조영제를 이용해 동맥천자를 행하는 침습성이 큰 검사이다. 자기공명 혈관조영술(MR angiography) 검사는 침습성이 없어 MRI와 동시에 시행할 수 있지만 정밀도는 낮다.

4. 핵의학 검사(SPECT)

SPECT[*2]는 뇌혈류량의 분포나 대사를 평가하기 위한 핵의학 검사이다. 뇌혈류량과 뇌경색에는 깊은 관계가 있지만 급성기 뇌경색에서 검사의 유용성에는 일정한 견해가 없다. 내막박리술이나 우회로(bypass)수술 전의 혈류 평가에 유용하지만 핵의학 검사이므로 어느 시설에서나 할 수 있는 검사가 아니다.

*2 Single Photon Emission CT

치료의 포인트

1. 급성기 치료

임상병형을 진단 한 후에 각 병형에 따라 치료를 시작한다(표 4).

발병 3시간 이내의 모든 병형에 대해서 금기사항 등을 제외한 적응대상 환자에게 t-PA 정맥주사 요법에 따른 혈전용해 치료법을 실시한다. 3시간 이내에 막힌 동맥을 재소통시켜 반음영(penumbra)*3영역의 회복을 목적으로 한 치료이다. 시행 후의 관리도 상세하게 정해져 있으며, 출혈성 합병증을 일으키지 않게 하는 대책도 중요하다. 증상이 경미한 열공경색증(lacunar infarction)에서는 t-PA요법이 대상이 되지 않는 경우가 많다.

심원성 뇌색전증에서는 항응고요법이, 열공경색증(lacunar infarction)에서는 항혈소판요법이 치료의 중심이 된다. 죽종(atheroma) 혈전성 뇌경색증에서는 항응고 · 항혈소판요법 등이 적응된다.

뇌경색을 일으키면 뇌부종을 동반하며, 광범위한 뇌경색에서는 두개내압항진 상태가 되어 뇌탈출(encephalocele)로 진행할 위험성이 있다. 심원성 뇌색전증에서는 다시 출혈성 뇌경색을 종종 합병하기 때문에 두개내압 항진을 조장한다. 뇌부종이 경감하는 7~10일까지 항뇌부종약을 투여한다. 뇌경색 후에 과잉으로 발생하는 유해한 활성산소를 줄이기 위한 치료를 뇌보호요법이라고 하는데, 발병 24시간 이내에 에다라본(Edaravone)이라는 약제를 투여한다. 부작용에 콩팥기능장애가 있으므로 주의가 필요하다.

*3
반음영(penumbra)이란 경색 주위의, 아직 완전히 괴사되지 않은 부분으로 조기에 혈류가 흐르면 신경세포의 기능이 돌아올 가능성이 있다.

표4 뇌경색 치료

<table>
<tr><th></th><th>심원성 뇌색전증</th><th colspan="2">죽종(atheroma) 혈전성 뇌경색</th><th>열공 경색증(lacunar infarction)</th></tr>
<tr><td>초급성기</td><td colspan="4">발병 3시간 이내 … 혈전용해요법 : t-PA(아르테프라제) 정맥주사요법</td></tr>
<tr><td rowspan="6">급성기</td><td colspan="4">항뇌부종 요법(글리세롤)</td></tr>
<tr><td colspan="4">발병 24시간 이내 … 뇌 보호요법(에다라본)</td></tr>
<tr><td colspan="2">항응고요법(헤파린)</td><td>발병 48시간 이내 …
항응고요법(아르가트로반)</td><td></td></tr>
<tr><td></td><td colspan="3">항혈소판요법(발병 5일 이내 : 오자그렐 나트륨, 발병 48시간 이내 : 아스피린)</td></tr>
<tr><td colspan="4">개두감압술 : 물뇌증(수두증)이나 뇌탈출을 동반했을 경우에 고려</td></tr>
<tr><td rowspan="2">만성기</td><td rowspan="2">항응고요법(와파린)</td><td colspan="3">항혈소판요법(아스피린, 크로피드그렐, 실로스타졸)</td></tr>
<tr><td colspan="2">경동맥 내막박리술, 혈관형성술, EC-IC 우회술</td><td></td></tr>
</table>

2. 전신 관리

호흡, 혈압, 맥박, 체온 등의 활력징후(vital sign)는 빈번히(적어도 몇 시간마다) 측정해야 한다. 의식장애가 있는 경우는 혀뿌리(설근)침하에 의한 기도폐쇄나 뇌줄기(뇌간) 장애에 의한 호흡 이상, 토사물이나 가래 등에 의한 폐쇄 등을 생각할 수 있다. 산소 투여, 기도(airway)삽입이나 기관내 삽관, 빈번한 흡인이 필요하게 된다.

뇌경색 급성기는 뇌혈류*4의 자동조절기능이 장애를 받고 있기 때문에 혈압강하 치료는 원칙적으로 시행하지 않는다. 발작 직후에 머리를 들어올리면 함께 뇌혈류도 감소하기 때문에 안정된 누운 자세로 혈류를 유지하는 것이 중요하다. 매일 혈압이나 증상의 변화를 보면서 조금씩 침대를 들어올린다. 다만 혈압 220/120mmHg 이상인 경우나 혈전용해요법을 시행하고 있는 환자는 출혈 합병증을 예방하기 위해서 혈압을 내리도록 권유한다.

심원성 뇌색전증에서는 종종 심방잔떨림(심방세동)이 동반되거나 입원 후에 부정맥을 일으키는 경우가 있으므로 지속적인 모니터 관리를 한다. 의식장애가 있으면 수분과 영양관

*4
뇌혈류는 평균혈압 60~150mmHg의 범위 내에서는 일정하게 유지되는 기능이 있지만, 뇌경색 급성기에는 이 기능이 파열되며, 혈압 저하에 따라 뇌혈류량도 저하한다.

리가 필요하게 되며, 말초정맥 점적주사만으로는 장기간의 관리가 불충분하기 때문에 경관영양이나 중심정맥영양을 선택한다.

3. 합병증 관리

뇌경색 급성기의 주된 합병증에는 의식장애나 삼킴곤란(연하장애)에 동반되는 흡인성 폐렴, 스트레스성 위궤양에 의한 상부소화관 출혈, 배뇨장애, 부정맥 · 심장기능상실(심부전), 심부 정맥혈전증, 욕창 등이 있다. 조기에 재활운동을 하여 자리에서 빨리 일어나면 폐렴이나 심부정맥혈전증의 위험이 감소된다. 또, 스트레스성 궤양의 예방에는 H_2 차단제(H_2 blocker, H_2 수용체 차단제) 등을 투여한다. 또 뇌졸중 후는 배뇨장애가 따르기도 하므로 무뇨증(요폐, anuresis) 등이 있으면 일시적으로 풍선카테터(balloon catheter)를 유치한다.

Doctor의 조언

간호의 요령

뇌경색 급성기에는 병태가 불안정하므로 자주 관찰하여 모든 신체정보를 모니터링하여, 병태변화나 전신 합병증의 조기발견, 조기치료에 참고한다. 의식수준, 고차뇌기능, 뇌줄기(뇌간)반사, 운동감각장애, 협조운동장애 등의 신경증상의 진찰은 의사의 지도하에서 어느 정도 할 수 있는 것이 바람직하며, 특히 의식장애가 있는 경우는 관찰할 수 있는 항목이 제한되기 때문에 의식수준, 동공이상, 호흡상태 등을 꼼꼼하게 관찰해야 한다.

뇌경색증 치료에 방해가 되는 감염증의 하나에 흡인성 폐렴이 있다. 조기에 자리에서 일어나는 것과 함께 구강관리는 예방에 유용하다. 의식장애가 있는 환자의 구강관리는 적극적으로 실시한다. 또, 환자에게 있어서 집중 치료실은 환경의 큰 변화인데다, 정신 · 신체기능 상실에 대한 쇼크, 불안이 상당히 크다는 것을 이해하고, 정신면에 대한 평가나 계획을 세워나가는 것도 중요하다.

이럴 때는 의사에게 상담 !

어느 병형에서나 증상이 진행될 가능성은 있다. 병형이나 발병하고 나서의 시간경과에 따라 의사는 그 원인이 어디에 있는가를 추측한다. 때로는 재개통에 따른 출혈성 경색, 뇌부종, 또는 뇌경색의 진행, 섬망(delirium)상태나 발열 등으로도 증상이 진행한 것처럼 보이는 경우가 있다. 시간경과에 따라 활력징후나 의식수준, 뇌줄기반사(동공의 크기나 빛반사, 눈위치(호흡상태, eye position)를 관찰해 증상에 진행이 있으면 의사에게 연락하자.

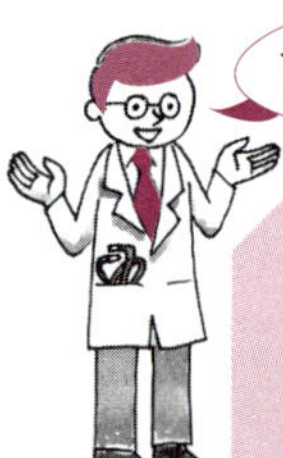

Doctor의 한마디

뇌졸중 치료에는 의사, 간호사를 비롯하여 재활의료진, 영양사, 약제사, 그리고 가족 등 많은 사람들이 관여한다.

환자의 병태에는 개인차가 크며, 또 매일매일 변해간다. 이러한 상황에서 관계된 의료진 전원이 같은 수준에서 병태를 파악하는 것은 치료를 진행시켜나가는 데 매우 중요한 사항이다.

컴퓨터 통신(path) 등을 이용해 팀 내에서 긴밀한 연락을 취하고, 또 가족과의 커뮤니케이션도 중요하게 생각하자.

03. 뇌출혈
cerebral hemorrhage

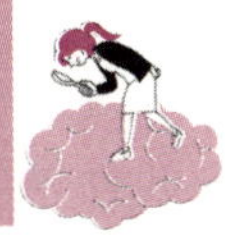

질환의 개요

✚ 어떠한 병인가?

뇌출혈은 뇌졸중의 하나로서, 뇌혈관의 파열로 뇌내에 출혈이 일어나 혈종이 형성되는 질환이다. 원인별로 고혈압성 뇌출혈과 그 외의 원인으로 분류된다.

① **고혈압성 뇌출혈** … 고혈압에 장시간 노출된 결과 뇌의 소동맥(천통지동맥)에 동맥경화성 동맥괴사가 발생하고, 여기에 소뇌동맥자루(소뇌동맥류, cerebral aneurysm)가 형성되어 소동맥이 파열되어 발병한다. 출혈을 하는 호발부위가 있으며, 각각 특징적인 증상이 나타난다(표 1).

② **기타 원인에 의한 뇌출혈** … 겉질밑출혈(피질하출혈), 뇌동정맥기형, 혈관종, 모야모야병, 뇌동맥류 파열에 동반되는 것 등이 있다. 겉질밑출혈(피질하출혈)이 뇌출혈의 약 10%를 차지하며 고령자에 많이 발생하는 특징이 있다. 원인은 변이된 단백인 아밀로이드가 뇌혈관에 침착하는 뇌 아밀로이드혈관병(amyloid angiopathy)이라고 알려져 있다. 겉질밑에 뇌출혈을 일으키는데 여기에는 다발성 · 재발성이 있다.

✚ 어떠한 증상이 나타나는가?

낮에 한창 활동할 때 많이 발병하며, 증상은 출혈부위에 따라 다양한데 일반적으로 두통이나 구토를 동반하며, 손발에 힘이 빠지거나 무감각, 말을 제대로 못하며 의식장애 등이 나타난다. 또한 중증의 예에서는 호흡이상이나 혈압저하, 경련 등이 동반된다.

✚ 어떠한 징후가 있는가?

뇌출혈이 발생한 부위에 따라 증상이 다르다. 빈도가 높은 조가비핵부출혈(피각부출혈, putaminal hemorrhage), 시상출혈(thalamic hemorrhage)에서는 의식장애나 반신마비(편마비)를, 우위반구이면 실어증을 동반하는 경우가 있다. 시상출혈에서는 축동이나 호너(Horner) 징후*1에 의한 동공부동(anisocoria)이 보인다. 다리뇌출혈(교출혈, pontine hemorrhage)인 경우 광범위하면 의식장애, 사지마비 등을 일으키며 측방으로의 주시마비(gaze palsy)를 나타내기도 한다. 소뇌출혈에서는 빈번한 구토와 실조상태가 특징적이다. 비고혈압성인 겉질밑출혈(피질하출혈)에서는 무증상 상태도 있지만, 피질증상인 고차뇌기능장애와 편마비를 동반하며, 경련발작을 일으키기도 한다.

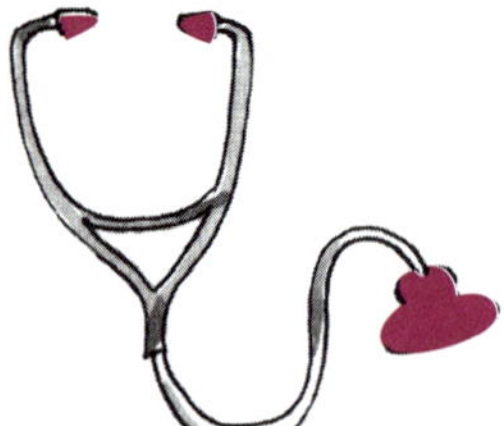

memo
1970년대 전반까지 뇌출혈은 뇌경색보다 사망률이 높은 질환이었지만 뇌출혈의 원인 대부분을 차지하는 고혈압 치료가 보급되고, 식생활 개선에 의해 사망률이 저하하기 시작해 현재는 뇌경색의 반 이하가 되었다.

*1
한쪽의 안검하수, 축동 및 눈술잔틈새(안열, optic fissure) 협소의 3가지 징후가 있다. 교감신경의 장애로 일어나며, 시상병변 이외에 속목동맥(내경동맥, internal carotid artery) 폐쇄나 숨뇌(연수, bulbar) 외측경색에서도 나타난다.

표1 뇌출혈 호발부위별 특징

	고혈압성				그외의 원인
부위	조가비핵부 출혈	시상출혈	다리뇌출혈	소뇌출혈	겉질밑출혈
빈도	40%	30%	10%	10%	10%
발병시 의식장애	+	+	+	−	±
구토	±	+	±	+++	++
고차 뇌기능장애	실어 (우위반구)	실어 (우위반구)	−	−	실어 · 실행 · 실인
동공지름	등대+++	축동++ 부동+(Horner)	축동+	등대+++	등대+++
주시마비	반대측+ 안구 하방편시	병측 = 반대측±	병측± Ocular bobbing±*	병측±	병측 = 반대측±
편마비	+++	+++	+ 사지마비+	±	++
체간실조	−	−	±	++	−
감각장애	+++	+++	+++	±	±

출현 빈도 : +++ 100~80%, ++ 79~69%, + 59~30%, ± 29~1%, − 0%

* Ocular bobbing : 안구부유운동, 정중위에서 하방으로 간헐적으로 일어나는 양쪽 안구의 급속한 침하 운동. 예후불량 징후.

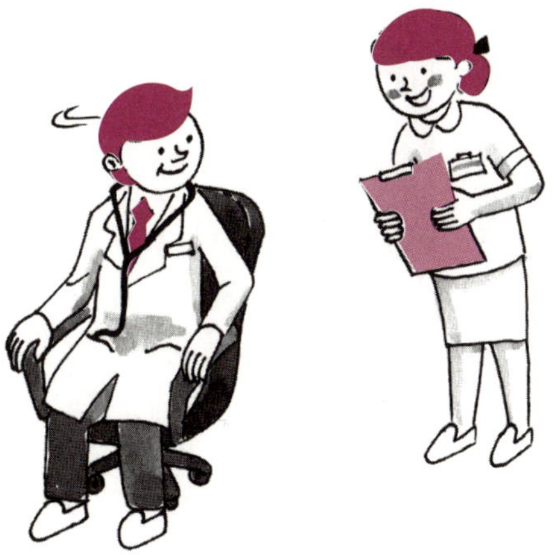

검사의 포인트

1. 머리 CT(그림 2)

뇌출혈에 대한 진단이 우수하여 뇌출혈이 의심되는 경우에는 필수적인 검사이다.

CT소견에서 중요한 것은 출혈소의 부위, 크기, 뇌실이나 거미막밑공간(지주막하강)의 천공 유무, 수두증의 유무이다. 발병 후 2일째에는 고흡수역에 나타나는 혈종 주위에 뇌부종을 나타내는 저흡수역이 나타나며, 1주일 이내에 최대가 된다. 발병 2~4주일 후에는 혈종의 흡수가 시작되어, 가쪽에서부터 불명료하게 되어 조영CT 검사에서 링모양의 조영효과가 보인다. 발병 후 1개월 이후에 병소부분은 경계가 명료한 원형 또는 틈새(slit)모양의 저흡수역으로서 묘사되며, 주위는 뇌고랑(뇌구)이나 뇌실 확대가 동반된다.

발병 직후부터 뇌출혈이 묘사되는데 주위의 뇌 실질보다 고흡수역(희다)으로 나타난다. 단시간에 비침습적으로 시행할 수는 있지만 미량의 X선 노출이 있다.

그림2 뇌출혈의 CT영상

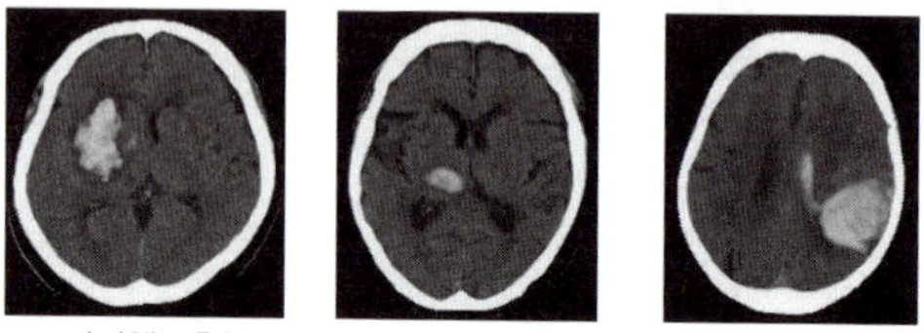

조가비핵부출혈　시상출혈　겉질밑출혈

2. 3D-CT Angio

조영제를 주사해 CT촬영을 한 후, 컴퓨터 처리를 해서 영상을 작성해 뇌혈관의 이상을 조사한다. 뇌출혈의 원인이 될 수 있는 뇌동맥류나 혈관이상을 동반하지 않았는지를 알 수 있다. 그러나 X선에 노출되며, 또 조영제 알레르기가 있는 사람에게는 시행할 수 없다.

3. MRI

MRI 검사에서는 시간경과에 따르는 혈종 속 헤모글로빈의 생화학적인 변화를 파악할 수 있고, 뇌부종 정도나 혈관이상의 유무에 대한 검색이 가능하다.

급성기(발병 1~7일)에는 MRI T1 강조에서 경도의 저신호가 나타나며, T2 강조에서 저신호가 되며, 아급성기(발병 1~2주)에는 T1, T2 강조영상 모두 고신호가 된다. 만성기(발병 2주 이후)에는 CT에서 불명료하던 혈종도 MRI에서는 T1, T2 강조영상 모두 저신호를 나타내게 된다.

초급성기(발병 직후~1일)의 뇌출혈은 T1, T2 강조영상 모두 피질과 거의 같은 신호를 나타내기 때문에 알 수 없게 되는 경우도 있다.

치료의 포인트

급성기 치료의 중심은 전신 관리, 혈압 관리, 뇌부종의 치료이다.

1. 전신 관리

우선 호흡이나 혈압, 순환동태, 의식수준 등 활력징후를 확인한다. 호흡부전에 의한 저산소혈증이나 고탄산가스혈증으로 뇌혈관이 확장되고 두개내압이 항진되어 산소투여나 기관내 삽관 · 인공호흡기 관리가 필요해지는 경우도 있다. 혀뿌리(설근)의 침하나 흡인성에 주의하고, 분비물이 많은 경우는 자주 흡인을 실시한다.

급성기에는 뇌순환의 자동조절이 장애를 받고 있으므로, 뇌혈류의 안정을 위해 침대 위에 누운 자세가 기본이 된다.[*2]그 후는 상태에 맞추어 단계적으로 침대를 들어올리며 조기 재활을 시작한다.

2. 혈압 관리

뇌출혈의 대부분은 고혈압이 원인이며, 발병 직후에는 반응성으로 매우 현저한 고혈압이 나타나는 경우가 있다. 발병 6시간 이내에 재출혈이 일어날 가능성이 높기 때문에 혈압 관리는 매우 중요하다. 가이드 라인에는 수축기혈압이 180mmHg를 넘는 경우, 확장기혈압이 105mmHg를 넘는 경우, 또는 평균혈압이 130mmHg를 넘는 경우 중에서 어느 하나의 상태가 20분 이상 계속되면 혈압강하를 고려하도록 명시되어 있다. 혈압강하제 투여 전 혈압의 80%로 하는 것이 적당하다고 알려져 있으며, 일반적으로 수축기혈압 160~170mmHg 정도를 목표로 한다.

3. 항부종(antiedemic)요법

정도에 차이가 있지만 뇌부종은 반드시 존재하는 병태이다. 뇌조직의 미세순환에 악영향을 줄 뿐만 아니라 고도인 경우 두개내압 항진을 초래하며 뇌탈출(encephalocele)의 원인이 된다. 뇌부종은 2~3일에 피크가 되며, 대부분은 10~14일만에 제거된다. 치료제로서 글리세올®[*3]이나 만니톨[*4]이 사용되고 있다.

*2
다만 정맥관류를 촉진시켜 두개내압을 내리는 목적에서 30도 정도의 머리 거상은 좋다고 여겨지고 있다.

*3
글리세올®은 지속시간도 길며 전해질에 미치는 영향도 경미하다고 알려져 있지만, 당뇨병이나 콩팥기능장애가 있는 환자에게는 신중함이 요구된다.

*4
만니톨은 강력하고 또한 속효성 효과를 가져오지만 급성기에서의 유효성은 확립되어 있지 않고, 진행성으로 두개내압이 항진되었을 경우나 압배로 인해 임상소견이 악화되었을 경우에는 고려하도록 되어 있다.

4. 수술요법(surgical treatment)

뇌출혈의 중증 예에는 수술치료법을 실시한다. 머리뼈절개술(개두혈종제거술), 정위뇌수술, 뇌실 배액(drainage) 등이 있다(표 2). 현재로서는 이러한 치료법에 대한 예후의 개선이나 구명효과를 인정한 연구보고는 적고, 최근에는 내시경이나 CT, MRI, 초음파 등을 이용한 침습성이 낮은 수술이 널리 보급되어 있어 아직 논의의 여지가 있다. 또, 병변이 10mL 이하의 경우나 혼수상태일 때는 적응되지 않는다.

표2 뇌출혈 호발부위와 수술적응

출혈부위	특징	수술적응
조가비핵부 출혈	신경소견이 중등도, 혈종량 31mL 이상, 혈종에 의한 압배가 고도	개두혈종제거술 정위뇌수술
시상 출혈	뇌실내 천파를 동반하여 수두증을 합병	뇌실 배액(drainage)
다리뇌 출혈	뇌간출혈은 적응 외	
소뇌 출혈	최대 지름이 3cm 이상으로 신경학적으로 증상 악화 뇌간을 압박해 수두증이 발생한 경우	정위뇌수술 뇌실 배액
피질하 출혈	60세 이하, 혈종량 50mL 이상이며 의식 경면~혼미	내시경, 정위뇌수술

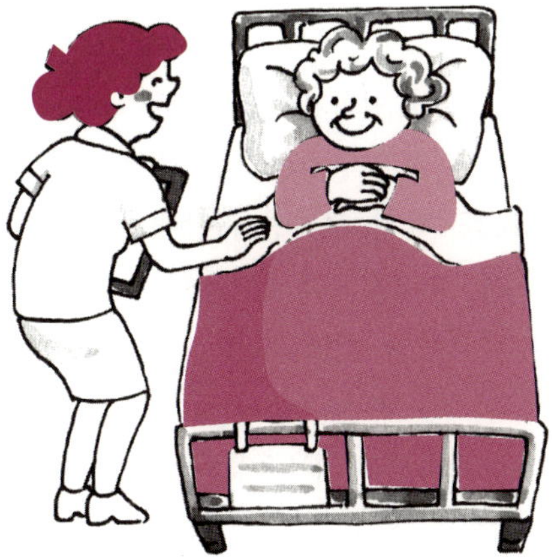

Doctor의 조언

간호의 요령

뇌출혈 급성기에서 가장 중요한 것은 혈압관리이다. 또 병태가 불안정하므로 환자의 관찰이나 전신상태의 파악에 힘을 써야 한다. 출혈부위와 그 증상을 아는 것이 중요하며, 출혈의 확대나 뇌부종에 동반해 나타날 수 있는 증상을 예측해 둘 필요가 있다*5. 뇌실 내의 천공을 동반한 예에서는 수두증의 가능성도 염두에 두어야 한다. 또한 빈번한 혈압측정, 호흡양상이나 순환동태*6를 확인한다. 의식장애가 있으면 기침반사 저하나 연하장애 등에 동반되는 흡인성 폐렴이 합병되기 쉽고, 가래가 뒤쪽에 쌓이기 쉬워진다. 폐렴 예방을 위해 구강내 관리가 매우 유용하며, 가래 배설을 위해서 정기적인 체위변환이나 타진(tapping), 흡입기 등을 사용한다. 대변을 볼 때 힘을 주는 것, 무뇨(요폐)나 몸의 통증, 흡인으로도 혈압이 상승하는 일이 있으므로 흡인방법을 궁리해 배설과 통증 조절을 한다.

*5
특히 발병 6시간 이내에서는 혈종의 확대를 동반할 가능성이 높아악화를 염두에 둔 세밀한 관찰이 필요하다.

*6
맥박, 체중, 소변량, 요비중, 중심정맥압, 부종의 유무 등.

이럴 때는 의사에게 상담!

활력징후(vital sign)에 주의하고, 증상에 변화가 있으면 빨리 의사에게 연락해 다음 치료가 늦지 않도록 하는 것이 중요하다. 뇌간이나 소뇌출혈에서는 갑자기 심폐정지 상태가 되기도 하는데 이런 때는 시급한 소생처치가 필요하다. 호흡양상에는 양측 대뇌반구 또는 사이뇌(간뇌)의 병변으로 일어나는 체인-스토크스호흡(Cheyne-Stokes respiration)이나 숨뇌(연수)의 호흡중추 이상으로 일어나는 비오호흡(Biots breathing, 실조성), 중뇌~다리뇌에 걸친 장애에서 일어나는 중추성 과환기 등이 있는데, 병소의 진행에 따라 변화가 나타난다. 또한 두개내압 항진에 의한 신경반사의 쿠싱반응(Cushing r.)에 의해 느린맥(서맥)을 초래하거나 사이뇌(간뇌)나 뇌간출혈로 중추성 심한 고열이나 오한, 전율이 나타나기도 한다. 의식장애가 심한 환자는 관찰할 수 있는 항목이 한정되어 있으므로 동공이나 눈위치(안위)의 관찰이 매우 중요한 항목이 된다.

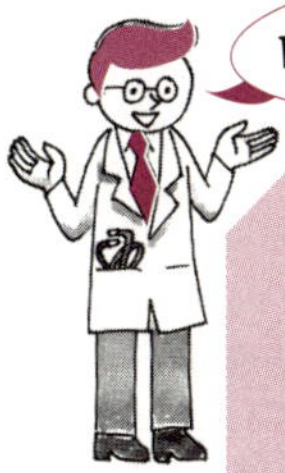

Doctor의 한마디

뇌출혈 환자는 뇌경색보다 경증으로 끝나는 경우도 있으므로 잘 격려해준다.

그러나 전신에서 관찰해야 할 항목이 많고, 운동장애, 감각장애, 협조운동장애, 고차뇌기능장애 등의 후유증이 있다.

혼자 걸어서 퇴원하는 사람부터 누워만 지내게 되는 사람까지 상태가 다양하므로 증상에 맞는 대응이 필요하다.

또 신경증상만이 아니라 갑작스런 신체와 정신의 기능장애에 대한 환자나 가족의 심리상태 평가(assessment)도 중요하다.

후유증에 대한 이해와 수용을 촉진하기 위해서도 가족과는 가능한 한 의사소통을 잘 해야 한다.

04. 거미막밑출혈
subarachnoid hemorrhage

질환의 개요

어떠한 병인가?

거미막밑출혈(지주막하출혈, subarachnoid hemorrhage)이란 거미막밑공간에 출혈이 있는 병태의 총칭이며, 머리의 손상에 의한 외상성 거미막밑출혈을 제외하면 뇌동맥류의 파열에 의한 것이 압도적으로 많다.

memo
우리나라에서의 발생 빈도는 인구 10만 명당 약 10명/년, 남녀비는 1 : 2로 여성에 많다. 연령의 피크는 40~50대라고 알려져 있다. 그러나 최근에는 고령자의 발병이 많아지고 있다.

어떠한 증상이 나타나는가?

대부분 일찌기 경험한 적이 없는 심한 두통이 갑자기 일어난다. 구토나 의식장애도 자주 동반된다. 목덜미(항부)강직도 종종 나타나는데 발병 직후에는 나타나지 않는 경우가 많다. 예후와 상관이 많은 것은 발병 시의 의식장애 정도이며, 이것을 정확하게 평가하는 것이 중요하다. 중증도의 분류로서 Hunt and Hess 분류(표 1)나 Hunt and Kosnik 분류가 이용된다.

또 경과에 따라서는 발병 후 그대로 죽음에 이르기도 하지만, 죽음에 이르지 않은 경우라도 방치하면 동맥류의 재파열에 의해 쉽게 재출혈을 일으킨다. 재파열은 첫회 발작 후 24시간 이내에 많고, 2주일 이내에 약 1/3이, 4주일 이내에서는 약 반수가 재파열한다. 재출혈 후의 사망률은 첫회 발병 시보다 훨씬 높기 때문에 거미막밑출혈 치료의 가장 큰 문제는 재출혈의 방지이다.

발병 후 4~14일째에 걸쳐서는 지발성 뇌혈관연축이 일어나기도 한다. 이것은 뇌의 동맥이 수축해 협착하는 가역적 현상으로 뇌경색을 일으켜 중증의 장애를 남기거나 죽음에 이르기도 한다. 또 출혈 후, 만성기에 거미막밑공간의 유착 등으로 서서히 수액순환이 장애를 받아 정상압 물뇌증(수두증)을 초래하기도 한다.

표1 **Hunt and Hess 분류(1968)**

Grade Ⅰ	무증상 상태나 최소한의 두통 및 경도의 목덜미강직이 보인다.
Grade Ⅱ	중등도에서부터 강한 두통, 목덜미강직이 보이지만 뇌신경마비 이외의 신경학적 실조는 볼 수 없다.
Grade Ⅲ	경면 상태, 착란 상태 또는 경도의 국소증상을 나타내는 것.
Grade Ⅳ	혼미한 상태로 중등도에서부터 심각한 편마비가 있고, 조기 제뇌경직(decerebrate rigidity) 및 자율신경 장애를 동반하기도 한다.
Grade Ⅴ	심한 혼수상태로 제뇌경직(decerebrate rigidity)이 보이며, 빈사의 양상을 나타내는 것.

Hunt WE, Hess RM. Surgical risk as related to time of intervention in the repair of intracranial aneurysms.J Neurosurg 1968;28:14-20

검사의 포인트

격심한 두통과 의식장애로 구급 반송되는 경우가 많지만 환자 중에는 두통을 호소하며 외래로 오는 사람도 있다. 갑작스런 두통은 정도가 비록 가벼워도 머리 CT 검사를 받도록 권유한다. 특수한 경우를 제외하고, MRI는 거미막밑출혈의 진단에는 그다지 유용하지 않다.

1. 머리 CT

거미막밑공간의 출혈 유무를 나타낸다. 출혈은 고흡수역으로서 희게 나타난다. 비침습적으로 단시간에 거미막밑출혈 진단을 할 수 있다. 그러나 동맥자루(동맥류, aneurysm)의 부위진단에는 도움이 되지 않는다. 또 출혈량이 적으면 나타나지 않는 경우도 있으므로, CT에서 이상이 없어도 임상적으로 거미막밑출혈이 강하게 의심될 때는 뇌척수액 검사가 필요하다.

2. 뇌척수액 검사

보통 허리천자(요추천자)[*1]에 의해 실시하며, 수액을 채취해 성질과 상태를 보아 거미막밑출혈인지의 여부를 판단한다. 거미막밑출혈인 경우 수액은 혈성 또는 황색조(키산트크로미)를 나타낸다.

거미막밑출혈 유무의 최종적인 확정진단을 할 수 있다. 그러나 두통, 구토나 감염, 출혈을 일으키는 경우가 있을 뿐만 아니라 이 검사의 침습성이 동맥류 재파열의 자극원인이 될 가능성도 있다. 또 천자로 인해 혈관을 손상시켜 수액에 혈액이 혼입되면 진단이 어려워진다.

3. 뇌혈관 조영

머리 CT나 뇌척수검사에 의해 거미막밑출혈이라는 진단이 내려졌을 경우에 실시한다. 동맥자루(동맥류, aneurysm)의 부위 · 성상을 확인함으로써 클리핑(묶음술, clipping) 등의 치료를 가능하게 한다. 보통 셀징거법(Seldinger법)에 의해 샅굴부(서혜부, groin)에서부터 넙다리동맥(대퇴동맥)을 천자한다. 약 20%에서는 2개 이상의 동맥자루가 있기 때문에(다발성뇌동맥류) 하나의 동맥자루를 발견해도 반드시 머리뼈(두개) 안의 모든 혈관(안쪽속목동맥, 양쪽추골동맥)을 조영하는 것이 중요하다. 동맥자루는 주로 윌리스 동맥고리(circle of Willis)의 혈관 분기부에 발생하며, 호발부위는 앞교통동맥(anterior communicating artery) 및 속목동맥(내경동맥) · 뒤교통동맥(posterior communicating artery) 분기부이며, 그 다음에 중대뇌동맥 분기부이다.

*1
제3 · 제4 허리뼈(요추) 사이 또는 제4 · 제5 허리뼈(요추) 사이

치료의 포인트

1. 동맥자루 경부(목부) 클리핑술(clipping)

머리뼈절개(개두, craniotomy) 전신마취하에서 수술용 현미경을 이용하여 금속제 클리핑(묶음술, clipping)을 동맥자루 목부(동맥류 경부)에 걸쳐서 재파열을 방지하는 수술이다.

장점과 단점

클리핑(묶음술, clipping)이 완전하면 재파열 방지에 대한 확실성은 매우 높다. 그러나 해부학적으로 클리핑이 곤란한 경우가 있어 수술 중에 파열하거나 뇌조직에 장애를 일으킬 가능성이 있다.

2. 동맥자루 트래핑법(trapping) · 친동맥근위부 폐쇄술

동맥자루 목부분이 아니라 근방의 혈관을 금속클립으로 차단하는 수술이다. 동맥자루 트래핑법(trapping)*2과 친동맥근위부 폐쇄법*3이 있다.

장점과 단점

동맥자루 목부분 클리핑술을 시행하기 곤란한 경우에도 할 수 있는 경우가 있지만 정상 혈관을 차단하게 되므로 주위의 뇌에 혈행부전이 발생하는 경우가 있다. 또 친동맥근위부 폐쇄방법으로는 재파열을 완전히 방지할 수 없다.

3. 동맥자루 피포술

동맥자루벽을 보강하는 수술이다.

장점과 단점

앞의 수술이 곤란한 경우에도 시행할 수 있으므로 그대로 방치하는 것에 비교하면 유용하다고 알려져 있지만 재출혈

memo

치료 목적은 재파열 예방이 주가 된다. 원칙은 머리뼈 절개에 의한 동맥류목부위 클리핑술(목 클리핑술)이다. 외과적 치료가 곤란한 경우나 수술이나 전신마취의 위험이 높은 경우에는 혈관내 수술을 행하는 경우도 증가하고 있다. 클리핑술이 곤란한 경우에는 동맥류 트래핑술(trapping)이나 친동맥근위부 폐쇄술, 동맥류피포술(씌우기 〈coating〉 방법 · 싸기 〈lapping〉 방법)등이 행해지기도 하지만, 어느 것이나 클리핑 방법에 비하면 안전성 · 유효성이 뒤떨어진다. 머리뼈절개술, 혈관내수술, 모두 발병 후 조기(72시간 이내)에 행하는 것이 바람직하다고 알려져 있다.

*2 동맥류로 가는 혈행을 모두 차단한다.

*3 압이 높은 근방부의 혈관만을 차단한다.

예방효과는 불확실하다.

4. 혈관내수술(endovascular surgery)

뇌혈관조영과 마찬가지로 셀징거법(Seldinger's method)을 이용해 실시한다. 가느다란 카테터를 삽입해 동맥자루 부위까지 나아가게 해서 금속코일 등의 색전물질을 동맥자루 내에 유치하여 혈전화를 촉진해서 재파열을 방지한다.

장점과 단점

외과적 침습이나 전신마취의 위험이 낮아 고령자나 전신상태가 그다지 좋지 않은 환자에게도 비교적 시행하기 쉽다. 그러나 목부위의 넓은 동맥자루나 대형 동맥자루에서는 효과가 충분하지 않은 경우가 많다.

Doctor의 조언

간호의 요령

거미막밑출혈 환자의 수술 전 간호는 "재출혈을 방지하는 것"에 힘을 쓴다. 혈압을 일정하게 관리해 상승하는 것을 가능한 한 막는 것이 중요하다. 그러기 위해서는 신체와 함께 정신적인 안정도 필요하므로, 방을 어둡게 하거나 불안을 경감시키는 일에 신경쓴다. 경우에 따라서는 항불안제가 사용되기도 하므로 활력징후를 세심하게 관찰한다. 또 채혈이나 주사 등도 자극이 적도록 신중하게 실시한다. 배변에 의한 혈압상승을 피하기 위한 완하제 투여도 중요하다.

이에 비해서 수술 후 간호의 주안점은 지연성 뇌혈관연축의 조기발견에 있다. 발병 후 4~14일째에 의식수준의 저하나 새로운 마비가 발생하면 즉시 전신적 약물요법이나 순환혈액량 증가 · 혈액 희석 · 인위적 고혈압을 조합한 치료법이나 염산 파파페린의 선택적 동맥내 주입요법을 시행하여 진행을 방지해야 하므로, 이러한 징후를 간과하지 않도록 해야 한다. 발병 후 14일째가 지나도 의식장애가 계속되는 경우(지연성 의식장애)나 마비는 가벼운데 걷지 못하는 경우, 또 요실금이 보일 때는 정상압물뇌증(수두증, hydrocephalus)을 의심한다.

이럴 때는 의사에게 상담 !

의식수준의 저하나 새로운 신경증상이 나타나면(동공부동이나 마비 등) 신속하게 의사에게 보고한다. 수술 전이면 재파열을 강하게 의심하고, 발병 후 4~14일째이면 뇌혈관연축을 의심한다. 어느 상태이든 일각을 다투는 치료가 필요하므로 관찰한 증상은 의사에게 신속하게 보고한다.

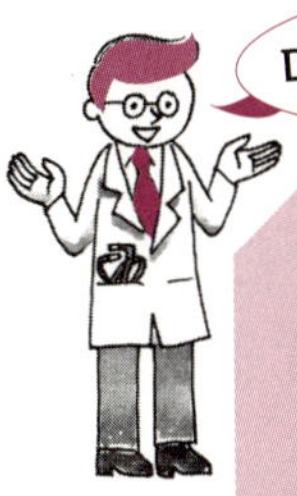

Doctor의 한마디

거미막밑출혈 환자는 사망률이 높은 반면 치유가 되면 사회에 복귀하는 경우도 적지 않다.

시시각각 변하는 환자의 병태를 점검하는 간호사의 역량에 따라 치료효과가 좌우된다고 해도 과언이 아니다.

병태를 잘 이해하고 병태의 변화를 놓치지 않는 능력을 배양하자.

05. 뇌종양
brain tumor

질환의 개요

어떠한 병인가?

뇌종양은 머리(두개) 속에 발생하는 모든 신생물의 총칭이다. 원발성 뇌종양에는 뇌 실질(주로 신경교세포, glial cell), 말초신경(뇌신경), 수막 · 혈관, 뇌하수체, 선천성 잔유조직, 뼈 등을 발생모지로 하는 것을 들 수 있다. 신경교세포로부터 발생하는 교종(신경교종)이 가장 많아 32%이고, 그 다음에 수막종이 22%, 뇌하수체샘종(하수체선종, pituitary adenoma)이 16%, 뇌신경에서 발생하는 신경초종이 9%의 순서가 된다.

이것과는 별도로 다른 부위로부터 암 · 육종이 전이된 것(전이성 뇌종양)이 있다. 병리학적으로는 악성도가 높은 것뿐만이 아니라 양성 종양도 있지만, 치료하지 않으면 두개내압이 항진해 결국 죽음에 이르는 경우가 대부분이다. 수술 등의 치료에 의해 완치되는 것부터 다양한 치료법을 조합해서 실시해도 예후가 나쁜 것까지 다양하다.

어떠한 증상이 나타나는가?

원칙적으로 두개내압 항진증상과 종양 부위에 의한 국소증상으로 나뉜다.

① **두개내압 항진증상** … 종양이 커짐에 따라 나타나는 두통 · 구토 · 유두부종(울혈유두, choked disc) 등 이른바 만성 두개내압항진 증상이 중심이 되지만 종양 내에 출

혈이 일어났을 때나 종말기에는 급성 두개내압항진 증상이나 뇌헤르니아 증상이 나타난다.

② **국소증상** … 종양이 존재하는 부위에 따라 다양하지만 편마비나 실어증, 시야장애 등이 나타난다.

- **편마비** … 종양이 이마엽(전두엽, frontal lobe) 운동영역이나 속섬유막(내포, internal capsule) 등의 피라미드로(추체로, pyramidal tract)에 있을 때 발생한다.
- **실어증** … 종양이 이마엽(전두엽)의 운동성 언어중추(Broca's area)나 측두엽의 감각성 언어중추(Wernicke's area)에 있을 때 발생한다.
- **시야장애** … 종양이 뒤통수엽(후두엽) 등에 있을 때의 동명반맹 외에, 뇌하수체종양 등의 가끔 나타나는 시신경교차부 장애(양이측 반맹)가 유명하다.
- **기타** … 뇌하수체종양에서는 높은 비율로 내분비증상도 나타나는데, 프롤락틴 생성 종양에 의한 유즙분비 무월경 증후군, 성장호르몬(GH)생산종양에 의한 말단비대증, 부신겉질자극호르몬(ACTH)생산종양에 의한 쿠싱병(Cushing's syndrome) 등이 유명하다. 종양의 부위에 따라 간질발작이 나타나는 경우도 많다.

검사의 포인트

문진과 신경학적 검사 후 머리부분 CT나 머리부분 MRI로 진단한다. 머리부분 타박 등의 검사로 우연히 발견되기도 한다. CT나 MRI로 진단할 수 있는 것은 종양의 크기 · 성질과 상태 · 부위 등으로, 여기에 연령 · 성별 등을 가미해 종양의 종류나 악성 종양을 판단한다.

1. 머리 CT

머리(두개) 안에 있는 종양을 묘사한다. 고흡수역인 것부터 등흡수역, 저흡수역인 것까지 다양하다. 단시간에 명료한 영상을 얻을 수 있어 제1선택으로 실시하는 검사이다. 또 수술이 결정되었을 때에는 컴퓨터에 의한 3차원 재구성 영상을 사용하면, 종양과 정상 구조물의 입체적 이미지를 파악하기 쉽다.

그러나 방사선 노출 문제가 있는 것 외에 종양이 등흡수역인 경우에는 정상 뇌조직과의 구별이 어려우므로, 뇌실 등 정상 구조의 편위 · 압배 · 변형 등을 간과하지 말아야 한다. 조영제의 정맥내 투여에 의한 증강 CT를 시행해야 하는 경우도 있다. 뇌줄기(뇌간부, brain stem)나 소뇌 등과 같이 뼈로 둘러싸인 영역은 인공물(artifact)이 발생하기 쉬워 진단이 곤란하다.

2. 머리 MRI

자장에 의한 자기공명을 이용한 영상에서 종양을 묘사한다. 방사능에 노출되지 않고 다양한 단면에 의한 양질의 영상을 얻을 수 있다. 뼈 인공물(artifact)이 없기 때문에 뼈에 둘러싸인 좁은 부분의 묘사도 용이하다.

그러나 박동조율기(pacemaker)를 장착하고 있거나 금속이 체내에 박혀 있는 환자에게는 금기이다. 검사에 시간이 걸리

memo
확정진단은 수술에 의한 병리학적 진단으로만 할 수 있다. 수술에 의한 전적출이 곤란하여 화학요법이나 방사선요법을 선택하는 경우에는, 머리절개(두개) 또는 천두(trephination)에 의한 종양 생검으로 확정진단을 하는 경우도 있다.
뇌혈관 조영은 수막종 등에서 영양혈관을 색전할 필요가 있는 경우나 혈관성 종양인 경우를 제외하면 필요하지 않다.

기 때문에 협력하지 못하는 환자의 경우는 양질의 영상을 얻지 못한다. 또, 종양의 종류에 따라서는 정상 뇌조직과 구별이 어렵기 때문에 가돌리늄(gadolinium, 희토류 원소)등의 조영제의 정맥내 투여가 필요한 경우도 있다.

치료의 포인트

외과적 적출이 원칙이다*1. 악성도가 높은 종양의 경우는 수술 외에 방사선요법, 화학요법, 면역요법 등의 보조요법을 실시하는 경우가 많다. 또 종양 주위의 뇌 종창을 완화하기 위해서는 부신겉질스테로이드를 투여한다.

1. 외과적 적출술

뇌종양 치료의 제1선택이다. 전신마취하에서 머리절개술(개두술)을 시행하는 경우가 대부분이지만 뇌하수체종양에서는 접형골동절개술(sphenoidotomy)이 많이 이용된다. 또, 수막종(meningioma) 등 서서히 커진다고 생각되는 양성 종양으로서, 특히 고령자에 대해서는 항간질약의 투여만으로 경과를 관찰하기도 한다.

장점과 단점

종양을 확실하게 전적출하거나 감량할 수 있지만, 종양의 부위 · 성질과 상태에 따라서는 전적출을 할 수 없는 경우가 있다. 또 수술이 정상 뇌조직에 미치는 영향 때문에 수술 전보다 증상이 악화되기도 한다.

*1
신경아교종(glioma) 등과 같이 정상 뇌조직과의 경계가 불명확한 경우나 해부학적으로 접근이 곤란한 부위에 있을 때에는 외과적으로 전적출을 할 수 없는 경우도 있다. 또 전적출이 기술적으로 가능해도, 부위에 따라서는 마비나 의식장애 등의 심각한 장애를 남기지 않기 위해서 굳이 하지 않는 경우도 있다. 이 점이 위암이나 자궁암 등과의 큰 차이이다.

2. 보조요법

주로 악성 종양에 대해서 실시된다. 방사선요법(국소 조사 · 전뇌 조사)이나 화학요법(항암제의 투여) 외에 인터페론 투여 등의 면역요법이 시행되기도 한다.

장점과 단점

전신마취나 수술의 위험성 없이 시행할 수 있지만 종양에 따라서 효과가 다르며 불확실하다. 백혈구 감소 등 심각한 전신합병증이 일어나기도 한다.

3. 감마나이프(gamma knife) 치료

전이성 뇌종양이나 청신경종양에서 수술 위험도가 높다고 판단되는 경우, 종양이 작으면 감마나이프(gamma knife)를 이용해 감마선의 정위적 집중조사를 실시하기도 한다.

장점과 단점

보통 방사선 조사와는 달리 전신이나 뇌의 다른 부위에 미치는 영향은 적지만 작은 종양에만 한정된다.

Doctor의 조언

간호의 요령

의식장애나 마비 정도를 객관적으로 평가하는 것이 중요하다. 동공의 크기나 활력징후(vital sign)의 변화에도 주의한다. 또 안면경련 등 국소적인 간질발작을 간과하지 않도록 한다. 두통은 가장 많이 호소하는 증상이며, 또한 조절하기 어려운 경우가 많다. 투약뿐만이 아니라 간호사의 따뜻한 말이 통증을 경감시키기도 한다.

특히 수술 후는 뇌의 종창이나 수술 후의 출혈, 수술 후의 감염 때문에 증상이 악화되기도 하므로 병태의 변화를 주의 깊게 관찰해야 한다. 또 뇌하수체종양 수술 후에는 뇌하수체후엽호르몬인 항이뇨호르몬[2]의 분비장애로 인해 요붕증이 일어나기도 한다. 낮은 비중의 소변이 대량으로 배출되므로 시간마다 소변량이나 점적주사의 양을 확인해 수분 출납에 신경써야 한다.

[2] 바소프레신(vasopressin) : ADH

이럴 때는 의사에게 상담 !

급성 두개내압항진으로 인한 활력징후에 변화가 있으면 곧바로 의사에게 보고한다.

경련증상을 보였을 때도 곧바로 보고한다.

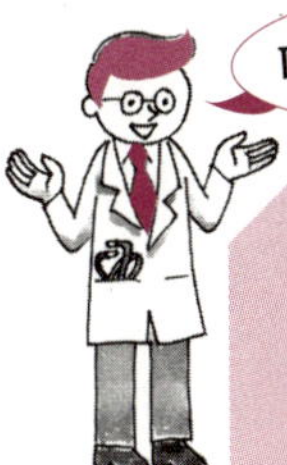

Doctor의 한마디

뇌종양의 종말기에는 간질발작의 조절이 어려워지거나 서서히 의식장애가 진행되기도 한다.

의사소통이 점점 어렵게 되어가는 모습을 바라보는 것은 슬픈 일이다.

그러나 어떤 상태가 되어도 환자의 존엄성을 지키는 일은 중요하며, 그것이 환자를 지켜보는 가족에 대한 격려가 되기도 한다.

06. 파킨슨병
Parkinson's disease

질환의 개요

어떠한 병인가?

파킨슨병(Parkinson disease)은 중뇌 흑질에 있는 도파민(dopamine)작동성 신경세포가 변성 · 탈락한 결과, 도파민 부족에 의해 대뇌기저핵계[*1]에 기능상실이 초래되어 운동증상을 중심으로 한 신경증상을 나타내는 신경변성 질환이다. 발병률은 10만 명에 100~130명의 비율로, 대부분은 55~70세에 발병한다. 일부에서 볼 수 있는 가족성 파킨슨증(parkinsonism)에서의 원인 유전자의 발견은 파킨슨병의 병태 해명에 희망을 주었지만, 단발(solitary) 증례의 정확한 발병 기전은 알려지지 않았다. 그러나 파킨슨병은 신경변성 질환 가운데서도 치료법이 가장 진보되어 있어 평균 수명도 일반 사람과 크게 다르지 않게 되었다.

*1
근육의 힘을 발휘하는 계는 척수로–α운동신경세포–골격근이라는 구조이지만, 힘을 조절하는 시스템에는 운동 플랜이나 프로그램에 관여하는 대뇌기저핵계와 운동을 매끄럽게 하는 소뇌계의 2가지가 있다.

어떠한 증상이 나타나는가?

초발증상으로서 가만히 있을 때 손이나 다리의 떨림이 나타나는 경우가 많다(안정 시 진전). 또 단추를 채우기 어렵다거나 글자를 쓰기 어렵다는 등의 호소를 하며, 환자에 따라서는 손발이 무겁다고 느끼거나 때로는 아프다고 하는 사람도 있다(근육강직). 그 외 동작 개시나 방향 전환에 시간이 걸리고(과동/무동), 몸을 앞으로 굽히고, 걷기 어렵게 보폭이 좁아지며(종종걸음), 특히 방향을 바꿀 때 더욱 종종걸음이 되는 등의 증상이 나타난다. 증상이 진행되면 첫 걸음을 떼기 어려워지고(움추린 보행), 걷기 시작하면 점차 종종걸음이 되어 멈출 수 없게 되어(돌진보행) 넘어지기 쉽다[자세반사(postural reflex)장애].

✚ 어떠한 징후가 있는가?

운동징후와 비운동징후가 있다. 운동징후는 안정 시 진전, 근육경직, 과동 또는 무동, 자세반사 장애가 4대 징후이다. 경도의 좌우 차이가 있는 것이 특징이다. 비운동장애에는 변비나 배뇨장애 등의 자율신경장애, 우울상태, 수면장애, 치매 등 정신증상 등이 있다.

검사의 포인트

1. 머리 CT, MRI

파킨슨병에서는 합병증이 없으면 머리 CT나 MRI는 거의 정상이다. 그러나 물뇌증(수두증), 만성 경막하혈종, 뇌종양, 다발성 뇌경색, 다계통 위축증, 진행성 핵상성마비, 대뇌피질 기저핵변성증 등을 제외하기 위해서 촬영한다.

비침습성인 검사로 분해능력이 높아 형태의 이상을 잘 알 수 있다(특히 MRI). 그러나 보통의 검사로는 기능이상을 알 수가 없다. 또 몸의 움직임이 심한 환자는 잘 찍히지 않을 때가 있다. 뿐만 아니라 MRI는 체내에 금속류가 있으면 촬영할 수 없다.

memo
진단의 기본은 병력에 대한 상세한 청취와 신경학적 진찰이다. 진단기준의 요점에는 "머리 CT 또는 MRI 소견에 이상이 나타나지 않는다"로 되어 있으며, 검사는 어디까지나 참고로 한다.

2. SPECT[*2](단광자 방출형 컴퓨터 단층촬영)

뇌혈류 SPECT에서는 뇌혈류 분포의 패턴을 알 수 있으므로, 뇌의 국소신경 활동 평가에도 응용할 수 있다. 따라서 파킨슨병과 파킨슨증후군[*3]의 감별진단에 유용하게 쓸 수 있다.

비침습적인 검사이다. 또 시간의 흐름에 따른 혈류의 저하, 확대 변화를 볼 수 있어 병태의 파악에 도움이 된다. 그러나 검사비가 비싸고 분해능이 떨어진다.

3. PET[*4](양전자방출형 단층촬영)

최근에는 암 검진으로 유명하지만 글루코스 대사를 보는 [18F] FDG[*5] PET로 해석하면 조가비핵(피각) 뒤가쪽의 글루코스 대사의 항진이 보여 파킨슨증후군과의 감별에 유용하다고 생각된다.

침습성이 적은 검사이다. PET 리간드(ligand)를 바꿈으로써 SPECT보다 많은 기능 측정이 가능하여 병태 해명에 도움이 되지만 현시점에서는 보험이 적용되지 않는다. 대규모의 설비가 필요하기 때문에 검사할 수 있는 시설이 한정되어 있다.

4. MIBG(심근 섬광조영술, scintigraphy)

[^{123}I] MIBG[*6]은 노르아드레날린의 생리적 유사체(analogue)로, 시냅스이후(postsynaptic) 교감신경인 심장교감신경의 장애를 판정할 수 있다. 파킨슨병, 미만성 레비-소체(Lewy body)병에서는 높은 비율로 심장의 MIBG(metaiodobenzylguanidine) 축적이 저하되어, 그 외의 파킨슨증후군과의 감별에 도움이 될 수 있다. 침습성은 적지만 MIBG 축적에 대한 영향을 피하기 위해 복용 중인 약(selegiline 등)을 제한하기도 한다. 또, Hoehn-Yahr의 Stage I, II도의 경증 파킨슨병 환자는 심장의 MIBG 축적이 정상인 경우도 있다.

*2
SPECT ; Single Photon Emission Computed Tomography

*3
파킨슨병의 증상을 나타내는 질환의 총칭. 다계통 위축증, 진행성 핵상성 마비, 대뇌피질기저핵 변성증 등.

*4
PET ; Positron Emission Tomography

*5
FOG ; fluoro-deoxyglucose

*6
MIBG ; metaiodobenzylguanidine

치료의 포인트

파킨슨병 치료의 중심은 약물요법이지만 외과적 요법, 재활요법 등도 있다. 가이드 라인이 있으므로 그에 준해 치료한다.

1. 약물요법(drug therapy)

파킨슨병 치료의 중심이 된다. 초기 치료에서 발병이 70~75세 이하이고 치매가 없는 경우는 도파민 아고니스트(Dopamine Agonist)를 선택하며, 고령자로서 치매나 정신증상이 있는 사람은 레보도파(L-dopa)가 추천되고 있다.

장점과 단점

완전치유는 될 수 없지만 항파킨슨약을 조합하여 증상을 어느 정도 개선할 수 있다. 개선되는 정도는 각 환자의 생활에 맞추어 설정하면 좋을 것이다. 장기간에 걸쳐 치료를 하다보면, 레보도파(L-dopa)의 약효시간이 짧아지는 wearing-off 현상이나 레보도파를 복용해도 효과의 발현이 늦는 delayed-on 현상, 레보도파를 복용해도 효과를 얻을 수 없는 no-on 현상, 레보도파의 복용시간에 관계없이 증상이 좋아지거나 나빠지거나 하는 on-off 현상, 또 운동이상증(dyskinesia) 등의 불수의운동이 나타나 치료를 어렵게 한다. 운동증상 이외에는 환각 · 망상 등이 문제가 되고 있다. 이것들은 전형적인 파킨슨병이라면 발병 후 10년 전후에 나타나므로 진행기라고 생각할 수 있다. 가이드 라인에 상세한 방침이 기재되어 있는데, 특히 환각 · 망상 등이 발생하면 치료의 단순화를 목표로 하는 것이 좋을 것이다.

2. 뇌신경 외과적 요법(정위뇌수술)

약물로 조절하기 어려운 경우에 검토한다. 뇌의 심부에 전극을 유치하여 전기적 자극으로 효과를 얻는다. 현재는 뇌심부 전기자극(deep brain stimulation ; DBS)이 주류이며, 시상밑핵(시상하핵, Subthalamic nucleus)이나 창백핵(담창구, globus pallidus)을 표적으로 하는 경우가 많다.

장점과 단점

시상밑핵(시상하핵) DBS에 의해 진행기 파킨슨병에 동반되는 하루변이(diurnal variation)와 운동이상증(dyskinesia)을 경감해 항파킨슨약을 감량할 수 있다.

동작이 완만한 증상은 남으므로 정기적으로 건전지를 교환할 필요가 있다. 또 장기적인 시상밑핵 DBS로 인해 지적 기능저하가 일어날 가능성이 있지만 현재의 파킨슨병에서는 자연경과 이상의 지적 기능저하는 일어나지 않는다고 알려져 있다.

Doctor의 조언

간호의 요령

환자는 장래에 대해 불안감을 갖고 있는 경우가 많다. 파킨슨병은 확실히 근본적인 치료법은 없지만, 증상을 개선하는 약을 잘 사용하면 천수를 다할 수 있다. 환자가 장래에 대한 희망을 가질 수 있도록 대해주는 것이 매우 중요하다고 생각한다. 좋은 의미에서 "낙관적으로" 대하는 것이 좋다.

항파킨슨약의 효과와 부작용에 대한 것은 환자가 자주 질문하는 사항이므로 충분히 이해해 두기 바란다. 적절하게 잘 대응하면 환자의 신뢰를 얻을 수 있을 것이다.

이럴 때는 의사에게 상담 !

탈수 시나 감염증에 이환되었을 때 또는 급격하게 항파킨슨약을 중단했을 때, 근육경직을 동반하는 발열이나 무동의 악화를 초래한다. 검사에서는 혈청크레아틴키나제(CK)가 상승하는 질환을 악성 증후군이라고 하는데, 악화되면 가로무늬근융해(횡문근융해, rhabdomyolysis)로 인해 급성 콩팥기능상실(급성 신부전)이 일어난다. 수액이나 단트롤렌나트륨(dantrolene sodium)의 투여로 개선되므로 발열을 동반하고 갑자기 파킨슨증상이 악화되었을 경우는 바로 연락을 한다.

또, 항파킨슨약에 의한 부작용[*7]이라고 생각되는 증상이 나타났을 경우에는 약의 조정이 필요하므로 보고한다. 최근 문제가 되고 있는 돌발적인 졸음 증상도 발견하면 바로 연락을 한다.

*7
초기에는 구역질, 진행기에는 wearing-off나 운동이상증(dyskinesia), 환시 등의 정신증상

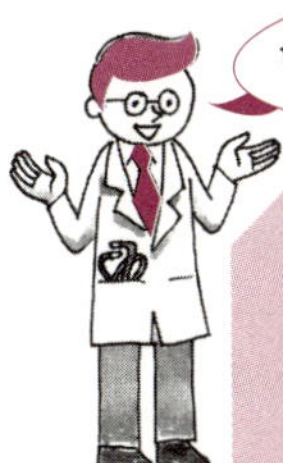

Doctor의 한마디

증상을 개선시키는 약이 많이 나와 있지만 완치요법은 확립되어 있지 않다.

병에 걸린 후 오랜 기간이 지나고 환자의 나이가 고령이 됨에 따라 약은 효과가 없어지고 중증화된다.

기립, 보행장애, 조음장애(구음장애), 삼킴곤란(연하장애) 등이 진행되는 장애를 가진 환자의 의료를 생각할 때 의사 혼자만으로는 대응을 할 수 없다.

눈앞의 장애에 확실히 대응할 수 있으며, 앞으로 발생할 수 있는 장애에도 준비를 할 수 있는 지식과 경험을 겸비한 간호사의 능력이 반드시 필요하다.

파킨슨병과 같이 경과가 긴 질환에서 경험으로 그 병을 이해할 수 있게 되려면 최저 5년은 걸릴 것이다.

언뜻 보면 누구나 할 수 있을 것 같이 보이는 간호이지만 사실 그렇지 않다는 것은 환자들이 가장 잘 알고 있다. "국물을 우려내는 데 쓰는 다시마"와 같은 깊은 맛이 나는 간호가 좋지 않을까 생각한다.

07. 근위축성 측삭경화증

amyotropic lateral sclerosis, ALS

질환의 개요

✚ 어떠한 병인가?

근육위축 · 근력저하를 초래하는 질환은 근육에 이상이 있는 경우와 운동신경세포(motor neuron)계에 이상이 있는 경우로 대별된다. 근위축성 측삭경화증(ALS*1)은 후자의 대표로, 상위운동신경세포와 하위운동신경세포가 함께 진행성으로 침범된다.

ALS의 대부분이 단독 발생하며 유병율은 인구 10만 명 당 2~7명이지만 이것은 세계 각지에서 거의 공통적이기 때문에 공통의 발생기전을 추측할 수 있다. 일부에 가족성 근위축성 측삭경화증이 있으며, 그중 약 20%가 21번 염색체상에 있는 Cu/Zn 수퍼옥사이드 디스뮤타제(superoxide dismutase, SODl) 유전자의 변이로 일어난다는 것이 밝혀진 후, 연구는 크게 진보했지만 병태기전에 대한 충분한 이해나 치료법은 아직 확립되어 있지 않다.

*1 ALS ; Amyotropic Lateral Sclerosis

✚ 어떠한 증상이 나타나는가?

발병 연령은 10대 후반~80대에 걸쳐 다양하지만 50대 중반이 가장 많다. 팔다리 끝부분(원위부)의 근육위축이나 근력저하로 발병하는 경우가 많으며, 증상은 구마비*2, 호흡근마비로 점차 진행한다. 그중에는 음식을 먹으면 목이 메이는 듯 하거나 말을 하기가 어려워지는 구마비 증상으로 발

*2 조음장애(구음장애)나 삼킴곤란(연하장애)

병하는 사람도 있다. 근력저하나 근육위축은 진행성으로서 멈추지 않는다. 최종적으로는 팔다리가 마비되어 병상에 누워지내는 상태가 되고, 안구운동을 제외하고는 의사 표시도 어려워진다. 서서히 호흡도 자력으로 하기 어렵게 된다. 인공호흡기가 필요한 상태가 될 때까지 손끝에서부터 증상이 시작된 사람은 평균 5년, 구마비증상에서부터 시작된 사람은 평균 3년이다.

✚ 어떠한 징후가 있는가?

하위운동신경의 징후로서 근력저하, 근육위축, 섬유속성 수축[*3]이 일어난다. 섬유속성 수축은 사지, 혀 등에서 볼 수 있는데, 초기에는 눈에 띄지 않는 경우도 있다. 구마비에 의해 조음장애(구음장애, dysarthria), 삼킴곤란(연하장애, dysphagia), 혀 위축을 일으킨다. 호흡근이 침범당하면 폐활량이 저하된다. 상위운동신경세포가 장애를 받으면 사지의 경축, 심부반사 항진, 병적반사(바빈스키 징후, Babinski sign)가 나타난다. 양측성 겉질연수로(피질연수로, Cortico bulbar tract)의 장애(가성 구마비)로 인해 아래턱반사(하악반사, mandibular reflex)가 항진한다.

감각장애, 방광직장장애, 안구운동장애, 욕창은 기본적으로는 나타나지 않지만, 환자가 인공호흡기를 선택하게 되고 경과가 길어지면 이러한 증상들이 나타나기도 한다. 말기에는 남겨진 안구운동으로 YES, NO 등의 의사소통을 겨우 할 수 있게 되는데, 안구운동도 하지 못하게 되면 그것마저 어려워진다.

*3 fasciculation

검사의 포인트

ALS는 아직도 치료법이 없는 난치병 중의 난치병이다. 정확하게 진단했으면 나을 수 있는 병을 ALS로 잘못 진단해 치료기회를 빼앗는 것은 아닌지 또는 경추증(cervical spondylosis) 등 치료할 수 있는 병으로 잘못 알고 불필요한 수술을 하는 것은 아닌지 주의해야 한다. 신경학적 진찰이 첫 번째이지만, MRI나 수액검사, 전기생리학적 검사 등을 조합해서 감별해 나간다.

1. 수액 검사

수액 속의 단백질이나 IgG 등을 측정하면, 치료 가능한 전도차단(conduction block)을 동반한 다초점성 운동신경병증(multifocal motor neuropathy) 등의 염증성이나 면역성 질환과의 감별에 도움이 된다.

침대 옆에서 검사를 할 수 있지만 침습성이 있다. 두개내압항진증이 있을 때나 천자부분에 감염이 있을 때는 검사할 수 없다.

2. 전기생리학적 검사

신경학적 검사에서 얻은 징후를 객관적으로 제시하여 잠재적인 기능장애도 파악할 수 있다. 바늘근전도검사(침근전도검사)에서는 섬유성 수축[*4], 섬유속성 수축이나 양성 예파[*5]의 탈신경소견, 지속시간이 길고 고진폭 · 다상성의 파형을 나타내는 신경재지배 소견을 얻을 수 있다. 대뇌운동피질의 자기자극에서는 겉질척수로(피질척수로, corticospinal tract)의 변성을 나타내는 운동전도시간의 연장이 나타난다.

환자의 호소가 심인적인 경우도 있지만 운동, 감각기능의 장애를 객관적으로 파악할 수 있다. 그러나 바늘근전도 등에서는 통증이 동반된다. 또 자기자극인 경우, 간질의 과거병

*4 fibrillation

*5 positive sharp

력이 있는 사람에게서는 발작을 유발할 위험이 있고, 박동조절기(pacemaker)를 장착한 사람에서는 부정맥이나 심장정지 위험이 있다.

3. MRI

머리 MRI에서는 T2 강조영상이나 프로톤(proton) 강조영상에서 속섬유막뒤다리(내포후각, posterior limb of internal capsule)의 겉질척수로(피질척수로)에 일치한 고신호역이 보이기도 하여 참고가 된다. 그러나 대부분은 종양 · 다발성 경화증 · 척수물구멍증(척수공동증, syringomyelia) 등의 감별을 위해서 실시한다.

비침습성이며 감별에 도움이 되지만 체내에 금속 등이 들어 있는 사람은 검사를 할 수 없는 경우가 있다. 또, 폐쇄공포증이 있는 사람에게는 적합하지 않고, 안정 상태를 유지하지 못하는 사람에게는 적응이 제한된다.

치료의 포인트

근본적 치료법은 아직도 확립되지 않았으며 대증요법이 중심이 된다.

1. 약물요법(drug therapy)

글루타민산(glutamic acid) 길항작용을 가진 리루졸(riluzole)이 유일하게 승인되어 있다.

장점과 단점

진행이 약간 느려지는 효과가 있지만 간장애를 초래하기도 한다. 폐활량이 60% 이상인 환자에게 적응된다.

memo
진행이 빠르고 계속해서 장애가 나타나기 때문에 환자는 의료불신에 사로잡히기 쉽다. 그것을 막기 위해서도, 진단이 나오면 병의 예후에 대해 확실하게 단계적으로 알리고, 또한 본인 생전의 유언(living will)에 따른 관리를 해 나가는 것이 중요하다.

2. 경관영양(tubal feeding)

삼킴장애(연하장애)로 인해 잘게 썬 음식이나 믹서로 간 음식도 먹을 수 없게 된 환자에 대한 영양공급 방법의 하나이다. 주로 코 튜브나 위샛길(위루, gastric fistula)을 통해서 공급한다.

장점과 단점

코를 통한 경관 영양은 침습성이 없으며 위를 절제해도 가능하다. 위샛길을 통하면 옷 속에 가려지기 때문에 외관도 나쁘지 않고, 튜브 교환 시 확실하게 위에 넣을 수가 있다.

환자 대부분이 1일 필요 칼로리가 800~1,000kcal로 충분하지만, 장기적인 경관 영양으로는 빈혈[*6] 등이 일어난다. 위샛길을 만들 때, 잔존 폐활량이 1L가 안 되면 위험성이 높으며, 또 합병증으로서 복막염을 초래하기도 한다.

*6
동(銅) 결핍에 의한 빈혈이다(철이 아니다). 그 외 장기적인 경관영양으로는 저단백혈증, 저나트륨혈증, 비타민부족, 아연결핍 등이 일어날 수 있다. 예방을 위해 이미 나와 있는 유동식에 염분이나 코코아 · 콩가루 등을 넣어 보충한다.

3. 기관절개(tracheostomy) · 인공호흡기(respirator) 장착

호흡근의 위축이나 근력저하에 의한 호흡부전에 대처할 수 있다. 기관절개만으로도 죽은공간(사강, dead space)이 줄어들어 호흡이 편해진다.

장점과 단점

호흡부전(respiratory failure)을 개선하여 10년 이상 생존한 예도 증가하고 있지만, 근본적 치료는 아니어서, 병은 진행된다. 충분한 사전동의(informed consent)가 없는 호흡기 장착은 환자의 의욕을 잃게 해 그 후의 요양을 매우 어렵게 한다.

4. 후두기관 분리술(Laryngotracheal separation)

입으로 섭취한 음식물이 모두 식도 · 위로 들어가 잘못 삼킬 위험성은 없다.

장점과 단점

"마지막까지 입으로 먹고 싶다"는 환자의 희망을 만족시켜 주지만, 침습성이 크며 수술을 할 수 있는 시설이 한정되어 있다.

Doctor의 조언

간호의 요령

환자와 얼마나 대화를 할 수 있는가 하는 것이 중요하다. 손발이 서서히 움직이지 못하게 되고 호흡하기 어려워지는 것도 큰 일이지만 입이나 손이 움직이지 못하게 되고 대화가 이루어지지 않게 되면, "몸의 자세를 약간 바꿔주세요"라는 말을 이해하는 데 30분 이상이 걸리기도 한다. 증상이 진행된 상태에서 능숙하게 서로 의사소통을 하기 위해서는 환자와 얼마나 신뢰관계를 쌓아올렸느냐 하는 것이 포인트이다.

위샛길(위루)에 의한 경관영양인가, 인공호흡기를 달 것인가의 선택은 환자 자신의 인생관에 따라 선택된 대답이 가장 좋은 것이라고 생각한다. 환자 생전의 유언(living will)에 따른 간호가 중요할 것이다.

이럴 때는 의사에게 상담!

진단이 확정되면 환자에게 예후를 설명하고, 먹을 수 없게 되었을 때 인공호흡기를 장착할 것인가 등에 관한 사전동의(informed consent)를 시행한다. "받아들이고 싶지 않은 권리"도 있기 때문에 환자에게 알리지 않는 경우도 있지만, 정확하게 설명하는 것이 그 후 의료를 불신하는 일 없이 좋은 인상을 남기게 된다. 단계적으로 알리며, 알린 후 환자의 정신 상태에 주의한다.

그 다음에 걸을 수 없게 되었을 때, 먹을 수 없게 되었 때, 호흡이 괴로워졌을 때 등 기능의 전환기에 주의해 빨리 대응해 나간다. 인공호흡기를 장착한 후에는 폐렴 등의 합병을 막기 위해 가래 배출에 신경 쓴다. 드물게, 갑자기 맥이 빨라지고 혈압도 높아지며 기관내 분비물이 증가하고 기도내압이 상승해 호흡관리가 어렵게 되는 경우가 있다. 자율신경계가 파괴된 경우와 같은 것이므로 그러한 증상이 보이면 신속하게 의사에 연락해야 한다.

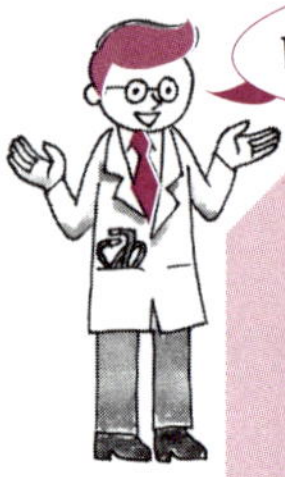

Doctor의 한마디

아직 근본적인 치료법이 없으므로, 진행되는 장애를 가진 환자나 그 가족들에게 있어서는 함께 생각해 줄 사람의 존재가 매우 소중하다.

그런 의미에서도 간호사들의 역할은 매우 크며, 또한 독자성도 높다고 생각한다.

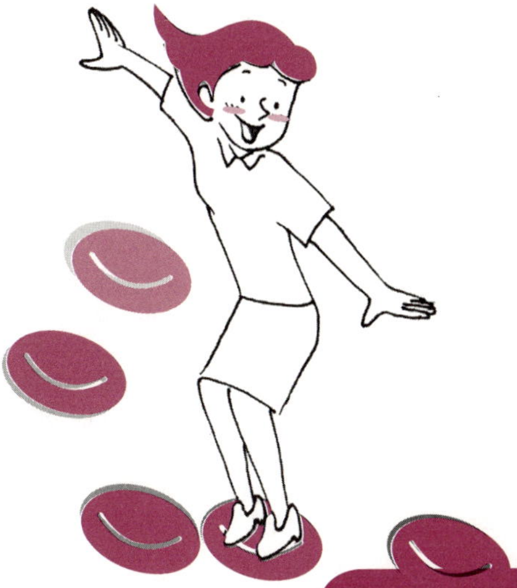

08장 조혈기

01. 빈혈(anemia)
02. 백혈병(leukemia)
03. 악성 림프종(malignant lymphoma)
04. 다발성 골수종(multiple myeloma)
05. 혈소판감소성 자반병(thrombocytopenic purpura, ITP)

01. 빈혈
anemia

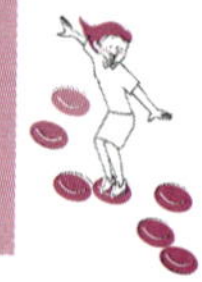

질환의 개요

✚ 어떠한 병인가?

빈혈(anemia)이란 단위용적 혈액 속의 적혈구 수와 헤모글로빈의 밀도 또는 헤마토크리트값(hematocrit value)이 저하된 상태이다. 원인은 다양하지만 크게 나누면, ①**실혈**(출혈), ②**적혈구의 생성부족**, ③**과다한 적혈구 파괴**의 3가지로 분류할 수 있다.

적혈구의 생성에는 많은 영양소가 필요하며, 가장 중요한 것은 철, 비타민 B_{12}, 엽산이다. 또, 적혈구의 생성을 촉진하는 호르몬인 에리트로포이에틴(erythropoietin)도 중요하다. 이것들이 없으면 적혈구의 생산속도나 생산량이 저하하거나 적혈구가 변형되어 산소를 충분히 옮길 수 없게 되기도 한다. 보통 적혈구의 수명은 약 120일이며, 이 수명에 가까워진 것이나 수명이 지난 것은 골수나 지라(비장), 간에서 파괴된다. 적혈구의 생성보다 빠른 속도로 파괴가 진행되면 용혈성 빈혈이 일어난다.

memo

적혈구는 혈액의 중요한 성분으로서 산소를 폐로부터 각 조직으로 운반한다. 적혈구 수는 혈중의 적혈구 수를 말하며, 헤마토크리트(hematocrit)는 전체 혈중의 적혈구의 용적률, 헤모글로빈은 철을 함유한 혈색소로, 검사에서는 전체 혈중의 양을 측정한다. 적혈구 수, 헤모크리트, 헤모글로빈의 3가지 검사는 혈중의 적혈구 상태를 보는 것으로서, 빈혈 진단을 위해서 실시된다.

✚ 어떠한 증상이 나타나는가?

헤모글로빈은 산소를 몸 속으로 옮기고, 불필요해진 이산화탄소를 가지고 돌아가 폐로부터 밖으로 내보내는 등 중요한 기능을 한다. 따라서 헤모글로빈의 생산량이 적으면 전신으로 옮겨지는 산소의 양이 감소해 체내가 산소결핍이 되어 다양한 증상이 일어난다. 일반적으로 빈혈은 급격하게 일어나는 일이 없고 서서히 진행된다. 증상도 뚜렷하지 않고 왠지 모르게 머리가 아프고 어깨가 뻐근하며, 쉽게 피로해지고 안색이 나쁜, 컨디션 불량으로서 자각되는 경우가 많다. 비교적 많은 증상으로는 현기증과 갑자기 일어날 때의 어지럼증, 두중감, 두통, 이명, 어깨나 목덜미의 뻐근함, 두근거림, 숨가쁨, 부종, 피로감, 주의력 저하 등이 있다.

✚ 어떠한 징후가 있는가?

경증에서는 특징적인 징후는 없으나, 중등도 이상이 되면 안색이 창백해지거나 눈꺼풀결막(안검결막, palpebral conjunctiva)이 희어진다. 심해지면 실신, 현기증, 갈증, 발한, 그리고 맥이 약하며 빨라지고 호흡도 빨라지는 등의 증상이 나타난다. 중증의 빈혈에서는 운동 중에 장딴지의 경련이나 통증, 숨가쁨, 가슴통증 등이 나타나며, 특히 다리의 혈행이 나빠진다. 폐나 심장에 병이 있는 경우에는 증상이 더욱 뚜렷해진다.

memo

철결핍성 빈혈은 전체 빈혈의 80~90%를 차지하며, 남 : 여 비율은 1 : 5~6으로서 여성에게 많은 병이다. 손톱이 스푼모양으로 변형되거나 설유두의 위축이나 삼킴장애(연하장애)를 가져오는 플러머빈슨 증후군(Plummer-Vinson syndrome)을 일으키기도 한다. 흙이나 종이 등 식품이 아닌 것을 먹고 싶어하는 이식증이 발병하는 경우도 있다.

거대적아구성 빈혈에서의 비타민 B_{12} 결핍은 헌터설염(Hunter glossitis)이라고 불리는 통증이 있는 혀의 발적이나 백발의 증가가 특징적으로 나타난다.

검사의 포인트

먼저, 평균 적혈구용적(MCV), 평균 적혈구헤모글로빈(MCH), 평균 적혈구헤모글로빈 밀도(MCHC)를 계산한다. 빈혈의 감별진단에는 이 수치가 중요하다*1.

*1
① MCV ; Ht(%)/RBC(10^6/μL) ×10(기준치 81~100fL)
② MCH ; Hb(g/dL)/RBC(106/μL) ×10(기준치 29~35pg)
③ MCHC ; Hb(g/dL)/Ht(%)× 100(기준치 30~35%)

1. 빈혈의 분류

혈구의 크기, 적혈구에 함유된 헤모글로빈의 밀도로 빈혈은 크게 표 1의 3가지로 나뉜다.

표1 빈혈 패턴에 의한 분류와 주된 원인질환

	소구성 저색소성 빈혈	정구성 정색소성 빈혈	대구성 빈혈
병태	적혈구 수는 그다지 변하지 않거나 다소 증가. 크기는 작아지고 속에 함유된 헤모글로빈의 양도 감소하며, 전체적으로 헤모글로빈 농도가 저하된 빈혈.	각 적혈구에 함유된 헤모글로빈의 양은 변하지 않으나 적혈구 수가 감소되어, 그 결과로서 전체 헤모글로빈 농도가 저하된 빈혈.	적혈구가 커지고 함유되어 있는 헤모글로빈 양이 증가하는 한편, 적혈구 수의 감소가 뚜렷해, 그 결과로서 헤모글로빈 농도가 저하된 빈혈.
MCV MCHC	MCV≦80, MCHC≦30	81≦MCV≦100, 31≦MCHC≦35	MCV≧101, 31≦MCHC≦35
주된 질환	철결핍빈혈(iron deficiency anemia), 철적혈모구빈혈(sideroblastic anemia), 지중해빈혈(thalasse-mia)	용혈빈혈(hemolytic anemia), 재생불량빈혈(aplastic anemia), 급성 출혈, 급성 백혈병 등의 골수증식성 질환에 의한 빈혈, 2차성 빈혈*, 종양세포의 골수 침윤, 발작성 야간혈색뇨(paroxysmal nocturnal hemoglobinuria), 지라(비장)기능 항진증	거대적혈모구빈혈(비타민 B_{12}결핍, 엽산결핍), 골수이형성증후군(MOS), 간장애, 갑상샘기능저하증, 알코올 과음으로 인한 빈혈.

* 감염증, 갑상샘질환, 간장애, 콩팥장애

2. 원인규명을 위한 검사

빈혈 패턴이 판명되면, 원인규명을 위해 다시 자세한 검사를 한다.

① **소구성 저색소성 빈혈** … 혈청철, 총철결합능(TIBC), 페리틴 등의 측정.

② **정구성 정색소성 빈혈** … 망상적혈구 수, 직접 · 간접 쿰스테스트(Coombs test), 간접 빌리루빈 수치, 에리트로포이에틴 등의 측정.

③ **대구성 빈혈** … 혈중 비타민 B_{12}, 엽산의 측정.

물론 환자의 만성 기저질환(폐, 간, 콩팥, 내분비질환, 감염증, 자가면역질환 등)의 유무나 약제 복용력, 설사, 하혈, 월경과다의 유무에도 주의하고, 병력청취 및 진찰을 파악하는 것은 중요하다. 또, 조혈기 악성종양 등의 심각한 질환을 놓치지 않기 위해 비장의 종대(tumor lienis)나 발열, 림프절 종창, 출혈경향의 유무에 주의한다. 또, 빈혈뿐만 아니라 백혈구 수나 혈소판 수에도 이상이 있는 경우, 빈혈만 나타나고 망상적혈구의 증가는 없으며 원인질환의 진단이 어려운 경우, 말초혈 혈액상에서 적혈구나 유약골수계 세포가 나타나는 경우 등은 골수천자가 필요하다.

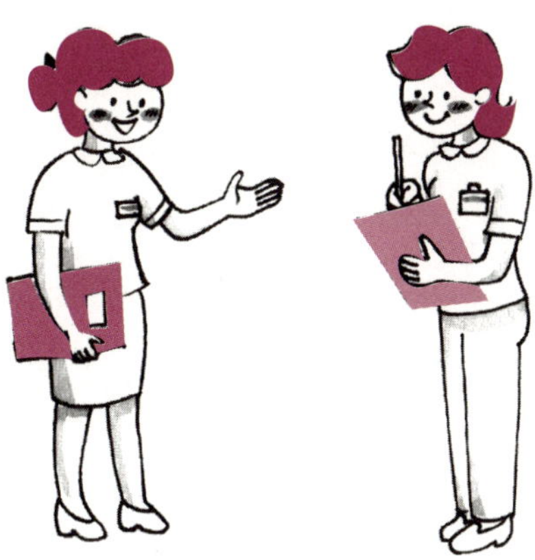

치료의 포인트

기본적으로는 부족 재료의 보급이나 원인질환의 치료를 실시한다. 중증의 빈혈로 생명유지에 불안을 느끼는 경우에는 수혈을 한다.

1. 수혈

심각한 빈혈로 생명에 위험을 미칠 가능성이 있는 경우는 수혈이 필요하다. 빈혈의 진행 정도에 따라서 다르지만, 일반적으로 만성 빈혈인 경우에는 Hb치 7g/dL를 기준으로 하여 수혈을 한다.

2. 철결핍성 빈혈의 치료

보통은 경구 철제구연산 제1철 등을 1일 용량 50~200mg으로 매일 내복제로 투여한다. 헤모글로빈 수치가 정상화된 후에도 저장철의 지표인 혈청페리틴이 정상화가 될 때까지 수개월 정도 계속 복용할 필요가 있다*2.

때때로 위부의 불쾌감, 변비 등의 위장증상이 나타난다. 철의 상실량이 많아 경구로는 효과가 불충분한 경우나 부작용인 위장장애가 심한 경우에는 정맥내 주사로 철제를 투여한다. 필요한 철량 $= 2.2 \times (16 - Hb) + 10 \times BW$로 계산하는데, 정맥내 주사 투여에서는 철과잉증의 위험성도 있기 때문에 보통 부족한 분량의 반량 정도를 보충한다. 또, 발열, 구역질, 정맥주사 부위의 작열감 등의 부작용이 발생하기도 한다.

3. 거대적혈모구빈혈의 치료

① 비타민 B_{12}결핍성 빈혈 … 비타민 B_{12} 제제 500~1,000μg을 합계 10~20회, 2~6주에 걸쳐서 근육주사하고, 이후

memo
철분이 많은 식품 : 콩(대두)제품, 간, 녹미채, 큰실말, 김, 모시조개, 굴, 시금치, 평지과 1~2년초, 무말랭이, 말린 멸치, 소고기 홍두깨살, 참치 붉은살 등.

*2
철제제의 복용 중에는 변의 색깔이 검게 되므로, 미리 환자에게 알려주어야 한다.

1~3개월마다 500~1,000μg의 근육주사를 평생동안 계속 한다[*3].

② **엽산결핍성 빈혈** … 엽산 제제 15mg을 매일 복용하거나 근육주사한다.

4. 그 외의 빈혈 치료

만성 질환에 동반되는 빈혈, 2차성 빈혈에는 먼저 1차성 질환에 대한 치료가 필요하다. 현재 질환의 치료가 어렵고 또한 빈혈 개선이 필요한 때는 필요 최소한의 수혈을 한다. 만성 콩팥기능상실에 동반하는 빈혈에서는 콩팥에서 생산되는 헤모글로빈생산 호르몬인 에리트로포이에틴을 투여한다. 다른 혈액질환에 의한 빈혈은 원칙적으로 혈액 전문의가 치료한다.

Doctor의 조언

간호의 요령

빈혈 중에서도 가장 많은 철결핍성 빈혈은 생활을 개선함으로써 예방할 수 있다. 편식을 없애고, 균형잡힌 식사를 하도록 지도한다[*4]. 또한 헤모글로빈은 철과 단백질로 되어 있으므로 단백질을 섭취하는 것도 중요하다. 고기나 생선, 두부, 알 등의 양질의 단백질을 적절하게 섭취할 필요가 있다. 또, 비타민 C는 철의 흡수를 촉진하는 기능이 있으므로 야채나 과일 등도 효과적이다.

*3
내복제가 효과가 있는 경우도 있지만, 보통은 자가항체나 위절제 등으로 비타민 B_{12}의 흡수에 필요한 위의 내인자가 작용을 하지 않는 상태이므로 주사를 선택한다.

*4
철분의 필요 섭취량은 성인 남성은 1일 약 12~15mg, 성인 여성은 15~20mg이라고 알려져 있다.

이럴 때는 의사에게 상담 !

철결핍성 빈혈에서는 철제[*5]가 투여되는 경우가 많은데, 백혈병 등의 심각한 혈액 질환에서도 철결핍을 동반하고 있는 경우가 적지 않다. 철제를 투여해도 효과가 나타나지 않거나 증상이 진행되는 증례에서는 의사에게 보고한다.

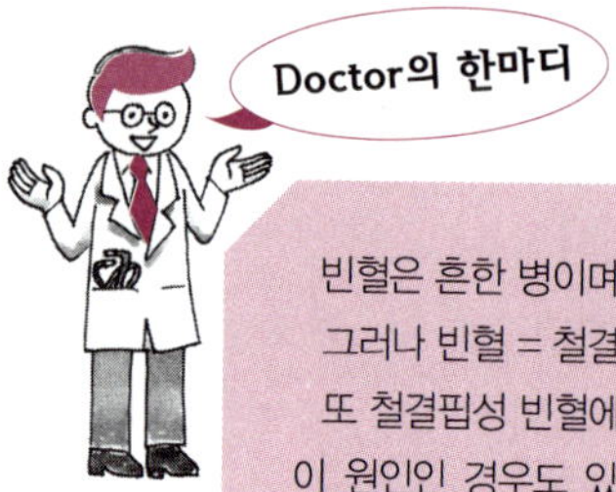

빈혈은 흔한 병이며 다양한 원인으로 발병한다.

그러나 빈혈 = 철결핍성 빈혈이라는 생각은 위험하다.

또 철결핍성 빈혈에서는 항문질환이나 부인과적 질환이 원인인 경우도 있는데, 환자가 의사에게 알리지 않는 경우가 종종 있다.

간호사가 환자에게 넌지시 물어보는 것이 의사에게는 큰 도움이 된다.

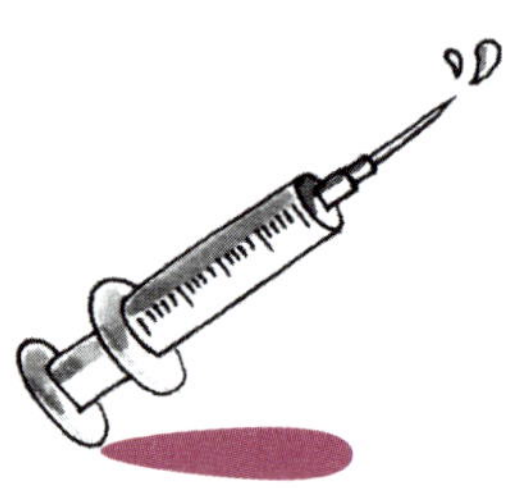

*5
예전에는 차를 마시면 철의 흡수가 저해되므로, 차를 복용하지 않도록 하는 설명서가 있었지만, 현재 판매되고 있는 의약품에서는 문제가 없다고 알려져 있다.

02. 백혈병
leukemia

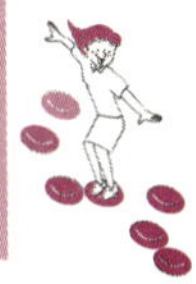

질환의 개요

✚ 어떠한 병인가?

혈액은 적혈구, 백혈구, 혈소판의 3종류 혈구와 이것들이 부유하고 있는 액체인 혈장으로 구성되어 있다. 혈구는 뼈 속의 골수 속에서 만들어진다. 백혈병은 이들 적혈구 · 백혈구 등에 발생한 혈구암을 말하며, 혈구를 만드는 세포, 즉 조혈모세포가 골수 속에서 암화하여 무제한으로 자율성 증식을 하는 병이다. 많은 암이 중노년에 다발하는데 비해 백혈병은 영아부터 고령자까지 폭넓은 층에서 발생한다.

암화는 혈구를 만드는 근본이 되는 조혈모세포 단계에서 일어난다. 이것은 혈액세포의 분화 · 숙성이 어느 일정한 단계에서 분화가 정지하고 그보다 상류의 미분화한 모구세포가 증식해 종양을 구성하는 경우와 분화 · 숙성하는 능력을 유지하고 있음에도 불구하고 자율성증식을 계속하는 경우의 2종류가 있다. 전자는 급성 백혈병, 후자는 만성 백혈병이나 골수이형성증후군이다.

✚ 어떠한 증상이 나타나는가?

백혈병 세포가 골수를 점거해, 정상 조혈기능을 억제하기 때문에 정상 혈액세포의 생성이 저하되어 적혈구 감소에 의한 빈혈증상이나 백혈구(특히 호중구) 감소에 의한 감염증상, 혈소판 감소에 의한 출혈증상이 나타난다. 병태가 진행되면

memo
백혈병 세포의 생산물질 작용이나 감염이 원인이 되어, 파종성 혈관내응고증후군(DIC)을 발병하기도 한다. DIC는 미세혈전에 의한 장기장애와 응고인자 소비장애와 섬유소용해항진에 의한 출혈경향이라는 상반되는 증상이 나타나는 증후군이다. 특히 급성 전골수구성 백혈병에 높은 비율로 동반된다.

지라(비장), 간 및 림프절에서 백혈병세포 침윤으로 인한 종대가 나타나게 된다. 숨가쁨, 두근거림, 피로감, 안면창백, 발열 등도 나타난다.

백혈병 세포가 증식한 결과, 정상적인 적혈구, 백혈구, 혈소판이 감소하기 때문에 얼굴창백, 백색 눈꺼풀결막, 빠른 맥 등의 빈혈소견이 나타난다. 또, 발열 등의 감염징후나 혈소판 감소에 의한 출혈증상이 나타나기도 한다. 출혈증상은 초기에는 점모양 출혈얼룩(출혈반, ecchymosis)이 주로 나타나지만 진행되면 자반(purpura), 코출혈, 잇몸출혈 등이 발생한다. 그 외에 전신피로감, 식욕부진, 체중감소 등 비특이적 증상도 나타난다. 발견이 늦으면 간이나 지라(비장)에 침윤되어 각 장기가 팽창되어 커진다. 백혈병의 종류에 따라서는 피부침윤이나 치은종창, 항문부의 침윤 등도 나타난다. 백혈병 세포가 뇌수막에 침윤하여 두통 등의 수막자극증상을 나타내기도 한다.

검사의 포인트

병력과 신체소견, 채혈검사, 골수검사를 종합해 진단한다.

1. 혈액검사(blood test)

혈구계산(혈산, blood count), 혈액상, 망상적혈구는 필수이다. 헤모글로빈, 혈소판 수는 감소하는 경우가 대부분이지만, 백혈구 수는 증가하는 경우도 있고 감소하는 경우도 있다. 또 백혈병 세포는 항상 말초혈액에 나타나는 것만은 아니다. 적혈구, 백혈구, 혈소판의 모든 것이 감소하고 있는 경우를 범혈구 감소라고 한다. 급성 백혈병에서는 범혈구 감

memo
악성 종양의 골수전이나 세균감염, 특히 좁쌀결핵(miliary pulmonary tuberculosis) 등에서 백혈병에 유사한 혈액소견을 나타내는 경우가 있는데, 이것을 유백혈병반응이라고 한다.

소를 나타내는 경우도 많지만, 그 외에 표 2와 같은 수많은 병이 원인이 된다. 급성 백혈병에서는 백혈병열공(hiatus leucaemicus)[*1]이 특징적이다. 만성 골수성 백혈병에서는 호중구 알칼리포스파타제 · 스코어(NAP score)의 저하가 특징적이다. 림프성 백혈병에서는 림프 표면항원의 해석이 중요하다. 생화학 · 혈청검사에서는 LDH, 요산, 간기능, 콩팥기능, CRP가 중요하다. DIC 상태를 파악하기 위해서 PT, APTT, 피브리노겐(fibrinogen), FDP 등을 검사한다.

2. 골수천자(bone marrow puncture)

골수에 굵은 바늘을 넣어 골수액을 흡인해서[*2], 골수천자액의 도말표본을 메이 · 김자(May-Giemsa)색소로 염색한 후에 현미경으로 검사하여 FAB이라고 불리는 일반적인 분류법으로 분류한다. 이것은 그때까지 주관적으로 행해지고 있던 분류법에 페록시다아제 염색 양성률이나 세포형태 분류의 수량화를 도입한 것으로서, 보다 객관적인 국제비교가 가능하게 되었다. 페록시다아제 염색 양성 거대적혈모구빈혈 3% 이상은 급성 골수성 백혈병(AML), 3% 미만은 급성 림프성 백혈병(ALL)이라고 분류한다. FAB 분류에서는 AML는 M0에서부터 M7까지 8가지 형으로, ALL는 L1로부터 L3까지 3

표1 백혈병 및 그 유사질환

- 급성 골수성 백혈병(acute myelogenous leukemia, AML)
- 급성 림프성 백혈병(acute lymphocytic leukemia, ALL)
- 만성 골수성 백혈병(chronic myelogenous leukemia, CML)
- 만성 림프성 백혈병(chronic lymphocytic leukemia, CLL)
- 만성 골수증식성 질환
  진성 적혈구증가증(Polycythaemia vera, PV), 본태성 혈소판혈증(essential thrombocythemia, ET), 만성 호중구성 백혈병(chronic neutroiphilic leukemia), 골수섬유증(myelofibrosis)
- 성인 T세포성백혈병, 림프종(adult T-cell leukemia, lymphoma)
- 골수이형성 증후군(myelodysplastic syndrome)
- 기타 백혈병

*1
급성 백혈병의 말초혈액상이 다수의 미성숙 백혈병세포와 극히 소수의 성숙 백혈구로 되어 있고, 그 사이에 단열상이 보이는 것. 만성 백혈병에서는 각 성숙 단계의 백혈구가 보이는 것과 대조된다.

*2
골수 속의 세포가 극단적으로 많은 경우나 적은 경우(dry tap), 골수액을 채취할 수 없는 경우가 있는데, 이러한 경우에는 골수생검을 실시한다.

가지 형으로 분류한다. M3는 급성 전골수구성 백혈병으로 15번 염색체와 17번 염색체의 상호전좌가 보인다. M5는 급성 단구성 백혈병, M6는 적혈구계의 백혈병인 급성 적백혈병, M7은 혈소판을 만드는 세포의 백혈병인 급성 거핵모구성 백혈병이다.

표2 범혈구 감소를 초래하는 질환

- 골수이형성 증후군(MDS)
- 재생불량성 빈혈
- 악성 림프종
- 전염성 단핵구증(이형 림프구를 백혈병세포와 착각하기도 한다.)
- 약제성 무과립구증(APL과의 감별 : 골수상이 비슷한 경우도 있다.)
- 혈구탐식증후군
- 패혈증, 좁쌀결핵(속립결핵), 파종성 MAC 감염 등의 감염증
- 간경변(지라기능 항진증에 의한 범혈구 감소)
- 골수암종증(악성 신생물의 골수전이)
- 다발성 골수종
- 후천성 면역부전증후군(AIDS)
- 발작성 야간혈색소뇨증(PNH)
- 거대적혈모구빈혈(비타민 B_{12} 결핍, 엽산결핍)

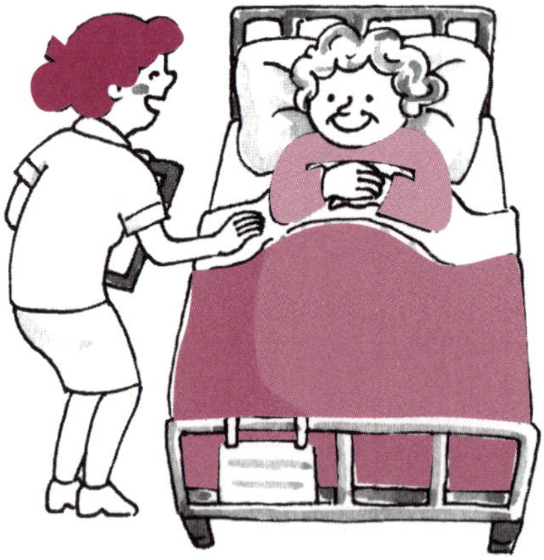

치료의 포인트

급성 백혈병의 경우, 먼저 화학요법에 따른 관해도입요법을 시행하는 것이 일반적이다.

진단 시에는 10^{12}(1조)개의 백혈병 세포가 보이는데, 화학요법으로 10^{9}(10억)개 이하로 감소하면 정상적인 백혈구, 적혈구, 혈소판이 회복된다. 혈구가 정상치가 되며 골수 내 거대적혈모구빈혈도 5% 미만이 되고, 다른 장기에 대한 침윤도 소실되면 완전관해(CR[*3])라고 한다. 완전관해 후에도 환자의 체내에는 10^{9}개 이하의 백혈병 세포가 남아 있으며, 방치하면 반드시 재발하기 때문에 치유라고는 말하지 않는다. 또한 체내의 백혈병 세포를 완전히 제거하는 치료를 관해 후 요법이라고 한다. 화학요법을 1~2년 계속하는 방법과 화학요법에 이어 조혈모세포 이식을 하는 방법이 있는데, 병형이나 연령, 완전관해 달성까지의 시간 등의 인자를 종합적으로 평가해서 선택한다[*4]. 완전관해 상태가 3년 이상 계속되면 거의 재발하지 않으며, 5년 이상 계속되면 치유되었다고 간주한다.

*3
complete remission

*4
최근에는 완전관해 후, 미량의 백혈병세포를, 백혈병의 유전자 이상 등을 이용해 존재 여부를 밝힘으로써 향후의 치료법을 결정하는 시도가 이루어지고 있다.

1. 화학요법(chemotherapy)

화학요법은 항암제 등 의약품을 투여하는 치료법이다. 백혈병에 의해서 증식한 백혈구는 미분화 세포이므로 항암제가 효과가 있는 경우가 많다. 여러 종류의 항백혈병 약제를 조합해서 사용하는 병용요법은 서로의 항백혈병 작용을 상승적으로 증가시킬 뿐만 아니라 개개의 약제가 지닌 부작용을 분산시킬 수도 있기 때문에, 현재의 항백혈병 화학요법의 대부분은 2~3제의 병용요법으로 시행되고 있다.

만성 골수성 백혈병에서는 지금까지, 만성기에 생명을 위협할 정도의 증상은 없어서 히드록시우레아(hydroxyurea)나

memo
탯줄에서 채취할 수 있는 제대혈에는 조혈모세포가 들어 있다. 이 조혈모세포를 사용해 골수를 원래의 정상적인 상태로 바꾸는 방법이 제대혈 이식이다. 제대혈 이식은 골수이식에 비해 제공자의 부담이 적기 때문에 새로운 백혈병 치료법으로서 주목받고 있다.

부설판(busulfan) 등의 약제로 세포 수를 감소시키는 치료가 이루어졌다. 그러나 수년이 경과하면 급성 백혈병화(급성 전화)되어, 그 이후에는 급성 백혈병에 준한 치료를 시행하였는데, 현재는 이마티니브(Imatinib)*5라고 불리는 특효약이 개발되어 사용되고 있다.

*5
이마티니브(Imatinib)는 만성 골수성 백혈병의 원인이 되는 이상 유전자 bcr/abl이 만드는 티로신키나제(tyrosine kinase)의 활성을 특이적으로 저해하는 약제이다. 부작용도 거의 없고 100%에 가까운 혈액학적 완전관해를 얻을 수 있으며, 암화의 원인이 되는 이상 유전자를 직접 공격하는 우수한 분자표적 치료제이다.

2. 조혈모세포(hematopoietic stem cell) 이식

가장 일반적인 백혈병 치료법이다. 화학요법 또는 방사선요법을 병용해 골수와 백혈구를 파괴하고, 조혈모세포를 정맥으로부터 주입해 정상 혈액을 만드는 기능을 회복시키기 위해 시행된다. 다른 치료를 한 후에 조혈모세포를 모아 동결 보존시켜 두고 나중에 수혈이식을 하는 자가말초혈관세포이식과 HLA가 적합한 타인의 골수를 이식하는 동종조혈모세포의 2가지가 존재한다. 골수이식에서는 HLA형의 일치를 전제로 하므로, 동종조혈모세포를 받은 환자는 ABO형 등의 혈액형이 변화하기도 한다.

Doctor의 조언

간호의 요령

백혈병 환자에게는 병 자체에 의한 출혈, 감염 등의 증상 외에 치료에 의한 부작용으로 구내염이나 위장장애, 탈모 등 다양한 증상이 나타나기 때문에, 이러한 증상을 충분히 이해하고 간호해야 한다. 특히 감염 방지대책이나 항암제의 부작용 대책에 대해서는 확실하게 공부해두자.

이럴 때는 의사에게 상담 !

화학요법이나 골수이식 후의 환자에게서 발열이나 출혈증상이 있으면 즉시 의사에게 보고한다. 또, 구역질, 설사, 발진 등의 증상이 있는 경우나 다양한 원인으로 정신 증상이 나타나 이상한 언동을 할 때에도 의사에게 보고해야 한다.

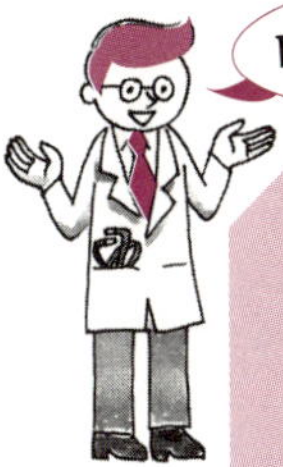

Doctor의 한마디

예전에는 불치병으로 여기던 백혈병도 치료법이 진보되어, 급성 골수성 백혈병인 경우는 화학요법으로 20~50%, 이식으로 40~70% 치유할 수 있게 되었다. 그러나 현재도 백혈병으로 사망하는 사람이 많은 것도 사실이다.

따라서 환자와 가족 모두가 정신적으로 매우 불안정해지는 경우가 많다. 의료진 전원이 환자들 개개인의 정신적인 측면의 관리에 대해서도 충분히 논의할 필요가 있다.

03. 악성 림프종
malignant lymphoma

질환의 개요

✚ 어떠한 병인가?

악성 림프종은 림프계 조직에서 발생하는 악성 종양이다. 인간의 면역계를 구성하는 림프계 조직은 림프절, 가슴샘(흉선, thymus), 지라(비장), 편도선 등의 조직, 장기, 림프관 및 림프액으로 구성된다. 림프계 조직을 구성하는 주된 세포는 림프구라고 불린다. 림프계 조직은 전신에 분포되어 있기 때문에, 악성 림프종은 전신 어디서라도 발생할 가능성이 있다. 악성 림프종의 약 40%는 림프절 이외의 장기에 발생한다.

악성 림프종은 호지킨림프종(Hodgkin's lymphoma)과 비호지킨림프종(non-Hodgkin's lymphoma)으로 나뉘는데, 서양에서는 1:3의 비율로 나타나지만, 우리나라에서는 압도적으로 비호지킨림프종이 많고 호지킨림프종은 약 10%를 차지할 뿐이다.

✚ 어떠한 증상이 나타나는가?

전신적인 증상으로서 발열[*1], 체중감소, 식은땀(잠잘 때 현저하게 땀을 흘림)을 동반하는 경우가 있는데, 이러한 3가지 증상은 악성 림프종 진단에 매우 중요하다. 전신 가려움증을 동반하기도 한다. 그 외에 피부발진, 응어리, 여러 곳의 통증으로 발견되기도 한다.

*1 펄-엡스타인열(Pel-Ebstein fever) : 수일부터 수주일 간격으로 나타나는 불규칙한 발열로, 호지킨림프종에서 많이 볼 수 있다.

어떠한 징후가 있는가?

목, 겨드랑밑, 샅고랑(서혜부)등의 림프절이 많은 부위에 통증이 없는 응어리가 만져진다. 악성 림프종은 수 주일에서부터 수개월에 걸쳐서 서서히 진행되며 무통성인 경우도 많다. 지라비대(비장비대, splenomegaly)가 동반되는 경우도 많다.

검사의 포인트

증상이나 징후로 악성 림프종이 의심되는 경우, 확정진단에는 병리조직학적 검사가 가장 효과적이다.

1. 림프절 생체조직 검사

커진 림프절 모두, 또는 일부를 채취해 병리검사를 한다. 조직의 일부는 염색체 검사나 표면표지자 검사, 유전자 검사에도 사용된다. 이러한 검사에 의해서 림프종의 병형이 결정된다.

목부분이나 겨드랑이, 샅고랑부위 등 신체표면의 림프절이 종창되어 있는 경우는 생검법도 용이하지만, 심부 림프절만 종창되어 있는 경우에는 개복수술이 필요하다.

2. 병변의 확대를 보는 검사

악성 림프종이라는 것을 알았을 경우에는 치료방침을 결정하기 위해 병변의 확대(병기)를 판정해야 하므로, 목부위 · 가슴부위 · 복부 CT, 복부초음파검사, 전신 섬광조영술(scintigraphy)검사, PET, 위의 X선 검사나 내시경검사, 골수검사, 혈액검사 등을 실시한다. 악성 림프종의 병기 분류에는 일반적으로 Ann Arbor 분류(표 1)가 이용된다.

3. 혈액검사(blood test)

혈액검사에서는 LDH나 CRP의 상승을 동반한다. 최근, 가용성 인터루킨 2 (Interleukin-2)수용체(sIL2-R)[*2]의 상승이 악성 림프종의 종양표지자로서 유용하다고 알려져 있다. 특수한 림프종인 성인 T세포성 림프종/백혈병에서는 혈중의 ATL 항체가 양성이 되어, 종종 혈중 칼슘이 상승한다.

표1 Ann Arbor 분류

병기	병변부위
Ⅰ	한 곳의 림프절 영역 또는 절외성 부위
Ⅱ	가로막(횡격막, diaphragm) 동측 2개소 이상의 림프절 영역
Ⅲ	가로막(횡격막) 양측의 림프절 영역
Ⅳ	한 곳 이상의 림프절외 영역으로 미만성의 침윤
아분류	다음의 증상이 없는 것을 A, 한 가지 이상 나타나는 것을 B로 한다. ① 6개월 이내에 10% 이상의 체중감소 ② 38℃ 이상의 원인 불명의 발열 ③ 식은땀

치료의 포인트

1. 호지킨림프종(Hodgkin's lymphoma)의 치료

연속적으로 병변이 진행되는 경향이 있으므로 조직형과 함께 임상병기가 중요하다. 임상병기가 Ⅰ기, Ⅱ기의 조기군에서는 방사선 단독요법, 그 밖의 군에서는 화학요법 단독, 화학요법과 방사선 조사가 병용된다. 호지킨림프종의 예후는 비호지킨림프종에 비해 양호하다. 조기이며 예후인자가 양호한 군에서는 80%, 진행기이며 예후인자가 불량한 군에서는 40% 이상이 장기간 생존한다. 화학요법은 ABVD[*3]나 MOPP요법인 질소 머스타드(Nitrogen mustard)를 시클로포스파미드(cyclophosphamide)로 변경한 C-MOPP요법[*4]이나 양쪽의 교대요법이 많이 시행되고 있다.

*2
sIL2-R은 T림프구를 활성화시키는 인터루킨2(Interleukin-2, IL-2)수용체로 혈장 속에 존재한다. 악성 림프종의 종양의 양이나 병세의 지표로서 유효하다. 그러나 sIl2-R의 변화를 보이지 않는 악성 림프종도 있으며, 이것은 바이러스 감염증에서 상승하기도 한다.

*3
아드리아마이신(adriamycin)®, 블레오마이신(bleomycin), 빈블라스틴(vinblastine), 다카르버진(dacarbazine)

*4
시클로포스파미드(cyclophosphamide), 빈크리스틴(vincristine), 프로카바진(procarbazine), 프레드니졸론(prednisolone)

2. 비호지킨림프종(non-Hodgkin's lymphoma)의 치료

저악성 종양군인가, 중고도 악성군인가에 따라 치료방침이 서로 다르다.

① 악성 종양군

증식이 느린 반면 약제에 대한 감수성은 그다지 좋지 않다. 서서히 진행되는 림프종인 경우, 완전히 무증상 상태로 몇 년이 경과하기도 한다. 이 경우에는 정기적으로 진찰을 계속해 어떤 증상이 나타났을 때에 비로소 치료를 시작하기도 한다. 임상병기 I, II에서는 보통 방사선조사를 하는 경우가 많다. 비교적 조기에 종양세포가 전신으로 퍼졌을 경우에는 방사선과 화학요법의 병용이 필요한 경우도 있다. III, IV기의 저악성 종양군에서는 화학요법을 시행하는 경우가 많지만 일정한 치료방침은 없다.

② 중 · 고도 악성군

증식속도가 빠르지만 약제 감수성은 양호하다. 임상병기 I기의 종양에 대해서는 병변부의 국소치료(방사선 조사나 수술요법), II기의 종양에는 국소치료에 화학요법을 조합하는 경우가 많다. III기 이상인 경우에는 화학요법이 중심이 된다. 화학요법은 CHOP 요법[*5]이 표준적인 요법이며, 병기에 관계없이 이 치료법이 사용되는 경우가 많다. 조혈모세포 이식이 시행되는 경우도 있다. 근년에는 생물학적 제제인 리툭시맵(rituximab)[*6]이 사용되고 있다. 투여 시에는 주입물 반응(infusion reaction)이라고 불리는 특징적인 부작용[투여 개시로부터 30분~2시간에 발열, 오한 등이 나타나며, 중증의 예에서는 혈압저하, 기관지연축 등의 아나필락시(과민증, anaphylaxis)와 비슷한 증상을 초래하는 경우가 있음]에 주의한다.

*5
시클로포스파미드(cyclophosphamide), 아드리아신(adriacin)®, 빈크리스틴(vincristine), 프레드니졸론(prednisolone)

*6
B 림프구의 세포막에는 CD20이라는 단백질이 특징적으로 발현하고 있는데, 리툭시맵(rituximab)은 이에 대한 특이적인 단클론성 항체(monoclonal antibody)를 제제로 한 것이다. CD20를 표적으로 한 표적요법약으로, B세포 유래의 악성 림프종에 대해서 효과가 기대되고 있다.

Doctor의 조언

간호의 요령

악성 림프종은 악성 종양의 일종이므로, 많은 환자가 치유 가능성이나 예후에 큰 불안을 갖고 있다. 또, 환자의 대부분은 항암제에 의한 화학요법이나 방사선 요법을 계속적으로 받지 않으면 안 되므로 부작용에 대한 불안도 크다. 각각의 치료예정, 예후 등을 주치의에게 확실히 질문해서 이해하는 것이 개개의 환자에게 맞는 간호를 해 나가는 데 있어서 중요하다.

이럴 때는 의사에게 상담!

리툭시맵(rituximab)투여 중에는 환자의 상태나 활력징후를 자주 확인해서 혈압이나 호흡상태의 변화가 보이면 즉시 의사에게 상담한다. 화학요법을 시행할 때 구역질 · 구토나 설사, 구내염, 혈뇨 등 치료 부작용이라고 생각되는 증상이 보이면 곧바로 의사에게 보고한다.

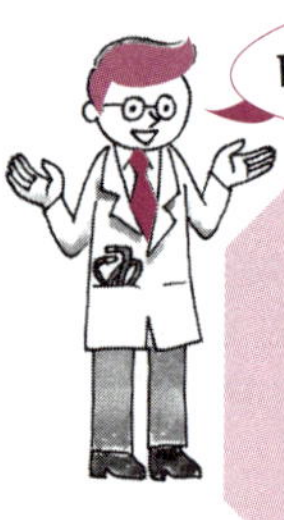

Doctor의 한마디

악성 림프종은 예후나 치료법이 다른 대부분의 림프계 종양의 총칭이다.

각각의 병태에 맞는 간호가 필요하므로 조금씩이라도 각 림프종의 특징에 대해서 공부해 나가자.

04. 다발성 골수종
multiple myeloma

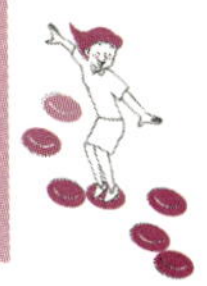

질환의 개요

✚ 어떠한 병인가?

다발성 골수종은 형질세포의 암이다. 형질세포는 B림프구가 성숙된 단계의 세포로서 병원균으로부터 몸을 지키는 면역글로블린(항체)을 생산한다. 정상일 때, 형질세포는 골수에 1% 미만의 비율로 존재하지만 암화하여 골수에서 증가함으로써 다양한 증상을 일으키게 된다. 암화한 형질세포(골수종세포)는 체내 여러 곳의 골수에서 증식한다. 국소에 커다란 종양이 형성된 경우에는 형질세포종이라고 불린다.

이 병의 큰 특징은 골수종세포가 한 종류의 면역글로블린(M단백, 단일클론성 면역글로블린)만을 대량으로 생산하는 것이다. M단백에는 정상적인 작용이 없어 몸의 면역력이 저하된다. 또한 콩팥 등의 장기에도 악영향을 미쳐 장기의 기능도 저하되는 등 매우 다양한 증상을 초래한다.

✚ 어떠한 증상이 나타나는가?

뼈의 통증이 많이 나타나는데, 특히 척추와 갈비뼈(늑골)에 많이 나타난다. 같은 부분이 지속적으로 아픈 경우에는 병적 골절이 발생되어 있을 가능성이 있다. 또, 골수종세포의 증식이 다른 조혈을 억제하기 때문에 빈혈증상이나 출혈경향, 감염성 증가도 나타난다. 증식한 종양세포로 인해 뼈가 파괴되어 고칼슘혈증(hypercalcemia)이 되고 피로감, 탈진

감, 의식장애 등의 증상이 나타나기도 한다. M단백이 대량으로 증가하면 혈액은 점성이 높아져 순환이 나빠진다. 이것은 과점조도증후군이라고 하는데, 두통 또는 눈이 보이지 않는 등의 증상을 일으킨다.

어떠한 징후가 있는가?

가장 특징적인 것은 뼈 파괴에 의한 증상이다. 진행되면 뼈가 약해져 일상적인 동작으로도 골절(병적 골절)을 초래하는 경우가 있다. 특히 등뼈(흉추, thoracic vertebra)나 허리뼈(요추, lumbar vertebra) 등의 척추는 무게가 가해짐으로써 압박골절이 일어나기 쉽고, 등부분에 통증이나 요통이 발생한다. 또한 척수가 압박을 받으면 손발의 저림이나 마비, 배뇨나 배변의 장애 등 더욱 심각한 증상이 일어난다. 또, 뼈에서 칼슘이 녹아 혈중 칼슘농도가 높아지면(고칼슘혈증) 갈증이나 의식장애 등이 나타난다. 그 외, 종양세포로부터 아밀로이드 단백이라고 하는 이상단백이 생산되어 콩팥에 침착해서 콩팥기능상실(신부전)을 일으키기도 한다. 콩팥기능이 상실되면 대부분의 경우에 부종이 나타난다.

검사의 포인트

다발성 골수종으로 진단해서 치료방침을 결정하기 위해서는 몇 가지 검사가 필요하다. 검사의 목적은 다발성 골수종의 진단뿐만이 아니고, 골절이나 콩팥기능상실 등 전신 장기의 합병증 유무를 확인하기 위해서이다.

1. 소변검사(urinalysis)

벤스존스 단백(Bence Jones Protein : BJP)이라는 비정상적인

면역글로불린의 일부가 소변 속에서 나오는 경우가 있으므로, 소변검사로 그 유무에 대해 조사한다. 또 요단백량을 측정해 콩팥의 장애 유무를 조사한다.

2. 혈액검사(blood test)

적혈구 수, 헤모글로빈 수치, 백혈구수와 그 분류, 혈소판 수를 측정한다. 진행되면 골수종세포가 혈액 속에 나타나기도 하므로 그 유무를 확인한다. 또, LDH나 BUN, 크레아티닌, 칼슘, 알부민의 수치를 측정해 골수종의 진행 정도나 콩팥장애의 유무를 조사한다. 또한 혈청단백 분획이나 면역글로불린 검사로 M단백량을 측정한다. 동시에 면역전기영동이나 면역고정법으로 M단백의 형을 조사한다.

치료 효과는 M단백량의 증감으로 판정할 수 있다. 면역글로불린 검사로 정상적인 면역글로불린이 줄어들고 있는 것도 특징이다. β_2 미크로글로불린은 콩팥장애가 있으면 상승하지만, 골수종으로 인해서도 상승하기 때문에 진행정도를 추측하는 데 중요한 지표가 된다. CRP는 감염증이 합병되면 높은 수치를 나타내며, 진행형의 골수종에서도 상승한다.

3. 뼈의 X선 · PET 검사

진단에서 전신의 뼈의 상태에 대해서도 조사한다. 골질의 파괴로 인해 뼈에 구멍이 뚫린 것 같은 펀칭상이 보인다. 호발부위는 머리뼈(두개골, cranial bone), 엉치뼈(골반골, hip bone), 위팔뼈(상완골, humerus), 넙다리뼈(대퇴골, femur), 갈비뼈(늑골, costa) 등이다. 또 PET 검사에서 미세한 골병변이나 골수종세포가 골수 밖의 전신으로 퍼진 상태에 대한 평가도 이루어진다.

memo
다발성 골수종에서는 증식된 종양세포에 의해 IL-6이 방출된다. IL-6은 종양세포의 증식을 촉진한다. 또 뼈 파괴작용이 있어서, 골절이나 고칼슘혈증 등 다발성 골수종의 특징적인 증상의 원인이라고 알려져 있다.

4. 골수천자(bone marrow puncture)

확정진단을 하기 위해서는 골수천자를 해서 골수의 조혈 상태, 골수종세포의 비율 및 특징에 대해서 조사한다. 현미경으로 관찰되는 형태 외에 세포의 표면에 나와 있는 표지자의 검사로 골수종세포의 성숙도에 대해 판정한다. 또, 골수종세포에 발생한 염색체 이상에 대해서 조사해 악성도에 따라 판정한다.

memo
① Ⅰ기에서는 골수종세포나 M단백이 보이기는 하지만 경도이며, 빈혈이나 뼈의 병변은 볼 수 없다. 보통, 치료는 하지 않고 정기적인 혈액검사로 경과를 관찰한다.
② Ⅱ, Ⅲ기는 M단백 수치가 높으며, 빈혈, 골병변, 혈중칼슘의 높은 수치가 나타난다.
③ 다발성 골수종은 조기 치료개시가 반드시 장기적인 예후 개선으로 연결되지 않는다고 알려져 있어, 보통은 Ⅱ, Ⅲ기부터 치료를 시작한다.

치료의 포인트

다발성 골수종은 일반적으로 완만하게 진행되는 병으로, 진행 정도에 따라 병기를 3가지로 분류한다(표 1).

표 1 다발성 골수종의 병기분류(Durie & Salmon의 분류법)

병기	내용
Ⅰ기	골수종세포가 비교적 적은 상태로서, 아래의 항목을 모두 충족시키는 경우 ① 빈혈이 아니다(헤모글로빈>10g/dL). ② 고칼슘혈증이 아니다(혈청칼슘 ≦ 12mg/dL). ③ X선 사진 상 뼈에 이상이 없거나, 있어도 고립성 형질세포종뿐이다. ④ M단백의 양이 적다(IgG<5g/dL, IgA<3g/dL 등).
Ⅱ기	Ⅰ기 및 Ⅲ기의 조건을 충족시키지 않는 경우
Ⅲ기	골수종세포가 매우 많은 상태로서, 아래의 항목 중 1개 이상을 충족시키는 경우 ① 빈혈이 심하다(헤모글로빈<8.5g/dL). ② 고칼슘혈증이 있다(혈청칼슘>12mg/dL). ③ 진행된 뼈융해 병변이 나타난다(광범위하게 골절을 동반). ④ M단백량이 많다(IgG>7g/dL, IgA>5g/dL 등).

1. 화학요법(chemotherapy)

MP요법[멜팔란(melphalan)과 프레드니졸론(prednisolone)]이나 CP요법[시클로포스파미드(cyclophosphamide)와 프레드니솔론] 등의 화학요법이 있으며, 일시적으로 반응을 하기도 하지만, 많은 증례에서 치료 중에 약제의 효과가 없어지기 때문에 일반적으로 치유가 어렵다. 치료 개시 후의 평균 생존기간은 3~4년이지만 일부의 증례에서는 자가조혈모세포 이식도 행해지고 있어, 평균 생존기간은 보통 치료보다 연장된다.

2. 방사선요법(radiation therapy)

종양 병소가 좁은 범위에 한정되어 있거나 큰 종양인 경우에 가장 좋은 치료법이다. 화학요법을 시행한 후 병변이 남은 경우에도 사용한다.

3. 수술요법(surgical treatment)

형질세포종으로 종양이 국한되어 있거나 지라(비장)가 현저하게 종대된 경우에는 적출방법이 시행된다.

4. 혈장교환요법(plasma exchange)

M단백이 매우 많으며 혈액의 점조성이 증가하고 출혈, 시력저하, 현기증, 두통, 저림, 숨가쁨 등의 증상이 심한 경우, 혈액 속의 M단백량을 급속히 감소시키기 위해서 혈장교환을 시행하기도 한다.

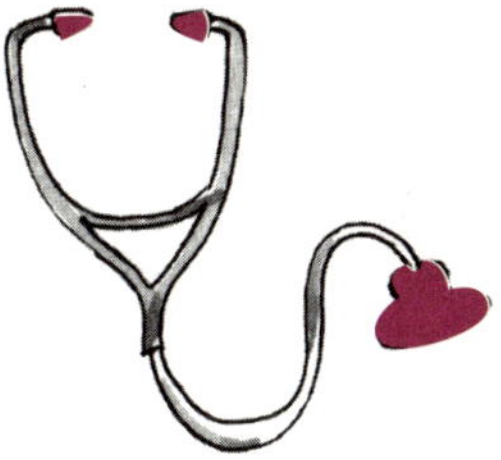

memo

탈리도마이드(thalidomide)는 진정 · 진통작용이 있어 임산부의 입덧에 사용되었지만 기형아의 출생 등 심각한 부작용이 발생해 발매가 중지되었다. 그러나 최근, 탈리도마이드의 강력한 혈관신생 억제작용이 다발성 골수종에 효과적이라는 것이 증명되었다. 서양에서는 다수의 환자가 내복 치료를 받고 있다.

Doctor의 조언

간호의 요령

증상이 안정되면 일상생활에 특별한 제약은 없다. 다만 타박, 넘어짐 등에 의한 골절은 주의해야 한다. 또, 압박골절이나 병적골절의 원인이 되는 엉거주춤한 자세가 필요한 작업은 가능한 피하는 것이 좋다. 콩팥장애는 예후를 좌우하는 위험한 합병증이다. 탈수상태는 콩팥장애를 악화시키므로 수분제한이 필요한 경우 외에는 수분을 충분히 섭취하도록 명심해야 한다.

이럴 때는 의사에게 상담 !

다발성 골수종에서는 정상 면역글로불린의 생산저하나 화학요법의 결과 종종 면역부전(immunological incompetence)상태가 된다. 발열, 기침, 가래 등이 있는 경우에는 가능한 한 빨리 주치의의 진찰을 받아 적절한 치료를 하는 것이 중요하다.

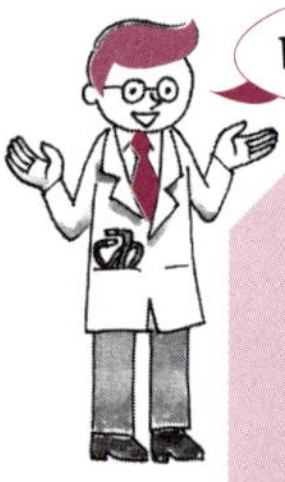

Doctor의 한마디

유감스럽게도 진행된 다발성 골수종은 완치시킬 수 없다. 또한 병적골절 등으로 삶의 질(QOL)이 저하되기 쉬운 질환이다.

가능한 한 오래 삶의 질을 유지하면서 보통의 생활을 보내기 위해서는 환자에게 어떤 간호가 필요한지 병의 특징을 확실하게 공부해두자.

05. 혈소판감소성 자반병
thrombocytopenic purpura, ITP

질환의 개요

✚ 어떠한 병인가?

특발성 혈소판감소성 자반병(idiopathic thrombocytopenic purpura ; ITP)이란 항체가 만들어져 혈소판이 파괴되는 병이다. 항체가 생기는 이유는 명확하지 않다. 골수는 혈소판의 생산을 늘려 파괴된 만큼 보충하려고 하지만 필요량을 생산하지 못한다.

혈전성 혈소판감소성 자반병(thrombotic thrombocytopenic purpura ; TTP)은 갑자기 작은 혈전이 전신에 발생하는 보기 드문 병이다. 혈전 형성에 의해 대량의 혈소판이 소비되기 때문에 혈액 속의 혈소판 수가 급격하게 감소한다.

TTP와 유사한 병으로서 용혈성 요독증후군(HUS)이 있다. HUS는 혈소판 수가 갑자기 감소하며, 적혈구가 파괴되어 콩팥기능이 저하되는 병이다.

✚ 어떠한 증상이 나타나는가?

잇몸에 출혈이 발생하거나 대변이나 소변에 혈액이 섞여 나오거나 월경출혈이 다량으로 일어나는 등의 증상이 나타난다. 또, 혈소판 수의 감소 정도와 거의 비례해서 출혈이 멈추기 어려워진다. 그 외 코출혈, 잇몸출혈, 혈뇨, 성기출혈(여성), 그리고 드물게 하혈이나 관절출혈이 보인다. 때때로 심한 예에서는 뇌출혈을 일으키는 경우가 있다. 출혈이

> memo
> 가성 혈소판감소증 : 항응고제로서 EDTA염(ethylene diamine tetra acetate)을 이용하면 시험관 내의 혈소판 응집에서 외관상 적게 계측되는 경우가 있다. 검진 등에서 혈소판감소라고 지적을 받은 초진 환자에게는 반드시 혈소판 수를 재검해 가성 혈소판감소증을 제외시킬 필요가 있다. 그 방법으로서는 헤파린(heparin) 채혈 검사나 말초혈 도말표본의 현미경 검사에서 혈소판 응집상을 확인하는 것이 효과적이다.

> memo
> TTP의 원인의 하나로서 혈장 폰빌브란드 인자(von Willebrand factor ; vWF)의 이상이 있다. 이 인자는 제Ⅷ 응고인자를 형성하는 단백질이지만, 이것을 절단하는 간 유래 효소의 활성이 없기 때문에 분자량이 매우 큰 vWF가 혈액 속에 축적되어, 혈관 내에서 혈소판 혈전이 촉진되는 것이다.

지속되면 빈혈 증상을 나타난다. 혈전성 혈소판감소성 자반병(TTP)에서는 전신에 미세혈전이 발생하는데 뇌 내에 혈전이 형성되면 두통, 착란, 뇌졸중, 혼수 등이 초래된다. 그 외의 다른 부위의 혈전에서는 부정맥, 콩팥장애를 동반하는 혈뇨, 복통 등이 나타난다.

어떠한 징후가 있는가?

혈소판감소의 최초 징후는 피부의 자반이다. 자반은 피하의 작은 출혈로서, 투명유리판으로 압박해도 없어지지 않기 때문에 출혈이라고 판정할 수 있다. 붉고 작은 점이 무릎에서부터 아래로 다수 나타나며, 가볍게 부딪친 정도의 부상에서도 청색의 작은 반점(멍)이 전체적으로 발생한다.

검사의 포인트

1. 혈액검사(blood test)

특발성 혈소판감소성 자반병(ITP)에서는 말초혈액의 혈소판 수가 감소한다. 보통 10만 이하이면 감소로 간주하지만 본증에서는 90%의 증례에서 초진 시에 5만 이하이며, 또 그 절반수는 2만 이하까지 감소한다. 도말표본으로 혈소판의 형태를 조사하면, 직경 4μm 이상의 대형인 것이 보이기도 한다. 적혈구와 백혈구에는 이상이 나타나지 않는다.

2. 골수천자(bone marrow puncture)

혈소판 생산 세포인 거대핵구의 수는 정상이거나 증가한다. 일반적으로 대형의 거대핵구가 많이 나타난다. 골수상 전체로 볼 때 거대핵구 외의 이상은 없다.

3. 출혈에 관한 검사

혈소판 감소와 더불어 출혈시간의 연장, 모세혈관 저항의 감소, 혈병퇴축 저하 등이 나타난다. 그러나 전체 혈액 응고 시간, 프로토롬빈 시간(prothrombin time, PT), 부분 트롬보플라스틴 시간(partial thromboplastin time, PTT) 등의 응고계 검사는 정상이다.

4. 기타 검사

ITP에서는 항혈소판 항체인 혈소판 관련 면역글로불린 G*1이 증가하지만, 다른 질환에서도 상승하는 경우가 있기 때문에 특이적인 것은 아니다. 최근에는 감도와 특이도 모두 PA IgG보다 뛰어난 혈소판막 항원인 GPIIb, IIa, Ib 등과 반응하는 항체검사가 시행되고 있다. 다만 이러한 검사가 음성이라도 ITP를 부정할 수는 없다.

치료의 포인트

1. 특발성 혈소판감소성 자반병(ITP)

ITP에서는 프레드니솔론(prednisolone) 등의 부신겉질스테로이드(부신피질스테로이드)*2로 항체의 작용을 막아 혈소판 수가 증가하는 것을 기다린다. 자궁내막증에서 사용되는 다나졸(danazol)도 프레드니솔론과 유사한 효과를 얻을 수 있다. 시클로포스파미드나 아자티오프린(azathioprine) 등의 면역억제제는 항체의 형성을 감소시킨다. 약물요법이 효과가 없는 경우에는 지라(비장)을 적출해 혈소판을 증가시켜야 한다*3.

최근 위궤양이나 위암의 원인으로 알려져 있는 헬리코박

*1
platelet associated IgG ; PA IgG

*2
부신겉질스테로이드의 장기 투여로 인한 부작용과 합병증으로 백내장, 뼈엉성증(골다공증), 골절, 감염증, 소화관 출혈, 당뇨병, 정신신경증, 보름달 모양 용모 등이 있다.

*3
지라(비장)적출술 후 장기간의 경과 중에 패혈증이나 수막염 등의 심각한 감염증이 발생하는 경우가 있으므로, 수술 전에 폐렴구균 백신을 예방접종한다.

터파일로리(위염균, helicobacter pylori) 감염이 있는 환자에게 파일로리균의 제균요법을 시행했을 때 혈소판 수가 상승하는 경우가 있다는 것이 밝혀졌다. 파일로리균의 제균요법은 염가이고 부작용도 적은 치료이므로, ITP로 진단이 되면 우선 파일로리균의 감염 유무를 조사해 양성이면 제균을 실시한다. 제균이 효과가 없는 경우 또는 파일로리균이 음성인 경우, 혈소판 수가 5만/μL 이상에서는 경과관찰을, 3만/μL 이하에서는 앞에서 설명한 종래의 치료를 실시한다.

memo
ITP에서 수술을 위해 시급하게 혈소판 수의 회복이 필요한 경우에는 혈소판수혈 외에 γ 글로블린의 대량 정맥내 주사도 효과가 있다.

2. 혈전성 혈소판감소성 자반병(TTP)

TTP에서는 혈장수혈과 함께 혈장교환을 실시한다. 혈소판감소증의 원인에 따라서는 장기적인 치료를 필요로 하는 합병증이 발생하기도 한다.

용혈성 요독증후군(HUS)에서는 회복되면 혈소판 수는 증가하지만 콩팥기능상실(신부전)이 치유되지 않는 경우는 평생 투석이 필요하거나 콩팥이식을 해야 한다.

3. 혈소판 감소

혈소판 감소에서 신속하게 혈소판 수를 회복시킬 필요가 있는 경우는 혈소판 수혈을 실시한다. 적혈구에 비해 혈소판은 수명이 짧기 때문에 혈소판 보충은 주 2~3회의 빈도로 실시해야 한다. 물론 이 빈도 및 수혈의 적응은 기저질환 및 환자의 상태에 따라 다르다.

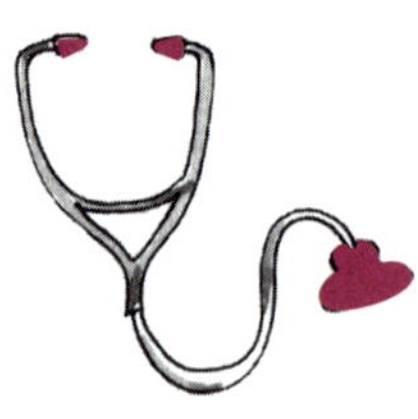

Doctor의 조언

간호의 요령

환자는 출혈증상을 두려워하는 한편, 부신겉질스테로이드 등의 장기 복용에 의한 부작용에 대해서도 걱정을 하는 경우가 많다.

이럴 때는 의사에게 상담 !

환자가 발치 등 다른 진료과의 치료를 받고 있을 때는 평소와는 다른 치료가 필요한 경우가 있다. 항상 다른 과의 진찰을 받고 있다는 것을 전하도록 지도하고, 그때는 의사에게 연락한다. 여성 환자는 혈소판이 매우 적을 때 월경이 시작되면 위험한 경우가 있기 때문에 미리 약제로 월경을 멈추게 할 필요가 있다. 월경 상황에 변화가 있는 경우에는 의사와 상담한다.

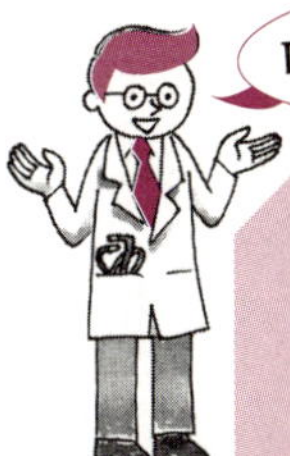

Doctor의 한마디

파일로리균 제균이나 지라(비장)적출에 반응을 하지 않는 경우에는 장기간에 걸쳐 계속해서 치료해야 하는 질환이다.

환자는 항상 출혈의 위험에 직면해 있다.

그러나 적절한 치료를 하면 위험한 질환이 아니라는 것을 환자에게 충분히 설명해준다.

100가지 질병에 관한
Doctor's Advice

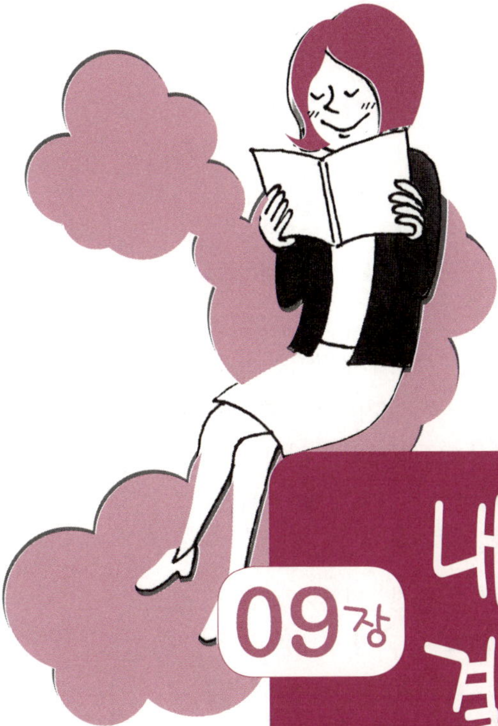

09장 내분비 · 결합조직 질환

01. 그레이브스병

바세도우병, Graves' disease

질환의 개요

어떠한 병인가?

갑상샘(갑상선)은 앞목부분(전경부)의 중앙에서 방패연골(갑상연골, thyroid cartilage, 결후)을 둘러싸듯이 위치하고 있다. 뇌하수체로부터 분비되는 갑상샘자극호르몬(TSH)은 갑상샘여포세포의 세포막 상에 있는 결합단백질(TSH 수용체)에 결합해 요오드를 원료로 해서 갑상샘호르몬을 생산 · 분비한다.

갑상샘호르몬은 체내의 기초대사를 항진시키거나 교감신경계를 활성화한다. 체내의 갑상샘호르몬 과잉 상태를 갑상샘호르몬 중독증[*1]이라고 하며, 그 대부분은 그레이브스병이 원인이다. 그레이브스병은 TSH 수용체에 대한 자가항체가 나타나 그 항체가 TSH 수용체에 결합함으로써 갑상샘을 자극해서 호르몬을 생산시켜 발병하는 것이다.

어떠한 증상이 나타나는가?

이 병태는 “1일 24시간의 전력질주 상태”라고 생각하면 알기 쉬울 것이다. 지치기 쉽고, 미열, 두근거림, 부정맥, 다한증, 손발의 무력감, 손가락 떨림이 발생한다. 음식물이 위를 통과하는 시간이 빠르기 때문에 항상 공복감을 호소하며, 단맛이 나는 것을 섭취하고 싶거나 과식을 하게 되지만 대부분의 경우 체중은 감소한다. 또 연령에 관계없이 심장기능상실(심부전, heart failure)을 일으키기 쉽다. 여성은 무월

*1
갑상샘호르몬 중독증의 원인은 다음과 같은 것을 들 수 있다.
① 염증에 의해 갑상샘이 파괴되어 갑상샘 내에 존재하는 호르몬이 혈액 속으로 방출되는 파괴성 갑상샘염(무통성 갑상샘염, 아급성 갑상샘염)
② 갑상샘이 뇌하수체의 조절을 벗어나 자율적으로 호르몬을 생산 · 방출하는 갑상샘기능항진증(바세도우병, 호르몬분비성 갑상샘종양)
③ 체외로부터 갑상샘호르몬이 잘못 들어감

경이 되어 불임의 원인이 된다. 젊은 사람일수록 전형적인 증상이 나타나기 쉽고, 고령자에서는 체중감소만이 눈에 띄는 경향이 있기 때문에 암으로 오해할 수도 있다.

✚ 어떠한 징후가 있는가?

갑상샘호르몬의 과잉에 의한 소견과 TSH 수용체에 대한 자가항체로 인한 소견으로 나뉜다. 유명한 안구돌출은 후자가 되는데, 안구 뒷부분에 지방이 침착해 눈꺼풀이 윗쪽으로 끌려올라간다. 머리 빠지는 증상은 남성에게 많은 경향이 있다. 갑상샘은 광범위하게 커지지만 고령자에서는 눈에 띄지 않을 수 있다. 갑상샘호르몬의 과잉, 그에 따른 교감신경의 긴장으로 인해 빠른맥(빈맥), 심방잔떨림(심방세동), 체중감소가 발생한다. 정신적으로도 침착성이 없어져 조급해지는 증상이 나타난다.

검사의 포인트

채혈에 의해 갑상샘호르몬 과잉이 증명되면 갑상샘호르몬 중독증이 있는 것으로 간주된다. 갑상샘호르몬 중독증의 원인에 대해서는 다시 검사를 진행시킬 필요가 있다.

1. 혈액검사(blood test)

갑상샘호르몬*2 의 과잉 상태에서는 혈중 갑상샘호르몬 측정치가 높은 수치가 되며, 뇌하수체 TSH 생산종양을 제외하고 TSH는 낮은 수치가 된다.

파괴성 갑상샘염에서는 백혈구 증가, 염증반응 양성이 나타난다. 자가면역질환인 만성 갑상샘염(하시모토병)의 급성

*2
갑상샘호르몬에는 T4와 T3가 있으며, 혈액 속에서는 결합단백질에 결합된 형태로 존재한다. 현재는 유리형(프리) 호르몬의 직접 측정(free T4, free T3)이 일반적이다.

악화(무통성 갑상샘염)에서는 갑상샘호르몬 합성효소에 대한 자가항체(항TPO 항체)가 양성이 된다. 마찬가지로, 자가면역 질환인 그레이브스병에 특이적 자가항체(혈액 속의 항TSH수용체 항체)도 현재는 간편하게 측정할 수 있다. 그레이브스병에서는 측정방법의 차이에 따라 항TSH수용체 항체(TRAb)와 TSH수용체 자극항체(TSAb)가 있다.

혈액검사에서는 채혈만으로 간편하게 갑상샘호르몬 중독증을 증명할 수 있다. 그레이브스병 환자의 90% 이상은 항TSH수용체 항체가 양성이 된다. 그러나 치료법의 선택이나 약물요법 중지의 기준으로서는 현시점에서는 신뢰성이 떨어진다. 또 TRAb, TSAb가 모두 음성인 그레이브스병도 존재한다.

2. 초음파검사(ultrasonography)

갑상샘의 영상검사로서 가장 일반적이며 정밀도가 높은 검사이다. 그레이브스병일 경우 갑상샘은 광범위하게 종대되어 확장된 혈관이 눈에 띈다. 호르몬분비성 갑상샘종양에서는 종양상을 볼 수 있다.

컬러도플러(color Doppler)법을 병용하면, 갑상샘 속에 혈류의 증가를 볼 수 있으며*3, 갑상샘 신티그램을 이용하지 않고 그레이브스병 진단을 할 수 있는 경우도 많다. 파괴성 갑상샘염에서 갑상샘은 극히 저에코(echo)로 묘사되고 혈류의 저하가 눈에 띈다. 그러나 컬러도플러법을 사용할 수 없는 경우에는 극단적으로 진단율이 떨어진다. 고령자에서는 갑상샘이 아래로 처져 세로칸(종격, mediastinum) 속에 존재하는 경우도 많은데, 그러한 경우에는 초음파가 도달하기 어렵다.

*3
영어로 "storm(폭풍우)이 휘몰아치는 듯한"이라고 표현된다.

3. 갑상샘 섬광도(신티그램, scintigram)

갑상샘호르몬의 원료인 요오드(^{123}I)를 방사선 라벨링(labeling)해서, 복용한 일정 시간 후에 어느 정도가 갑상샘에 받아들여

졌는지(섭취율)를 측정한다. 테크네튬(^{99m}Tc, Technetium)을 이용하는 경우도 있다.

장점과 단점

^{123}I 신티그램에서는 생리적인 갑상샘기능을 판정한다. 그레이브스병 등 갑상샘기능항진증에서는 갑상샘 섭취율이 항진하지만, 파괴성 갑상샘염에서는 극단적으로 저하된다. 이에 비해, ^{99m}Tc에서는 갑상샘 내의 혈류를 볼 수 있다. 그런데 이 검사는 방사성 동위원소를 취급할 수 있는 시설이 아니면 시행할 수 없다.

치료의 포인트

그레이브스병의 치료에는 항갑상샘제를 이용하는 약물요법, 수술로 갑상샘을 축소시키는 외과적 요법, 그리고 방사선요법이 있다. 모두 일장일단이 있다.

1. 약물요법(drug therapy)

갑상샘호르몬 합성을 저해하는 작용이 있는 항갑상샘제(MMI[*4], PTU[*5])를 복용해 갑상샘기능을 정상화한다. 매일매일의 정확한 복약이 필수적이다.

장점과 단점

연령, 병태에 관계없이 가장 간편한 치료법이다. 약 2~5년의 치료로, 70%의 환자가 관해상태에 들어가지만 효과 발현시까지 일정한 시간이 필요하기 때문에 우선 증상을 제거하려면 β차단제를 병용한다.

비교적 부작용이 많아 피부 가려움이나 발진 등의 알레르기 반응과 간장애가 일어나지만, 경증인 경우에는 복용을

*4
MMI(티아마졸)에는 완만한 면역조절 작용도 있다.

*5
PTU(프로필티오우라실)는 태아, 모유로 거의 이행되지 않아 임신부나 수유 중에 사용할 수 있다.

계속한다. 드물게 과립구감소증이 일어난다. 정기적인 통원 검사가 필수적이므로, 지나치게 바쁜 사람에게는 적합하지 않다.

2. 수술요법(surgical treatment)

갑상샘을 부분 절제함으로써 호르몬의 저하를 시도한다. 현재 임신 중이거나 하여 급히 호르몬 기능의 정상화가 필요할 때는 효과가 있지만 젊은 사람으로서 약물요법 후에 재발한 경우에도 선택된다. 갑상샘호르몬생산종양(플러머병, Plummer's disease)에서는 제1선택이 된다.

장점과 단점

1회의 수술이 성공하면, 그 후의 정기적인 통원은 필요하지 않다. 그러나 수술 후 재발하는 경우가 있으며 때로는 재수술이 곤란하기도 하다. 그래서 최근에는 기능이 정상화될 정도보다 상당히 많이 절제해서 기능저하증으로 유도하는 경우도 있다.

3. 방사선요법(radiation therapy)

어느 정도 갑상샘에 선택적으로 집적하는 ^{131}I를 복용해, 갑상샘을 영구적으로 파괴하는 치료법이다. 평생 동안 갑상샘호르몬을 보충해야 하기 때문에 비교적 고령자를 대상으로 한 치료법이 된다.

장점과 단점

최종적으로 갑상샘기능저하증이 되기 때문에 재발이 없다. 약물, 수술요법 후에 재발한 사람도 치료가 가능하다. 최근에는 외래치료도 가능해졌다.

방사선으로 파괴된 갑상샘은 재생되지 않기 때문에 평생 동안 호르몬 보충요법이 필요하다. 또 일부는 난소에도 집적하기 때문에 거의 1년 동안은 피임이 필요하다. 따라서 젊은 사람에게는 적용하기 어려운 치료법이다.

Doctor의 조언

간호의 요령

그레이브스병이라고 하면 안구돌출만이 유명하지만, 실제 환자에게 있어서는 교감신경 항진에 의한 육체적, 정신적 스트레스가 문제가 된다. 계절성이 약간 있어서 봄부터 여름은 증상이 심하고 가을부터 겨울은 가볍게 나타난다.

그레이브스병을 인지하지 못한 상태에서 큰 수술이 행해지면, 급격한 악화로 인해 사망하기도 한다(갑상샘중독발작, thyrotoxic crisis). 특히 여성의 경우 그레이브스병의 존재를 항상 의심할 필요가 있다.

이럴 때는 의사에게 상담!

약물치료 개시 후, 특히 최초의 수 개월간의 고열은 과립구감소증의 가능성이 있기 때문에 반드시 보고해야 한다. 또, β 차단제에 의한 기관지천식이 의심되는 경우에도 보고한다.

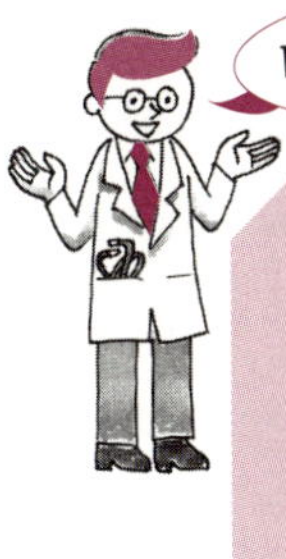

Doctor의 한마디

반복해서 말하지만 내분비질환은 "의심하는" 것이 진단으로 이어진다.

부신기능부전(capsular insufficiency)과 함께 그레이브스병을 인지하지 못한 상태에서 큰 수술이 행해지면 환자의 사망으로 이어지므로 세심한 주의가 필요하다.

02. 쿠싱증후군
Cushing's syndrome

질환의 개요

어떠한 병인가?

부신겉질(부신피질)이 분비하는 스테로이드호르몬 가운데 코르티졸(cortisol)이라고 불리는 당질 코르티코이드(glucocorticoid)가 과잉분비되는 상태를 쿠싱증후군(Cushing's syndrome)이라고 한다. 코르티졸에는 혈압이나 혈당을 유지하는 작용이 있기 때문에 환자는 고혈압, 당뇨병이 된다. 이 외에, 중심성 비만*1, 보름달 모양 용모, 뼈엉성증(골다공증)이 발생한다.

쿠싱증후군의 원인으로는 병에 의한 것과 외인성 원인으로서 약제에 의한 것이 있다.

① 병에 의한 것 … 부신선종(adrenal adenoma) 등 부신겉질(피질) 그 자체에 이상이 있는 쿠싱증후군과 뇌하수체 종양에 의해 부신겉질자극호르몬(ACTH) 분비가 과잉됨으로써 발생하는 협의의 쿠싱병으로 분류된다. 극히 드물게, 완전히 다른 성질의 암세포가 ACTH를 분비하는 이소성 쿠싱증후군이 있다(폐소세포암 등).

② 약제에 의한 것 … 결합조직 질환, 기관지천식 등에 처방된 스테로이드호르몬의 부작용.

*1 몸통은 비만해지는 한편, 사지의 지방은 감소된다.

어떠한 증상이 나타나는가?

급속하게 나타난 중심성 비만인 경우, "배가 땡땡해진다"

는 느낌을 호소한다. 고혈압, 당뇨병이 나타나면 그 질환에 특유한 증상이 나타난다. 여성에서는 무월경, 불임이 된다.

✚ 어떠한 징후가 있는가?

얼굴이 보름달(만월) 모양 용모가 되며 여드름이 호발한다. 체형은 중심성 비만이 된다. 급속한 몸통의 비만에 의해 피하조직에 열상이 발생하고 출혈을 동반하기 때문에 붉은색 또는 보라색의 피부선조가 발생한다.

ACTH가 극단적으로 높은 수치가 되는 이소성 ACTH 분비종양에 의한 경우는 색소침착이 발생한다. 고혈압이 되며 극심한 뼈엉성증(골다공증)의 진행으로 연령이나 성별에 관계없이 척추압박골절이 발생하기 쉽고, 저신장, 거북등이 되기도 한다.

이소성 ACTH 분비종양 등에 의한 극단적인 고코르티솔혈증(hypercortisolism)의 경우는 패혈증으로 사망한다. 부신암(adrenal carcinoma)에 의한 경우는 코르티졸뿐만 아니라 남성호르몬, 광질코르티코이드의 분비도 과잉되어 저칼륨혈증, 남성화 등이 나타난다.

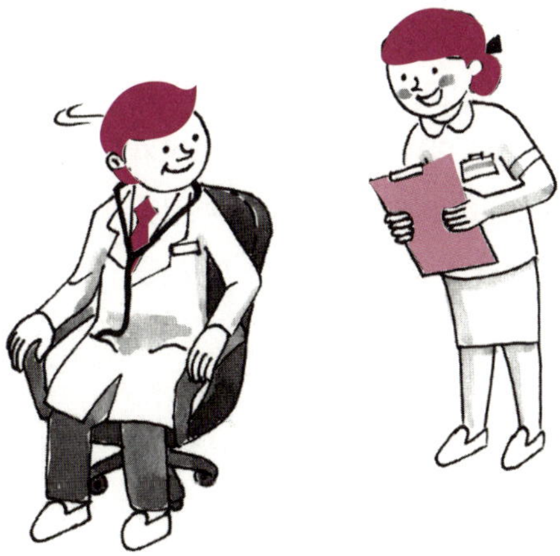

검사의 포인트

내분비학적으로는 채혈, 축뇨검사에서 코르티졸의 과잉분비*2가 증명된다. 방사선학적으로는 CT, MRI 등으로 종양의 국소부위를 분류하는데, 뇌하수체에 발생한 종양은 수 밀리 정도인 것도 많아 종종 분류가 어려워진다.

*2
코르티졸 과잉분비는 체외에서 합성 스테로이드 약제를 과잉 투여해도 억제되지 않는(자율적 분비) 것이 특징적이다.

1. 내분비학적 검사

코르티졸의 과잉분비를 증명한다. 채혈검사에서는 원칙적으로 이른 아침부터 오전(보통 오전 9시)의 코르티졸 수치를 측정하는데, 반드시 혈중 ACTH를 동시에 측정한다. 코르티졸이 높은 수치일 때, ACTH가 억제되면 부신성 쿠싱증후군, ACTH가 억제되지 않으면 뇌하수체성이나 이소성 ACTH 분비 종양이 의심된다.

코르티졸 분비가 자율성인지를 보기 위해서는 합성 스테로이드호르몬인 덱사메타존(dexamethasone) 1mg을 전날 밤 오후 11시에 복용하고, 다음날 아침 9시에 코르티졸을 측정한다. 정상이면 코르티졸이 억제되고 있는 것이다. 24시간 축뇨를 하여 소변 속으로의 코르티졸 배설량을 직접 측정하기도 한다.

뇌하수체나 부신은 호르몬을 분비하지 않는 비기능성 종양이 호발하는 장기이다. 특히 인간도크(정밀 신체검사)의 보급에 의해 우연히 부신종양이 발견되는 경우가 매우 많아지고 있다(우발 종양). 크기가 4~5cm 이내면, 비기능성 부신종양은 수술 대상이 되지 않기 때문에 호르몬 검사는 매우 중요하다.

혈중 코르티졸 수치에는 아침에는 높은 수치가 되고, 오후부터 야간에는 낮은 수치가 되는 하루 동안의 리듬이 존재하기 때문에 채혈 시각이 매우 중요하다. 때문에 9시, 17시, 21시의 1일 3회의 채혈이 필요하다. 소변 속의 코르티졸(또는 대사산물) 분비량 측정은 1일 축뇨를 할 필요가 있다. 또, 덱사메타존 등이 많은 합성 스테로이드호르몬 제제는 혈액검사에서 코르티졸로서는 측정되지 않는다.

2. CT, MRI

CT, MRI로 부신, 뇌하수체의 영상검사를 시행해 종양의 국소부위를 밝히는 검사이다. 부신선종(adrenal adenoma)에 의한 부신성 쿠싱증후군의 경우, 종양의 지름은 2~3 cm로 비교적 크기 때문에 대부분 CT 검사로 충분히 국소진단을 시행할 수 있다. 부신선종은 종양세포 안에 비교적 다량의 지방을 함유하기 때문에 MRI에서는 지방의 강조, T1강조로 고신호가 된다. MRI에서 T2강조로 고신호가 되는 경우는 갈색세포종, 신경성 종양일 가능성이 높다. 종양지름이 5cm 이상인 경우는 부신속질(부신수질)에서 발생한 갈색세포종, 신경성 종양, 부신암이 의심된다. 부신암은 원발성이 극히 드물고 대부분이 전이성 암이다.

부신종양은 MRI에 의해 종양의 성질(부신선종인지, 그 외의 것인지)을 어느 정도는 추정할 수 있다. 그러나 영상진단만으로는 실제로 호르몬을 분비하고 있는 기능성 종양인지를 판정할 수 없기 때문에 내분비학적 검사와 동시에 진행할 필요가 있다. 뇌하수체 종양에 의한 쿠싱병의 경우는 종양 지름이 작은 것이 많아 상세한 MRI 검사로도 때로는 국소진단이 어려운 경우가 있다. 이러한 경우는, 좌우 하추체정맥에 카테터를 삽입해 정맥혈 표본추출(sampling)을 하여, ACTH를 측정해 좌우 어느 쪽에 있는지만이라도 추정한다.

3. 부신 아도스테롤 섬광도(adosterol scintigram)

부신호르몬의 원료가 되는 콜레스테롤과 매우 비슷한 방사선 라벨링(labeling) 아도스테롤을 처방해 종양에 대한 축적을 보는 검사이다.

아도스테롤(adosterol)이 집적하면 스테로이드호르몬을 합성하는 부신선종(adrenal adenoma)이라는 것이 증명된다. 그러나 아도스테롤 처방에서부터 촬영까지는 1주일 이상 필요하다. 또 감도가 그다지 높지 않다.

치료의 포인트

원칙적으로 외과적 종양절제가 제1선택이다. 수술이 불가능한 경우는 내과적인 약물치료가 실시되며, 뇌하수체 종양에 대해서는 방사선 치료가 선택된다[*3].

1. 외과적 치료

영상진단에서 부신 또는 뇌하수체에 존재하는 종양의 부위 진단이 내려지면, 외과적 절제가 제1선택이 된다.

장점과 단점

부신선종(adrenal adenoma)에 최근에는 복강경을 이용한 수술법이 시행되고 있다. 또 뇌하수체 종양에는 예전부터 나비뼈동굴(접형골동, sphenoidal sinus)을 통한 뇌하수체선종(pituitary adenoma)적출술(Hardy법)[*4]이 이용되고 있다. 두 가지 모두 섬세한 기술이 필요한데, 수술로 인한 침습은 경감된다.

부신암(adrenal carcinoma), 이소성 ACTH 분비종양에 대해서는 진행 정도에 따라서 수술 적응이 불가능한 경우도 있다. 뇌하수체 종양에서는 특히 수술 전에 종양의 부위 진단이 불확실한 경우에 종양을 떼어내지 못하는 경우도 있어, 방사선 치료가 선택된다. 현재는 감마(γ)나이프법이라고 하여, 핀포인트(pin point) 방식으로 병소부위에 집중적으로 조사하는 방법을 선택하는 경우가 많아졌다.

*3
이소성 ACTH 분비종양에 의한 극단적인 고코르티졸혈증이 존재하는데, 1주일 정도의 보통 영상검사로 암의 원발부가 분류되지 않아 방치되어 패혈증으로 사망할 위험성이 높은 경우는, 긴급 피난적으로 양측 부신절제가 필요한 경우도 있다.

*4
머리뼈를 절개(개두)하는 일 없이 윗입술의 뒤쪽에서 코안(비강, nasal cavity)을 통해 나비뼈동굴(접형골동, sphenoidal sinus)을 경유하여 뇌하수체가 있는 터키안장(sella turcica) 저부에 이르는 방법이다.

2. 내과적 치료

외과적 치료가 곤란한 경우는 약물요법을 시행한다. 뇌하수체 종양에 대해서는 특효약이 될 만한 것이 없는데, 발프로산나트륨(sodium valproate) 등이 이용된다. 부신암이나 내과적으로 부신기능을 소실시켜야 하는 경우는 부신효소저해제(마이토테인, mitotane)가 선택된다.

장점과 단점

수술이 불가능해도 증례에 따라서는 효과를 보는 경우가 있다. 마이토테인은 부신 세포에 대해 선택적인 약물독성을 가지고 있지만, 매우 고가이며 식욕부진 등의 소화기증상이나 간장애가 심해서 충분한 양을 사용할 수 없는 경우도 있다. 또, 뇌하수체 종양에 대한 약제는 효과가 불안정하다.

Doctor의 조언

간호의 요령

내분비학적 검사는 약제 처방, 채혈 등의 시간이 정해져 있어, 단 한 번의 채혈 실수나 채혈 용기(코르티졸은 혈청용, ACTH는 혈장용)를 혼동하면 검사는 무의미해진다.

쿠싱증후군의 수술 직후는 부신기능이 상실되어 있는 상태가 된다. 스테로이드 보충은 급성 부신기능상실(부신부전)의 치료보다 서서히 감량되는데, 환자는 오랜 세월 동안 고코르티졸혈증에 익숙해져 있기 때문에 육체적, 정신적으로 상태가 좋지 않다고 호소한다. 퇴원 후에는 외래에서 남아 있는 정상 부신의 회복을 관찰하면서 보충량을 감량하는데, 우울증이나 결합조직 질환을 발병하기도 하므로 섬세한 관찰이 필요하다.

이럴 때는 의사에게 상담 !

쿠싱병은 의심하는 것에서부터 진단이 시작된다. 다른 질환으로 입원한 환자라도 특징적인 체형 등이 보이면 의사에 상담한다. 수술 직후는 활력징후의 변동이 중요하다. 또, 우울증이나 결합조직 질환의 징후가 의심될 때는 신속하게 보고해야 한다.

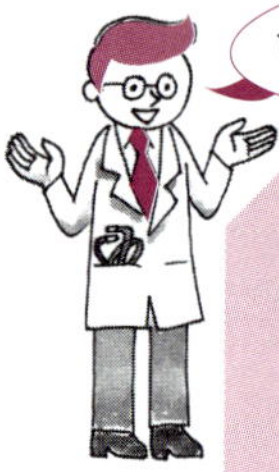

Doctor의 한마디

반복해서 말하지만 내분비질환은 의심하는 것에서 시작된다. 쿠싱증후군에 동반되는 고혈압이나 당뇨병은 수술로 완화되기 때문에 외과적 고혈압이라고 불리고 있다. 또 환자는 평생 동안 약을 복용하지 않아도 된다.

03. 부신기능상실

부신기능부전, capsular insufficiency

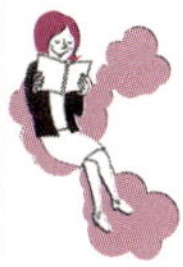

질환의 개요

✚ 어떠한 병인가?

부신겉질은 뇌하수체로부터 나오는 부신겉질자극호르몬(ACTH)에 의해서 엄격하게 지배되고 있다. 육체적으로 스트레스 상태에 있으면 뇌하수체는 다량의 ACTH를 분비해, 부신겉질로부터 스테로이드호르몬의 분비를 증가시켜 쇼크상태를 막는다. 그러나 뇌하수체 또는 부신(일반적으로는 부신겉질)에 장애가 있을 때는 이 기전이 작용하지 않아 인체는 쉽게 쇼크상태가 되어 생명이 위기 상황에 노출된다. 이러한 병태를 부신기능상실(부신 부전)이라고 한다.

부신기능상실은 치료가 늦으면 급속히 환자의 사망으로 이어지는 급성 부신기능상실과 치료하면 일상생활에 문제가 없는 만성 부신기능상실이 있다*1.

장애를 받는 부위에 따라 원발성, 연발성으로 분류된다.

① **원발성** … 부신의 장애에 의한 것으로, 스테로이드호르몬 합성효소에 대한 자가면역(에디슨병, 부신성기증후군), 부신의 감염증에 의해서 발병한다.

② **속발성** … 뇌하수체, 시상하부의 장애로 발병하며, 원인은 ACTH 분비세포에 대한 자가면역(ACTH 단독 결손증), 뇌하수체 종양, 분만 시의 대출혈 등이다.

memo

부신은 겉질(피질)과 속질(수질)로 이루어져 있으며, 혈압이나 혈당, 전해질 유지 등 생명유지에 중요한 기능을 담당한다.

① 부신겉질 … 스테로이드호르몬(코르티졸 : 당질코르티코이드, 알도스테론 : 광질코르티코이드, DHEA : 부신 유래 남호르몬 등)의 합성·분비

② 부신수질 … 강력한 혈압상승 호르몬인 아드레날린 분비

*1

일부를 제외한 급성 부신기능상실은 만성 부신기능상실을 인지하지 못한 상태에서 수술이나 교통사고, 분만, 심각한 감염증 등 스트레스 상태에 놓였을 때 발병하는 경우가 많다.

✚ 어떠한 증상이 나타나는가?

급성 부신기능상실에서는 원인불명의 급속한 쇼크 상태로 진행되어 사망으로 이어지는 전신상태의 악화가 일어난다. 일반적으로 만성 부신기능상실에서는 전신피로감이 대표적이다. "천정이 내려앉은 것 같은 지독한 피로감"이 계속되며, 감기에 의한 발열 등으로 증상이 악화되며, 때로는 일과성 의식소실이 나타나기도 한다.

✚ 어떠한 징후가 있는가?

저혈압, 저혈당이 관찰된다. 또, 체내의 Na 재흡수를 촉진하고 K 재흡수를 저해하는 광질코르티코이드의 저하에 의해 저나트륨혈증, 고칼륨혈증이 된다. 광질코르티코이드는 뇌하수체로부터의 조절뿐만 아니고 레닌 · 안지오텐신계의 조절을 보다 강하게 받기 때문에 위기적인 혈압저하, 저나트륨혈증, 고칼륨혈증은 속발성 부신기능상실보다 원발성 부신기능상실에서 더 심하게 나타난다. 또한 원인불명의 발열, 설사, 복통이 나타나기도 한다.

자가면역에 의한 대부분의 원발성 부신기능상실에서는 되먹임(feedback)기전에 의해 뇌하수체로부터의 ACTH 분비가 매우 높은 수치가 되며, 특징적인 색소침착[*2]이 나타난다. DHEA가 저하되는 타입의 부신기능상실의 여성[*3](대부분은 속발성)에서는 음모, 겨드랑이 털이 빠진다. 대조적으로, 대표적인 부신성기증후군인 21－수산화효소결핍증에서는 DHEA가 증가해 남성화가 일어난다.

*2
ACTH에는 색소침착작용이 있다.

*3
음모, 겨드랑이털의 유지에 관여하는 남성호르몬은 남성에서는 고환이 중요하지만, 여성에서는 DHEA(부신유래 남성호르몬)가 중요하다.

검사의 포인트

채혈로 혈액 속의 코르티졸(cortisol) 수치를 측정하는데, 코르티졸 분비에는 하루의 리듬이 있어 아침에는 높은 수치였다가 오후부터는 저하된다는 점에 주의해야 한다. 좀 더 정확하게 확인하려면 소변 속으로 나가는 코르티졸 또는 대사산물의 1일 배설량을 측정한다. 내분비 영역에서는 부하시험(자극시험, 억제시험)에 대한 반응이 중요하다.

1. 혈중 코르티졸, 혈중 ACTH

채혈한 그 시점에서의 뇌하수체 · 부신겉질(부신피질)계의 상태를 알 수 있다. 저코르티졸혈증과 함께 고 ACTH 수치가 보였을 때는 원발성 부신기능상실, 저 ACTH 혈증이 나타나면 속발성 부신기능상실을 의심해야 한다.

채혈 시각이 정확하게 기록되어 있으면 간편하게 뇌하수체 · 부신겉질계 상태를 알 수 있어 만성 부신기능상실의 관리가 편리하다. 그러나 1일 총 분비량을 반영하지 않으므로 항상 하루의 리듬을 염두에 둘 필요가 있다. 또, 검사결과가 나올 때까지는 시간이 걸리기 때문에 검사결과를 급성 부신기능상실의 진단에 이용하지 못한다.

2. 요중 코르티졸, 코르티졸 대사산물(17-OHCS, 17-KS)

부신에서 분비되는 하루의 총 코르티졸 양을 알 수 있다. 축뇨 방법에 문제가 없으면 부신기능을 거의 정확하게 알 수 있지만, 축뇨가 부정확한 경우에는 측정치도 신뢰할 수 없다[*4]. 또 검사결과가 늦어 급성 부신기능상실 진단에 이용하지 못한다.

3. 일반검사

저혈당, 저콜레스테롤혈증, 저나트륨혈증, 고칼륨혈증을 증명함으로써 급성 부신기능상실을 의심할 수 있다.

*4
예를 들어, 축뇨가 절반밖에 되어 있지 않으면, 요중 코르티졸 1일 분비량의 수치도 절반이 되어 부신기능상실이라고 진단될 가능성이 있다.

어느 정도 규모가 있는 병원이라면 긴급 검사로 수시간 만에 검사결과를 얻을 수 있다. 그러나 부신기능상실을 의심할 수는 있지만 직접적인 증명은 되지 않는다.

동시 채혈로 혈청, 혈장을 분리해 ACTH, 코르티졸도 제출할 수 있다.

치료의 포인트

1. 급성 부신기능상실

병력, 징후, 일반검사 등으로 급성 부신기능상실의 가능성이 있으면 즉석에서 치료를 시작한다. 환자는 쇼크상태에 있는 경우가 많으므로 호흡순환 관리를 실시하면서 다량의 당질코르티코이드(코르티졸)를 생리적 식염수와 함께 투여해 구명을 시도한다.

건강한 사람의 경우 부신에서의 코르티졸 분비량은 하루 20mg 전후이지만, 급성 부신기능상실에 빠질 정도의 심각한 스트레스 상태에서는 대략 10배의 코르티졸이 분비되기 때문에 하루 200~300mg의 코르티졸을 정맥 내에 투여한다. 전신상태가 개선됨에 따라서 코르티졸 투여량을 반감해 나가며, 최종적으로는 경구용 제제로 유지량을 투여한다.

2. 만성 부신기능상실

하루 20mg(최근에는 15mg인 경우도)의 코르티졸을 조석으로 2~3:1의 비율(아침 15mg, 저녁 5mg 등)로 분할 처방한다. 처방하는 합성 스테로이드호르몬은 종류에 따라 역가, 광질코르티코이드 작용이 다르므로 주의가 필요하다.

한국인은 식염 섭취량이 많기 때문에 약한 광질코르티코이드 작용을 가진 코르티졸만으로 극단적인 탈염증상은 일어나지 않는다. 여러 가지 스트레스 상태로 인해 약제의 추가 복용이 필요하게 된다. 매일매일 확실하게 복용하는 것이 필수적이며, 또한 발열, 발치술, 수술 등 육체적 스트레스에 따른 복용량의 증가를 지도 · 교육할 필요가 있다[*5]. 또, 임신 · 분만 시에는 경험이 많은 전문의가 있는 병원에 다녀야 한다. 의식불명 상태에서도 의료기관에서 신속히 대응할 수 있도록 환자에게 카드를 발급해서 늘 지니고 다니게 한다.

*5 발치, 경도의 발열에도 하루 처방량은 2배가 되며, 전신마취가 필요한 큰 수술에서는 200mg이 필요하다.

Doctor의 조언

간호의 요령

① **급성 부신기능상실** … 전신관리가 필요하다. 환자의 활력징후를 비롯한 정보를 빠짐없이 관찰한다. 혈압, 혈당치, 맥박수 등이 관찰 대상이다. 환자가 의식이 있는 경우는 수액, 스테로이드호르몬의 처방으로 피로감의 개선이 있는지 확인하는 것도 중요하다.

② **만성 부신기능상실** … 환자가 일상생활을 하는 데 지장이 없는지가 평가의 대상이 된다. 기본적인 처방량은 채혈 결과에 따라 결정되지만, 반드시 그것만은 아니다. 검사치가 정상이라도 일상생활에 지장이 있는 경우는 코르티졸 처방량을 증량할 필요가 있다. 다만 매일매일 규칙적으로 복용하고 있는지를 엄격하게 점검한다.

이럴 때는 의사에게 상담 !

① **급성 부신기능상실** … 어떤 활력징후의 변화도 보고해야 한다.

② **만성 부신기능상실** … 발열, 발치 등으로 평소의 코르티졸 보충량에 변화가 생길 수 있는 스트레스 상태는 신속하게 보고한다. 간단한 발치나 38℃ 이상의 발열에서는 경우에 따라 보통의 2배 분량의 복용이 필요하게 된다. 지켜지지 않는 경우는 돌연사의 가능성도 있으므로, 인플루엔자 유행 시기 등에는 특히 주의가 필요하다.

생식 연령에 있는 여성이 부신기능상실일 경우, 임신 · 분만은 적절한 관리가 이루어지지 않으면 생명의 위험이 따른다. 임신과 출산을 희망한다면 주치의와 상담 후 전문의를 소개받아야 한다. 임신 진행에 따라 처방의 변경이 필요해진다.

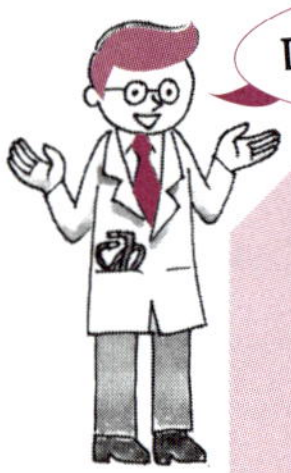

Doctor의 한마디

일상생활에서 환자의 컨디션 관리를 위해서는 자연스럽게 환자에게 접근하여 환자의 이야기를 잘 들어주어야 한다.

환자와 적절한 대인관계를 구축하는 것이 중요하다.

04. 결합조직 질환
collagen disease, SLE 등

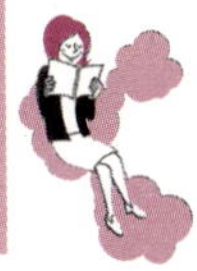

질환의 개요

✚ 어떠한 병인가?

결합조직 질환(collagen disease)에는 전신홍반루푸스(systemic lupus erythematosus ; SLE), 강피증(pachydermia), 피부근염(dermatomyositis) 등의 여러 종류가 있다(표 1). 결합조직 질환의 병태는 명확히 밝혀지지 않았지만 자신의 세포가 자신의 조직을 손상시키는, 이른바 자가면역반응에 의해 병태를 형성하고 있는 것이다. 특징으로는 여성에 많으며 이환율이 낮고, 피부 · 근육 · 관절 등의 교원질(콜라겐)에 이상이 나타나며, 장기에서는 혈관 · 폐 · 콩팥이 침범되기 쉽고, 발병하면 나빠졌다 좋아졌다(재발과 관해)를 반복한다. 조기 진단이 어려우며, 치료에는 부신겉질스테로이드나 면역억제제를 이용한다.

✚ 어떠한 증상이 나타나는가?

근육 · 관절증상으로는 관절의 통증, 종창이나 근육의 파악통, 근력저하 등이 있다. 피부증상에서는 냉수나 바깥 공기에 노출되었을 때에 손가락끝이 허혈로 인해 하얗게 변하는 레이노 현상(Raynaud's sign), 혈관염에 동반되어 나타나는 피부궤양이나 자반, 직사광선에 노출되었을 때 나타나는 광선과민증(photosensitivity reaction) 등 다양한 다입의 홍빈이나 피부경화 등을 볼 수 있다. 장기장애 결과 사이질폐렴(간질성 폐렴), 콩팥염(신장염)이 일어나는 경우가 가끔 있다. 드물게 경련, 마비 등의 정신 · 신경증상을 나타내기도 한다.

✚ 어떠한 징후가 있는가?

원인불명열(fever of unknown origin ; FUO)의 원인 가운데 하나로 결합조직 질환이 있으며, 지속되는 미열이나 발열을 초발증상으로 해서 발병하는 경우도 적지 않다. 레이노 현상이 나타나거나 햇빛에 탄 후 피부염의 악화 등 수년 전부터 서서히 증상이 나타나기도 한다. 처음에는 감기증상이 있어 항균제를 복용해도 개선되지 않고, 그 후에 관절통과 피진이 나타나는 등의 경과를 거친 다음 병원을 찾는 경우도 있다.

발병까지의 경과는 다양하다. 내원까지의 경과를 자세하게 문진하는 것이 진단의 열쇠가 되는 경우도 적지 않다.

표1 결합조직 질환과 그 관련 질환

- 전신홍반루푸스(SLE)
- 경피성 피부근염(sclerodermatomyositis)
- 쇼그렌증후군(Sjögren's syndrome)
- 대동맥염증후군(aortitis syndrome)
- 관자동맥염(측두동맥염, temporal arteritis)
- 결절여러동맥염(결절다발동맥염, polyarteritis nodosa)
- 현미경적 다발동맥염(microscopic polyarteritis)
- 베게너육아종증(Wegener's granulomatosis)
- 척-스트라우스 증후군(알레르기성 육아종성혈관염, Churg-Strauss syndrome)
- 베체트병(Behcet disease)

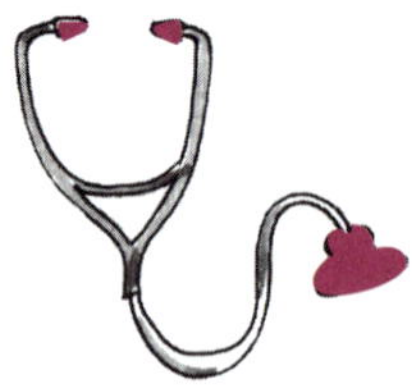

검사의 포인트

문진과 진찰 후에 혈액검사를 하여 면역이상의 존재를 확인한다. 대부분의 결합조직 질환에는 진단기준이 있어, 이것들과 대조해 진단을 확정한다. 결합조직 질환은 폐, 콩팥, 혈관 등의 장기에도 병변을 동반하는 경우가 있기 때문에 전신검사를 하여 합병증의 유무를 확인한다.

1. 자가항체(표 2)

우리의 몸은 면역에 의해서 세균 · 바이러스 등의 외적을 배제하는 기능을 갖추고 있다. 즉, 면역을 담당하는 세포는 자기와 비자기를 분별하는 능력을 가지고 있다. 그러나 어떤 이상으로 인해 자신의 조직을 비자기로 간주해 항체를 생산하는 경우가 있는데, 그것을 자가항체라고 한다.

자가항체에는 몇 가지의 종류가 있는데, 어떤 것이 나타나는가 하는 것은 질환에 따라 어느 정도 정해져 있으므로 진단에 도움이 된다. 그러나 자가항체가 음성인 경우도 많이 있다.

2. 항핵항체

세포의 핵 속에 들어 있는 여러 종류의 항원에 대한 자가항체를 말한다. 양성 판정은 혈청의 최고 희석배율을 가지고 표시한다. SLE와 같이 진단기준 항목에 들어 있는 것도 있어서 결합조직 질환의 진단에 유용하다.

항핵항체의 염색에 의해 존재하는 자가항체를 추측할 수 있다. 항핵항체의 정상치는 40배 미만으로 되어 있지만 정상인에서도 40~80배로 나오는 경우가 있다. 항핵항체는 연령증가와 함께 양성률이 상승하며, 또 혈압강하제나 항부정맥제 등으로 양성이 되는 경우가 있기 때문에 주의가 필요하다.

표2 주요 질환과 자가항체

SLE	항ds-DNA항체, 항Sm항체
강피증(경피증, pachyderma)	항Scl-70항체
피부근염	항Jo-1항체
쇼그렌증후군	항SS-A항체, 항SS-B항체
혼합성 결합조직병	항U1 RNP항체
크레스트(CREST)증후군	항센트로메어(Centromere)항체

치료의 포인트

결합조직 질환에서는 예전부터 부신겉질스테로이드를 중심으로 하는 치료로 해왔지만, 최근에는 면역억제제를 병용하는 경우가 많아지고 있다. 약제의 종류나 투여량은 병의 종류, 중증도, 합병증의 유무 등에 따라 결정된다.

1. 부신겉질스테로이드(adrenocortical steroid)

염증을 막는 작용과 면역을 억제하는 작용이 있다. 즉, 각 장기의 염증을 막으며 또 병태의 중심인 면역이상을 억제한다.

장점과 단점

염증에 대한 효과의 발현이 빨라 전신상태의 개선을 기대할 수 있다. 또 장기간 복용함으로써 면역이상을 바로잡아 병세를 억제할 수 있다.

그러나 장기적으로 복용하면 비만, 감염성 증가, 소화성 궤양, 고혈당, 뼈엉성증(골다공증), 지질이상증, 정신증상 등 부작용의 발현빈도가 증가한다.

2. 스테로이드 펄스요법(steroid pulse therapy)

루프스콩팥염(lupus nephritis), 중추신경성 루프스, 사이질폐렴(간질성폐렴), 급성 진행성 콩팥염 등의 심각한 장기장애가 합병된 경우는 신속한 항염증 효과를 위해서, 일반적으로 솔메도롤(Solumedrol)® 1g을 3일간 점적 정맥주사한다.

장점과 단점

각 장기의 염증을 가장 단기간에 억제할 수 있지만, 때때로 심장기능상실(심부전), 응고항진에 의한 혈전 형성, 넙다리머리뼈(대퇴골두) 괴사가 일어나기도 한다.

3. 면역억제제(immunosuppressant)

부신겉질스테로이드만으로는 병태의 중심인 면역이상을 억제하지 못하는 경우나 부신겉질스테로이드의 부작용이 심한 경우에 사용한다.

장점과 단점

부신겉질스테로이드와 다른 작용기전으로 면역이상을 바로잡는다. 병세가 억제되면 부신겉질스테로이드를 감량할 수 있으므로 부작용의 발현 빈도도 저하시킬 수 있다. 그러나 효과 발현까지는 시간이 걸린다. 또, 면역억제제의 병용으로 인해 바이러스, 진균 등의 감염증이 발병하기 쉬워질 수도 있다.

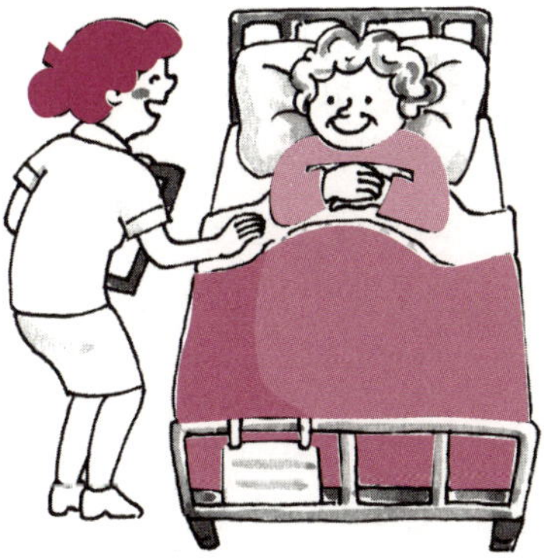

Doctor의 조언

간호의 요령

부신겉질스테로이드의 부작용으로는 비만, 보름달 모양의 얼굴, 여드름 등 외관상의 변화와 생리불순 등이 있으며, 이러한 이유로 환자가 복용을 스스로 중단해 병세가 급성으로 악화되는 경우가 있다. 환자가 마음대로 치료법을 바꾸지 않도록 지도한다. 또한 치료 시에 이용하는 부신겉질스테로이드나 면역억제제에 의해 감염성이 증가되는 경우가 많기 때문에 발열, 기침 등 감염징후에 주의한다. 감염예방으로서 혼잡한 곳을 피하며, 마스크 착용, 양치질, 손씻기 등을 철저하게 하도록 지도한다.

결합조직 질환은 진단까지 시간이 걸리고, 비록 진단이 내려졌다고 해도 치료에 오랜 시간이 필요한 경우가 많다. 또 SLE은 20~30대 여성에게서 발병률이 높은데, 그들은 병에 대해서 뿐만 아니라 취직이나 결혼, 출산 등 장래에 대해서도 많은 불안을 안고 있다. 환자의 이야기를 들어 주는 등 정신적인 지원도 중요하다.

이럴 때는 의사에게 상담 !

부신겉질스테로이드나 면역억제제를 복용하고 있는 환자가 발열, 기침, 설사 등의 증상이 있을 때는 감염증의 가능성이 있기 때문에 의사에게 보고한다. 또, 치료 중에 관절통, 피진 등이 새롭게 나타나는 경우가 있고, 시간과 함께 소실되기도 하므로 그때에도 의사에게 보고한다.

결합조직 질환은 같은 병이라도 증상이 나타나는 모습이 환자에 따라 다르기 때문에 각 환자에 맞는 관리를 해야 한다. 어떤 점에 주의해야 하는지는 의사에게 상담한다.

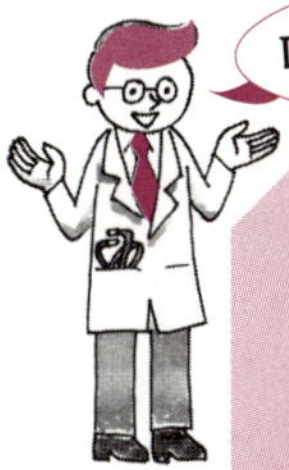

Doctor의 한마디

결합조직 질환은 관절, 피부만이 아니고 전신에 증상이 나타나므로, 이해하기 어려운 병의 하나라고 해도 과언이 아니다.

공부모임 등을 만들어 결합조직 질환을 담당하는 의사로부터 강의를 듣고 공부할 필요가 있다고 생각한다.

환자와 접촉하는 시간이 긴 간호사가 환자를 보면서 평소와 다른 점을 느끼는 것, 바로 그것이 증상이나 부작용의 조기발견으로 이어지는 것이다.

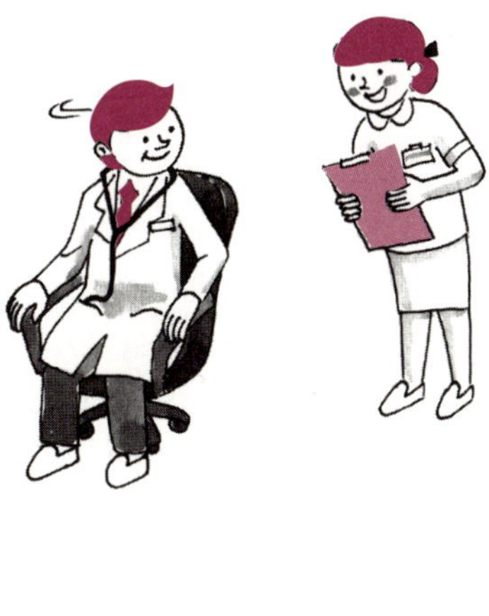

100가지 질병에 관한
Doctor's Advice

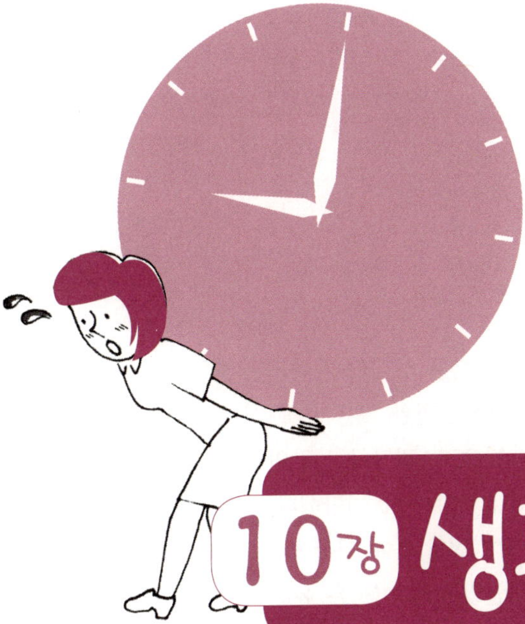

10장 생활습관병

01. 고혈압(hypertension)
02. 당뇨병(diabetes mellitus)
03. 고지질혈증(지질이상증, hyperlipidemia)
04. 통풍(고요산혈증, gout)
05. 비만(obesity)
06. 대사증후군(metabolic syndrome)

01. 고혈압
hypertension

질환의 개요

✚ 어떠한 병인가?

고혈압(hypertension)이란 혈압이 높은 상태가 계속되는 병이다. 혈압(blood pressure)이란 혈액이 혈관 속을 흐를 때 혈관벽에 걸리는 압력을 말하는 것으로, 건강한 사람인 경우 수축기 혈압이 140 미만, 확장기 혈압이 90 미만이다. 수축기 혈압이 140 이상이거나 확장기 혈압이 90 이상이면 고혈압이라고 정의한다. 고혈압 원인의 90% 이상은 유전적 배경과 부적절한 생활습관으로 인해 일어나는 본태성 고혈압이다. 나머지 10% 중에는 콩팥질환(신장질환)이나 부신종양(adrenal tumor) 등의 내분비질환에 의한 이차성 고혈압이다.

고혈압 상태가 계속되면 전신의 혈관에는 항상 보통 이상의 압력이 걸리게 된다. 방치하면 전신에 동맥경화가 진행되어 뇌졸중이나 심근경색 등이 발생하거나 콩팥장애가 진행되는 등의 여러 가지 합병증이 일어난다.

✚ 어떠한 증상이 나타나는가?

고혈압은 "침묵의 살인자"라는 말이 있듯이, 자각증상이 부족하여 어느 틈엔가 자신도 모르게 고혈압이 되었다는 경우가 많다. 두통, 어깨결림, 현기증, 가슴두근거림, 가슴통증 등이 고혈압의 증상으로 발생하기도 하므로, 이러한 증상이 나타났을 때에는 의료기관에서 혈압을 측정해보는 것이 필요하지만 무엇보다 매년 1회의 건강진단을, 특히 가족력이 있는 사람은 빠뜨리지 않고 받는 것이 바람직하다.

✚ 어떠한 징후가 있는가?

증상과 마찬가지로 고혈압에 특유의 징후라는 것은 없다. 다만, 뇌경색 등의 가벼운 마비 징후를 놓치지 않는 것도 중요하다.

검사의 포인트

1. 혈압측정(hemadynamometry)

먼저 정확한 혈압을 측정하는 것이 중요하다. 5분간 안정시킨 후 심장 높이에서 측정하며, 특히 측정 전 30분 동안에는 혈압을 상승시키는 카페인 섭취나 흡연은 삼가하도록 한다.

또, 의사가 있는 진찰실에서는 환자가 긴장해서 혈압이 상승하는 경우가 있다(백의 고혈압, White coat hypertension). 높을 때는 2, 3회 심호흡을 하게 한 다음 다시 측정하는 등의 궁리가 필요하다. 외래환자는 백의고혈압(White coat hypertension)의 확인방법으로서 편안한 가정에서 측정한 혈압을 참고로 하는 것도 효과적이다. 가정에서 사용되는 자동 혈압계도 최근에는 정밀도가 상당히 좋아졌으므로, 데이터를 가지고 오게 한다거나 가능하면 외래에 올 때 가정 혈압계를 가지고 오도록 하여 수은 혈압계의 수치와 비교해 주면 환자도 안심할 수 있을 것이다.

2. 고혈압의 원인 검색을 위한 검사

처음으로 고혈압 진단을 받았을 때는 앞에서 말한 10%의 이차성 고혈압증의 가능성을 제외시킬 필요가 있다. 예를 들어, 부신종양을 절제하는 것으로 완전히 고혈압이 좋아지는 경우도 있기 때문이다. 이차성 고혈압의 선별검사로는 소변검사, 콩팥기능, 전해질, 내분비 등이 시행된다.

3. 상태 파악으로서의 검사

고혈압의 원인 검색과 함께 고혈압의 정도나 고혈압에 의한 전신장애(합병증) 정도를 알 수 있는 검사도 실시한다. 일반적으로는 소변검사, 혈액검사, 가슴부위(흉부)의 X선 검사, 심전도 등이 시행된다.

고혈압뿐만 아니라 당뇨병, 고지질혈증, 콩팥장애 등이 있으면 고혈압의 합병증인 동맥경화의 진행속도가 빠르기 때문에 치료를 보다 엄격하게 실시할 필요가 있기 때문이다.

치료의 포인트

1. 치료 목표

고혈압 치료의 목적은 고혈압이 지속됨으로써 초래되는 심장과 혈관의 장애에 의한 심혈관병의 발병과 그것으로 인한 사망을 억제하는 것이다. 또, 고혈압 환자가 충실한 일상생활을 보낼 수 있도록 도와주는 것이다. 고혈압학회에 의한 치료 가이드라인에서는 각 환자의 혈압수준(경증, 중등도, 중증), 심혈관질환에 대한 위험인자의 유무, 고혈압에 근거하는 장기 장애의 유무 및 심혈관병의 유무로 환자의 위험성

분류(표 1)를 한다. 각각의 위험성에 따라 분류하여 위험성에 맞는 치료법을 선택한다(그림 1).

표 1 혈압에 근거한 뇌심혈관 위험성의 단계 구분

혈압분류 / 위험층 (혈압 이외의 위험요인)	정상치 고혈압 130-139/85-89mmHg	Ⅰ도 고혈압 140-159/90-99mmHg	Ⅱ도 고혈압 160-179/100-109mmHg	Ⅲ도 고혈압 ≧180/≧110mmHg
위험 제1단계 (위험인자가 없다)	부가위험 없음	저위험	중등위험	고위험
위험 제2단계 (당뇨병 이외의 1-2개의 위험인자, 대사증후군*이 있다)	중등위험	중등위험	고위험	고위험
위험 제3단계 (당뇨병, 만성 콩팥병, 장기장애/심혈관병, 3개 이상의 위험인자 중 하나가 있다)	고위험	고위험	고위험	고위험

* 위험 제2층의 대사증후군(metabolic syndrome)은 예방적 관점에서 아래와 같이 정의한다. 정상 고치 이상의 혈압 수준과 복부비만(남성 85cm 이상, 여성 90cm 이상) 외에, 혈당치이상(공복 시 혈당 110-125mg/dL, 또는/동시에 당뇨병에 이르지 않는 내당능이상) 또는 지질대사이상 중 한 가지를 지닌 것이다. 두 가지를 모두 가진 경우는 위험 제3층으로 분류한다. 다른 위험인자가 없고 복부비만과 지방대사이상이 있으면 혈압수준 외의 위험인자가 2개이므로, 대사증후군과 합쳐서 위험인자가 3개라고는 하지 않는다.

2. 생활습관의 개선

① 염분 제한 … 1일 6g 미만을 목표로 한다.

② 식습관 … 야채를 많이 섭취하고, 콜레스테롤이나 동물성 지방을 삼간다.

③ 적정 체중의 유지 … BMI[*1] 25 미만.

④ 운동요법 … 심혈관병이 없는 경우 산책 등 무리가 없는 범위에서 1일 30분 이상.

⑤ 음주의 제한 … 1일 맥주 중병 1개, 1일 정종 2홉까지.

⑥ 금연

*1 BMI=체중(kg)÷[신장(m)×신장(m)]

그림1 고혈압 환자의 위험단계에 의한 치료의 흐름

혈압측정법, 병력, 신체소견, 검사소견

↓

이차성 고혈압을 제외

↓

위험인자, 장기장애, 심혈관병, 합병증을 평가

↓

생활습관의 개선 지도

↓

저위험군	중등 위험군	고위험군
↓	↓	↓
3개월 이내의 지도로 140/90mmHg 이상이면 혈압강하제 치료	1개월 이내의 지도로 140/90mmHg 이상이면 혈압강하제 치료	즉시 혈압강하제 치료*

* 정상 고치혈압인 고위험군에서는 생활습관의 개선에서 시작하여 목표혈압에 도달하지 않는 경우에 혈압강하제 치료를 고려한다.

3. 약물치료(drug treatment)

고혈압 치료제는 표 2와 같이 많은 종류가 있지만 환자의 병태(어떤 합병증을 갖고 있는가)로 보아 적응이 되고, 금기가 없는 것을 선택한다. 또 혈압제는 장기간에 걸쳐 복용하게 되므로 약값이나 부작용*2을 고려하여 선택할 필요가 있다. 부작용은 금방 나타나는 것과 1개월 정도 지나서 나타나는 것이 있으므로, 약 복용을 시작하고 나서 증상의 변화를 관찰하여 검사를 보충할 필요가 있다. 일반적으로는 1일 1회의 복약으로 끝나는 지속형 혈압강하제로 시작하여 2, 3개월마다 혈압상태를 보고, 증량을 하거나 복수의 타입을 함께 병용한다. 물론 약물치료가 시작되어도 앞에서 말한 생활습관의 개선은 계속해야 한다.

*2
금기는 아니지만 Ca길항제에 의한 얼굴의 화끈거림, ACE 저해제에 의한 마른기침, 이뇨제에 의한 빈뇨, β차단제에 의한 우울증, α차단제에 의한 비틀거림 등은 환자의 삶의 질(quality of life ; QOL)을 저해한다.

표2 혈압강하제 타입에 의한 적응과 금기

혈압강하제	적극적인 적응	금기
Ca길항제	뇌혈관질환 후, 협심증, 좌심실비대, 당뇨병, 고령자	방실차단(딜티아젬)
ARB	뇌혈관질환 후, 심장기능상실, 심근경색 후, 좌심실비대, 콩팥장애, 당뇨병, 고령자	임신, 고칼륨혈증, 양측 콩팥동맥협착
ACE저해제	뇌혈관질환 후, 심장기능상실, 심근경색 후, 좌심실비대, 콩팥장애, 당뇨병, 고령자	임신, 고칼륨혈증, 양측 콩팥동맥협착
이뇨제	뇌혈관질환 후, 심장기능상실, 콩팥기능상실(고리이뇨제〈loop diuretic〉), 고령자	통풍
β차단제	협심증, 심근경색 후, 빠른맥, 심장기능상실	천식, 방실차단, 말초순환장애
α차단제	고지질혈증, 전립샘비대증	기립성 저혈압

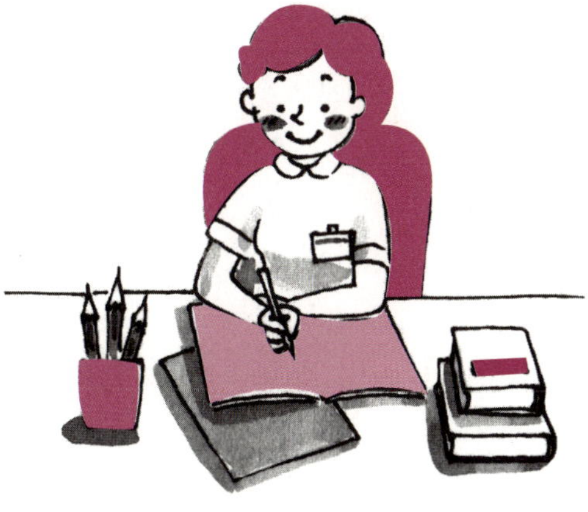

Doctor의 조언

간호의 요령

일시적인 혈압이 아니라 혈압의 변화에 주의한다. 혈압을 저하시키는 것이 가장 바람직하다.

이럴 때는 의사에게 상담!

고혈압에 의한 긴급사태에는 시급하게 연락할 필요가 있다. 또 합병증인 뇌경색, 심근경색 등의 증상을 놓치지 않는 것도 중요하다.

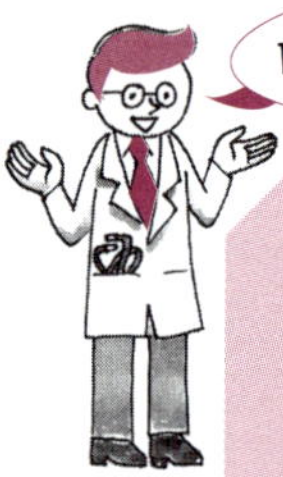

Doctor의 한마디

치료를 계속하기 위해서 담당의사는 환자와 충분한 대화를 하면서 필요한 정보를 제공하여 신뢰를 얻어 좋은 관계를 쌓아 올리는 것이 중요하다.

고혈압 환자의 삶의 질(QOL)에는 고혈압 그 자체에 의한 신체적, 정신적인 문제뿐만이 아니라 혈압강하제에 의한 영향, 의사와 환자와의 신뢰관계 등이 관련이 있다.

치료를 시작할 때는 가이드라인에 따르고 있는지, 환자의 병태나 임상적 배경, 혈압강하제의 효과 · 부작용, 비용 등을 고려해 담당의사가 최종적으로 결정한다.

02. 당뇨병

diabetes mellitus

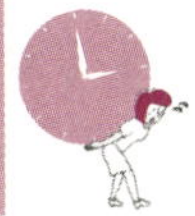

질환의 개요

✚ 어떠한 병인가?

당뇨병(diabetes mellitus)이란 고혈당(혈액 속의 당분 수치가 높아진다)이 계속되는 것으로, 전신에 다양한 장애를 일으키는 병이다. 보통, 이자(췌장, pancreas)에서 만들어지는 인슐린이라는 호르몬이 작용해 식후에 상승하는 혈당을 저하시키는데, 1형 당뇨병에서는 인슐린을 잘 합성하지 못하고, 2형 당뇨병에서는 과식, 운동부족 등으로 인슐린이 분비되기는 하지만 혈당을 충분히 내릴 수 없게 된다. 현재 압도적으로 2형 당뇨병이 많으며, 최근 칼로리 섭취의 증가, 운동부족으로 매우 현저하게 증가하고 있다. 당뇨병 예비군*1을 포함하면, 근래에는 40세 이상에서 10명 중 3명이 당뇨병이라고 할 정도로 일반적인 병이다.

✚ 어떠한 증상이 나타나는가?

혈당의 상승으로 입이 마르고 소변량과 횟수가 증가하는 등 당뇨병의 증상이 나타나는 경우도 있지만, 초기에는 전혀 자각증상이 없고 건강진단 등에서 요당(urine glucose)이나 혈당의 상승을 지적받아 깨닫게 되는 경우가 압도적으로 많다. 물론 고혈당 상태가 계속되면 병이 악화되어 영양흡수가 되지 않게 되며 전신의 피로감이 심해지거나 체중이 감소하기도 한다*2. 또 병의 상태가 진행되면 혈관장애가 진행

*1
당뇨병 예비군(숨은 당뇨병)은 정식으로는 경계형 당뇨병이라고 불린다. 표 1의 판정기준으로 보면, 공복 시의 혈당은 110mg/dL 미만으로 문제가 없지만, 75g 당 부하시험(OGTT) 검사에서 식후의 혈당이 140 이상까지 상승하는 사람은 140 미만의 정상형 사람에 비해 장래 당뇨병이 될 가능성이 높아 신중한 경과관찰이 필요하다.

*2
당뇨병에서는 비만만 주목을 받지만, 마르기 시작하는 상태가 더욱 심각하다.

되어 그 유명한 당뇨병의 3대 합병증인 망막증, 콩팥기능상실(신부전), 신경장애가 일어난다.

당뇨병성 망막증이란 눈의 망막혈관이 파괴되어 안저출혈이 일어나 어느 부분이 보이지 않게 되는 것이다. 현재, 전체 실명 환자의 절반수는 당뇨병성 망막증이며, 그 다음이 콩팥혈관 장애로 소변을 만들지 못해 다리가 부어오르는 등의 당뇨병성 콩팥증(신증)이 일어난다.

신규 투석 환자의 절반수는 당뇨병성 콩팥증 환자로, 다른 환자에 비해 예후가 나쁘다. 신경이 침범되는 사지마비, 자율신경 장애로 발기부전 등이 일어나는 당뇨병성 신경장애 증상도 잊어서는 안 된다. 예를 들어, 다리의 감각이 저하되어 열상이나 상처를 입어도 깨닫지 못하여, 마침내 당뇨병성 괴저가 일어난다.

또한 전신의 동맥경화증이 촉진되어 심근경색, 뇌경색, 다리의 폐쇄성 동맥경화증의 원인이 되고, 세균감염에 대한 저항력이 저하된다.

검사의 포인트

1. 소변검사(urinalysis)

당뇨병 검사로서 검진 등에서 널리 도입되고 있다.

간단하며 위험이 적은 검사이다. 요단백 검사를 함께 실시함으로써 당뇨병성 콩팥증(신증)의 조기발견에도 도움이 된다. 당뇨병성 콩팥증(신증) 환자는 콩팥에서 당의 재흡수력이 낮기 때문에 소변에 단백이 나오므로 요당이 나온 환자에게는 추가로 혈당검사가 필요하다.

2. 혈당검사(blood sugar test)

당뇨병 검사의 기본이다. 공복 시 혈당과 75g OGTT로 당을 부하했을 때의 혈당의 상승 모습을 보고 확정진단한다(표 1).

자각증상이 없는 조기의 인슐린 분비이상을 찾아낼 수 있다. 특히 인슐린 치료 중에는 스스로 혈당검사를 하고, 그 결과에 따라 인슐린 양을 조절할 필요가 있기 때문에 자가혈 측정을 기억하고 있어야 한다.

표 1 공복시 혈당치 및 75g OGTT에 의한 판정구분과 판정기준

혈압 강하제	혈당측정시간			판정구분
	공복 시		부하 후 2시간	
글루코스 농도 (정맥혈장주1))	126mg/dL 이상	◀또는▶	200mg/dL 이상	당뇨병형
	126mg/dL 이상			경계형
	110mg/dL 미만	및	140mg/dL 미만	정상형주2)

주1) 혈당치가 특별히 기재되지 않은 경우에는 정맥혈장치를 나타낸다.

주2) 정상형이라도 공복시 혈당치가 100mg/dL 이상인 경우, 또는 1시간치가 180mg/dL 이상인 경우에는 공복 시 혈당치가 100mg/dL 미만, 또는 1시간치가 180mg/dL 미만인 경우에 비해 당뇨병으로 악화될 위험이 높기 때문에 경계형에 준해서 취급(경과관찰 등)해야 한다.

3. HbA1c

일시적인 혈당이 아니라 채혈 때부터 과거 1~2개월의 평균 혈당치를 반영해 혈당조절의 지표로 한다.

식사의 영향을 받지 않는 평균치이므로 단식할 필요가 없이 당뇨병 상태를 잘 반영한다. 그러나 급격하게 발병한 당뇨병에서는 이상이 나타나지 않는다. 또 적혈구의 헤모글로빈 산물을 측정하므로, 빈혈 등의 혈액이상에서는 수치가 낮게 나오기도 한다.

memo
HbA1c의 수치를 환자가 자기와 가깝게 상상할 수 있도록, 체온(℃)에 대비시켜 설명하는 방법이 흔히 이용된다. 예를 들어, HbA1c 6.5까지는 36.5℃로 문제가 없는 것, 7.0이 되면 37℃(미열)이므로 요주의, 9.0이 되면 38~9℃(고열)로 꽤 나쁘다는 식의 설명이 자각증상이 없는 당뇨병을 환자에게 이해시키는 데 좋을 것이다.

4. 인슐린 측정

인슐린을 측정해 인슐린의 분비 유무를 판단하고 당뇨병의 원인을 찾는다. 특히 75 g OGTT로 식전과 식후의 혈당과 인슐린을 동시에 채혈하여 인슐린 분비지수*3를 계산할 수 있다. 이것이 0.4 미만인 사람은 현재 당뇨병이 아니어도 장래 당뇨병이 되기 쉽다는 것을 알 수 있다. 또 수치가 낮은 사람은 인슐린의 분비가 적으므로 인슐린 치료를 해야 할 가능성이 높다.

*3
인슐린 분비의 차이를 혈당치의 차이로 나눈 것 = △혈중 인슐린수치(30분수치−0분수치) μ U/mL/△혈당치(30분수치−0분수치)mg/dL

5. 알부민 측정

조기의 당뇨병성 콩팥증(신증) 진단을 위해 시험지법 외에 요중 미량의 알부민의 측정이 일반화되어 있다.

6. 안저 사진 촬영

당뇨병성 망막증의 검사이다. 눈바닥(안저, ocular fundus)의 혈관은 인체에서 유일하게 육안으로 모세혈관의 이상을 알 수 있기 때문에 눈바닥 사진으로 당뇨병의 진행 정도를 알 수 있다. 출혈이 있으면 자각증상이 없어도 망막출혈의 예방으로서 레이저 치료 등이 시행되기도 한다. 당뇨병 진단을 받으면 1년에 한 번은 당뇨병성 망막증이 없는가 안과의에게 진찰을 받는 것이 좋다.

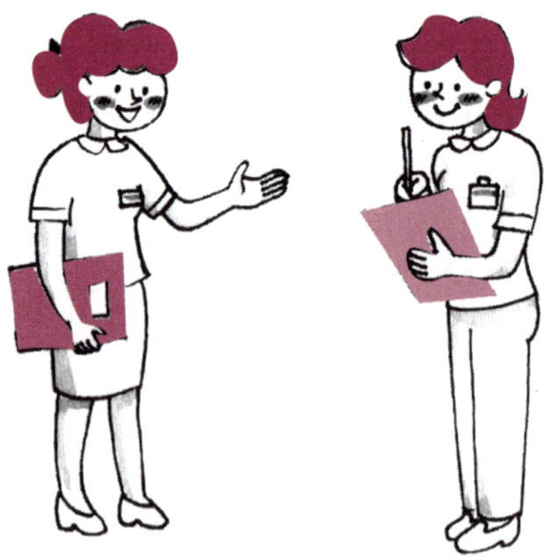

치료의 포인트

치료 목표는 당뇨병에 의한 여러 가지 합병증의 발병, 악화를 막아 건강한 사람과 같은 삶의 질(QOL)을 유지하고, 건강한 사람과 다를 바 없는 수명을 다하는 것이다.

1. 혈당조절(sugar control)

당뇨병 치료에서의 혈당 조절상태의 지표를 표 2에 나타낸다.

표2 혈당조절의 지표와 평가

<table>
<tr><th rowspan="3">지표</th><th colspan="5">혈당측정시간</th></tr>
<tr><th rowspan="2">우수</th><th rowspan="2">양호</th><th colspan="2">가능</th><th rowspan="2">불가능</th></tr>
<tr><th>불충분</th><th>불량</th></tr>
<tr><td rowspan="2">HbA1c(%)</td><td rowspan="2">5.8 미만</td><td rowspan="2">5.8~6.5 미만</td><td>6.5~7.0 미만</td><td>7.0~8.0 미만</td><td rowspan="2">8.0 이상</td></tr>
<tr><td colspan="2">6.5~8.0 미만</td></tr>
<tr><td>공복시 혈당치(mg/dL)</td><td>80~110 미만</td><td>110~130 미만</td><td colspan="2">130~160 미만</td><td>160 이상</td></tr>
<tr><td>식후 2시간 혈당치(mg/dL)</td><td>80~140 미만</td><td>140~180 미만</td><td colspan="2">180~220 미만</td><td>220 이상</td></tr>
</table>

주1) 혈당조절이 「가능」라는 것은 치료를 철저하게 하여 「양호」 내지 그 이상을 향한 개선 노력을 해야 할 영역이다. 「가능」 중에서도 7.0% 미만을 보다 조절이 좋은 「불충분」으로 하고, 그 외를 「불량」으로 했다(이 경계의 혈당치는 정해지지 않았다).

주2) 임신(임신 전부터 분만까지의 사이) 중에는 HbA1c 5.8% 미만, 공복 시 혈당치 100mg/dL 미만, 식후 2시간 혈당치 120mg/dL 미만으로 저혈당이 없는 상태를 목표로 한다.

2. 식사요법(alimentotherapy, 표 3)

식사요법은 모든 당뇨병 환자의 치료의 기본이며 출발점이다. 식사요법에 의해 당뇨병 상태가 개선되어 당뇨병 합병증의 위험이 낮아진다는 것을 알 수 있다. 환자의 생활형태에 따라 다음의 식으로 1일의 이상적인 식사량을 결정한다.

1일의 이상적인 섭취 에너지량 : (표준체중 = [신장(m)]^2 × 22) × 신체활동량

표3 생활활동 강도에 의한 표준체중 1kg당 필요 에너지

25 ~ 30Kcal	가벼운 노동(주로 책상에 앉아 일을 하는 사람, 주부 등)
30 ~ 35Kcal	보통 노동(서서 하는 일이 많은 직업)
35Kcal ~	중노동(육체노동이 많은 직업)

3. 운동요법(kinesiatrics)

운동요법을 시작할 때는 당뇨병성 만성 합병증이나 심혈관장애의 유무 등 우선 의학적 평가가 필요하다. 일상생활 속에서 단계적으로 운동량을 늘려가며, 그것을 계속하는 것이 중요하다. 2형 당뇨병 환자는 운동에 의해 혈당조절의 개선, 지질대사의 개선, 혈압저하, 인슐린 감수성의 증가가 나타나고, 그것을 식사요법과 조합함으로써 더 높은 효과를 기대할 수 있다.

4. 약물요법(drug therapy)

인슐린 결핍상태가 아니면, 우선은 식사 · 운동요법을 2~4개월간 실시하고, 그래도 혈당조절이 되지 않으면 경구용 혈당강하제*4를 투여한다. 소량에서부터 단독 또는 조합해서 처방한다. 무엇보다도 저혈당성 발작*5의 예방에 주의한다.

5. 인슐린 요법(insulinization)

1형 당뇨병, 당뇨병합병 임신, 당뇨병성 혼수*6에서는 인슐린의 사용이 절대적이다. 심각한 감염증, 전신관리가 필요한 외과수술을 할 때도 인슐린의 사용을 권유한다. 2형 당뇨병에서는 식사요법이나 운동요법 및 경구용 혈당강하제로도 혈당조절을 할 수 없는 경우 인슐린 치료가 시행된다.

memo
운동요법의 목표는 가능하면 매일(적어도 주에 3~5회), 지속시간은 20~60분, 일반적으로는 중등도의 운동을 권하며, 전후에 준비운동과 정리운동을 하도록 지도한다.

*4
현재는 설포닐(sulfonyl) 요소제, 비그아나이드(Biguanide)제, α글루코시다제(glucosidase) 저해제, 티아졸리딘(thiazolidine)유도체, 페닐알라닌(phenylalanine) 유도체 등이 사용되고 있다.

*5
약물요법이나 인슐린요법을 받고 있는 환자로서, 혈당이 내려간 경우에 몸에서 빨리 반응하는 증상 즉, 가슴이 두근거림(동계), 손 떨림(진전), 식은땀, 의식소실 등의 증상이 나타나는 경우가 있는데, 이것은 저혈당 증상의 신호이다. 본인이나 주위에서 잘 알아 두어, 곧 포도당을 보충할 수 있도록 언제나 가까이에 준비해두어야 한다.

다양한 인슐린이 있는데, 현재는 자가주사를 권유하고 있지만 언제 몇 단위의 주사를 해야 하는지를 확실하게 설명해 저혈당 발작에 대한 배려가 필요하다.

*6
케토산증[ketoacidosis, 인슐린의 절대 결핍에 의한 고혈당, 고케톤혈증 (hyperketonemia)]과 비케톤성 고삼투압성 혼수(탈수와 인슐린 부족이 원인)가 있는데, 모두 의식장애를 일으킨다.

Doctor의 조언

간호의 요령

당뇨병 조절에서 가끔 상태가 악화되는 경우가 있다. 그리고 그때, 환자는 좀처럼 그 원인을 의사에게 이야기하지 않는 경우도 있다. 너무 "범인 찾기"를 할 것이 아니라 간호사가 "왜 악화되었던 것일까"를 환자가 생각할 수 있도록 도와주면, 환자는 나름대로 원인을 파악해 대응해 주는 경우가 늘어날 것이다. 또 일상적인 식사제한이나 자가측정, 인슐린의 자가주사 등 환자 자신이 해야 할 것은 스스로 확실하게 할 수 있도록 알기 쉽게 설명한 후에 지켜보면서 스스로 하도록 유도해야 한다.

이럴 때는 의사에게 상담 !

당뇨병 치료 중에 가장 위중한 상황은 저혈당, 고혈당에 의한 혼수상태로, 긴급하게 의사에게 보고할 필요가 있다. 또 당뇨병 환자는 신경장애로 감각이 떨어져 있기 때문에 심근경색 등이 일어나도 통증을 느끼지 못하는 경우가 있다. 통증이 없어도 갑자기 호흡곤란이나 나른함을 호소하는 경우는, 협심증이나 심근경색을 의심해서 시급하게 의사에게 진찰을 부탁해 심선도검사를 하는 등의 처치를 진행시기자.

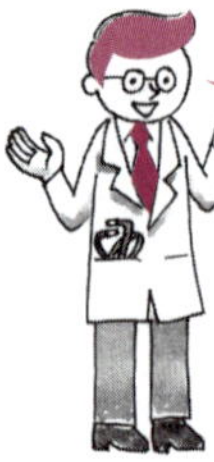

Doctor의 한마디

간호사 여러분에게 가장 바라는 것은 병에 대해 알고 있을 것, 그리고 환자 자신이 "병을 관리하자"는 의욕을 가질 수 있도록 도와주는 것이다.

특히 최근에는 환자의 심리사회적인 지원의 중요성이 강조되고 있다. 의사나 영양사의 지시를 일방적으로 지키는 것만으로는 장기간의 치료를 감당하기 힘들다.

특히 아직 자각증상이 없는 경우나, 그와는 반대로 병이 진행되어 실명이나 투석에 이르거나 또 발의 괴저로 발을 절단해야 하는 사람은 적극적으로 대응하기가 상당히 어렵다.

간호사는 병을 발견하는 것뿐만 아니라 환자가 살아갈 희망을 갖고 생활을 즐길 수 있도록 도와주어야 한다.

당뇨병은 자각증상이 없는 경우도 있어서, 발견했다고 해도 절반 정도는 치료를 중단할 정도로 치료를 계속하기가 어려운 병이다.

환자에게 병을 치료하는 데는 자기 자신이 가장 좋은 치료자라는 자각과 자신을 갖도록 하는 것이 중요하다.

또 자각증상이 없는 시기에 환자와 어떻게 데이터를 공유해 가는가 하는 것도 치료의 커다란 열쇠이다.

데이터를 관리하여 건강한 사람과 동등한 생활을 할 수 있게 하는 것을 목표로 한다.

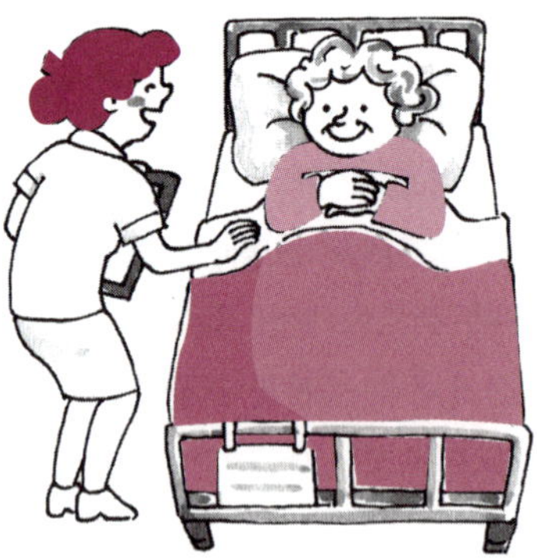

03. 고지질혈증

지질이상증, hyperlipidemia

질환의 개요

어떠한 병인가?

고지질혈증(지질이상증[*1], hyperlipidemia)은 혈액 속의 지질 수치(지단백수치, lipid / lipoprotein level)가 이상을 나타내는 병이다. 혈액 속 지질수치라는 것은 혈액 속의 지방의 농도를 말한다. 그 지방은 몇 개의 타입으로 나뉘는데, LDL 콜레스테롤은 140 미만, HDL 콜레스테롤은 40 이상, 트리글리세리드(중성지방, triglyceride)는 150 미만이 정상치이다. 이 3개의 수치 중에서 어떤 것이 정상치를 넘은 상태가 지질이상증이다.

혈액 속의 LDL 콜레스테롤(나쁜 콜레스테롤)이 너무 많으면 동맥벽에 달라붙어 동맥이 두껍고 딱딱해진다. 그래서 고콜레스테롤이 동맥경화증에 있어서 큰 문제가 되는 것이다. 한편 중성지방은 그 자체는 동맥경화의 원인이 되지는 않지만, 많으면 HDL 콜레스테롤(좋은 콜레스테롤)이 줄어들고 LDL 콜레스테롤이 증가하기 쉬워져 간접적으로 동맥경화의 원인이 된다[*2].

이 병의 80% 이상이 과식이나 과음, 비만, 운동부족, 불규칙한 생활습관이 원인이라고 생각되고 있으며, 대표적인 생활습관병의 하나이다. 그러나 당뇨병이나 콩팥 · 간의 질환, 유전적인 체질 등도 원인으로 거론되고 있다. 특히 유전적인 가족성 고콜레스테롤혈증에서는 동맥경화증을 일으키므로 주의가 필요하다.

*1
고지질혈증이라고 하지만 HDL 콜레스테롤은 높은 것이 좋아 고지질혈증이라고 하는 병명에는 맞지 않은 점이 있어, 지질이상증이라고도 불리고 있다.

*2
좋은 콜레스테롤과 나쁜 콜레스테롤 : LDL 콜레스테롤은 동맥에 콜레스테롤을 부착시켜 동맥경화를 진행시켜 사람에게 나쁜 작용을 하므로 나쁜 콜레스테롤이라고 불린다. 한편 HDL 콜레스테롤은 그 동맥벽에 달라붙은 콜레스테롤을 없애 간으로 되돌리는 작용을 하므로 좋은 콜레스테롤이라고 불린다.

어떠한 증상이 나타나는가?

고지질혈증은 거의 자각증상이 없기는 하지만 중대 합병증으로 목숨을 잃는 경우도 있으므로, 침묵의 살인자라고 불려지기도 한다. 고지질혈증을 간과하면 동맥경화가 진행해, 합병증이 발견되었을 때는 이미 늦은 경우도 적지 않기 때문에 건강진단 등에서 조기에 발견 · 치료하는 것이 중요하다.

어떠한 징후가 있는가?

동맥경화가 진행되면 심장이나 뇌의 혈액의 흐름이 나빠진다. 그리고 어느 때인가 갑자기, 협심증이나 심근경색, 뇌경색 등의 발작이 일어나 삶의 질(QOL)이 저하될 뿐만 아니라 때로는 생명을 잃기도 한다.

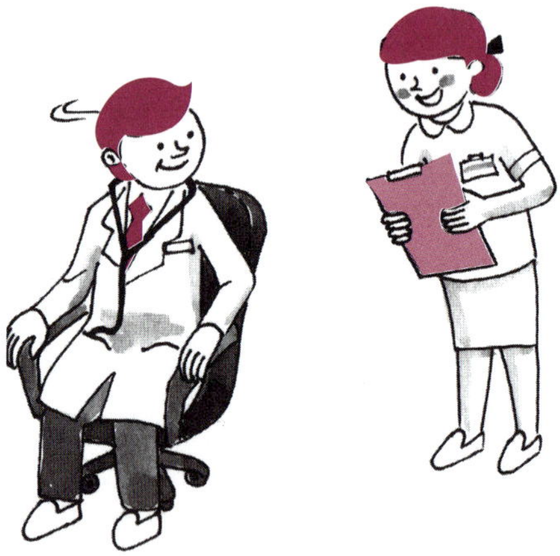

검사의 포인트

1. 채혈(blood collection) 검사

고지질혈증은 보통 채혈검사에서 총콜레스테롤(T-Cho), HDL 콜레스테롤(high density lipoprotein cholesterol), 트리글리세리드(triglyceride)의 3가지 항목을 알 수 있다. 그 결과로, 아래의 각 고지질혈증의 어느 진단기준에 해당하는가를 검토한다(표 1).

표1 지질이상증의 진단기준(공복 혈)

고 LDL콜레스테롤혈증	LDL콜레스테롤	140mg/dL 이상
저 HDL콜레스테롤혈증	HDL콜레스테롤	140mg/dL 미만
고 트리글리세리드혈증	트리글리세리드	150mg/dL 이상

LDL 콜레스테롤(low density lipoprotein cholesterol) 수치는 다음의 식으로 계산한다.

LDL 콜레스테롤 = 총 콜레스테롤 − 0.2 × 트리글리세리드

다만 트리글리세리드가 400mg/dL 이상으로 높은 경우는 직접 측정법으로 LDL 콜레스테롤 수치를 측정한다.

2. 목동맥(경동맥) 초음파검사(ultrasonography)

전신의 혈관상태를 비추는 "창"이라고도 하는 목동맥(경동맥, carotid)에 초음파 에코를 대고 혈관 상태를 조사하는 검사이다. 동맥경화는 혈관내막과 중막이 두꺼워지는 내막 · 중막 복합체 비후(intima-media wall thickness, IMT)의 비후 타입(1mm 이상을 비정상으로 한다)과 내막의 일부분이 부풀어 오른 타입이 있다. 이 검사는 혈관에 직접 닿지 않기 때문에 위험이 적고, 뇌경색의 위험 정도나 전신의 동맥경화의 진행 정도도 추측할 수 있다는 장점이 있다.

memo
지질은 식사의 영향을 크게 받으므로, 채혈검사는 전날 밤 9시 이후는 아무것도 먹지 않고(이전 식사로부터 12시간 경과), 이튿날 아침 공복 때에 실시한다.

치료의 포인트

1. 치료 목표

치료 목표는 1차 예방*3과 2차 예방*4의 2가지로 나뉜다(표 2). 1차 예방에서는 지질이상 이외의 고혈압, 당뇨병 등의 위험인자*5를 고려해 생활습관의 개선을 주체로 하는 치료가 요구된다.

*3
심근경색이나 협심증 등의 동맥경화성 질환을 일으키지 않기 위한 치료.

*4
동맥경화성 질환을 재발시키지 않기 위한 치료.

*5
연령증가(남성≥45세, 여성≥55세), 고혈압, 당뇨병(내당능 이상을 포함한다), 흡연, 관상동맥 질환의 가족력, 저HDL 콜레스테롤 혈증. 또는 당뇨병, 뇌경색, 폐쇄성 동맥경화증의 합병이 있으면 고위험군으로 한다.

표2 LDL 콜레스테롤의 관리 목표

1차 예방	저 위험군(위험인자 0)	160mg/dL 미만
	중 위험군(위험인자 1~2)	140mg/dL 미만
	고 위험군(위험인자 3이상)	120mg/dL 미만
2차 예방		100mg/dL 미만

2. 생활습관의 개선

혈액 속 지질을 내리고 동맥경화의 진행을 막는 것을 목적으로 동맥경화를 촉진하는 다른 요소인 고혈압, 내당능이상, 비만 등도 개선할 수 있도록 생활을 바꾼다. 주된 내용은 금연, 식생활의 개선, 적정 체중의 유지, 운동의 증가이다. 그 중에서도 특히 중요한 것이 식사요법(표 3)으로, 적정 체중의 유지와도 깊은 연관이 있다.

표3 식사요법

① 편식하지 않고 균형잡힌 식사를 한다.
② 총 에너지를 파악하여 적정한 체중을 유지한다
③ 포화지방산 1에 대해 불포화지방산을 1.5~2의 비율로 섭취한다.
④ 비타민, 미네랄, 식이섬유를 섭취한다.
⑤ 고콜레스테롤인 경우는 콜레스테롤이 많은 음식물은 삼간다.
⑥ 중성지방이 높은 경우는 설탕이나 과일 등의 당질과 알코올을 줄인다.

이미 동맥경화가 진행되고 있는 경우도 있으므로, 운동을 할 때는 갑자기 심한 운동 부하를 걸지 말고, 수분을 충분히 섭취한 후에 매일 단시간 걷는 것부터 시작하는 것이 안전하다.

3. 약물요법(drug therapy)

동맥경화성 질환의 발병위험이 높아 2차 예방이 필요한 사람은 생활습관의 개선과 더불어 처음부터 약물치료를 권유한다[*6]. 현재, 약물치료에서 가장 많이 사용되는 것은 스타틴(statin)계의 약이다. 그러나 강력하게 콜레스테롤을 저하시키는 반면, 가로무늬근융해(횡문근융해증, rhabdomyolysis)라는 심각한 부작용이 있으므로 전신근육의 통증이나 근력저하에 주의할 필요가 있다.

*6
약물요법의 기준에 대해서 가이드라인에는 "생활습관을 개선한 뒤, 약물치료의 적응을 고려한다", 또 "3~6개월간, 생활습관을 개선했음에도 불구하고, LDL 콜레스테롤 관리 목표치를 달성하지 못한 경우"라고 명기되어 있다.

Doctor의 조언

간호의 요령

고지질혈증 환자들이 지금까지 해온 식사 내용과 운동 내용 등의 생활습관을 듣고, 그 중에서 어떠한 것을 개선할 수 있는지를 찾아내는 것이 무엇보다 중요하다.

이럴 때는 의사에게 상담 !

고지질혈증으로 동맥경화가 진행되고 있는 환자는 뇌경색이나 심근경색 등 새로운 혈관병변을 일으킬 가능성이 높다. 그러한 징후가 보이면, 즉시 담당의사에게 연락 해 긴급 치료를 해야 한다. 혈관폐쇄인 경우 초기에는 심장이나 뇌에 혈전용해제(t -PA)를 사용하는 용해요법을 할 수 있어 후유증이 거의 남지 않는다.

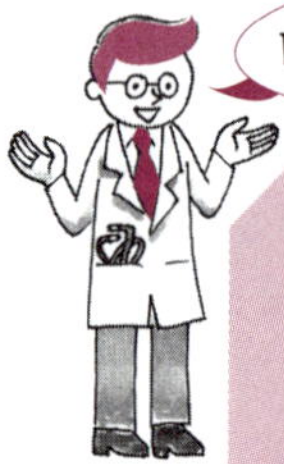

Doctor의 한마디

고지질혈증 등 생활습관이 밀접하게 관계되어 있는 병은 어떻게 하면 환자의 생활양식을 알 수 있는가 하는 것과, 그중에서 어떠한 대응이 치료로서 가장 효과적인가를 검토하는 것이 중요하다.

의사에 비해 간호사는 병의 치료라는 한정된 대응보다 훨씬 넓게 환자의 생활을 지원할 수 있는 시점을 가지고 있다. 그 시점을 살려, 환자가 생활 속에서 의욕을 가지고 치료를 계속할 수 있도록 개개의 생활에 맞는 치료 프로그램을 만드는 데 도움을 주어야 한다.

간호사가 의사와 환자의 중개역을 해줄 수 있으면 진찰실이나 병실에서는 겉으로 나타나지 않는 실생활에서의 환자치료의 어려움이 의사에게도 전해져, 생활 속에서 매일 실천할 수 있는 치료로 연결될 수 있다.

이것이 잘 이루어지지 않으면 입원 중에는 순조롭다가도 퇴원하면 치료가 중단되거나 지질조절이 잘 되지 않을 수 있다.

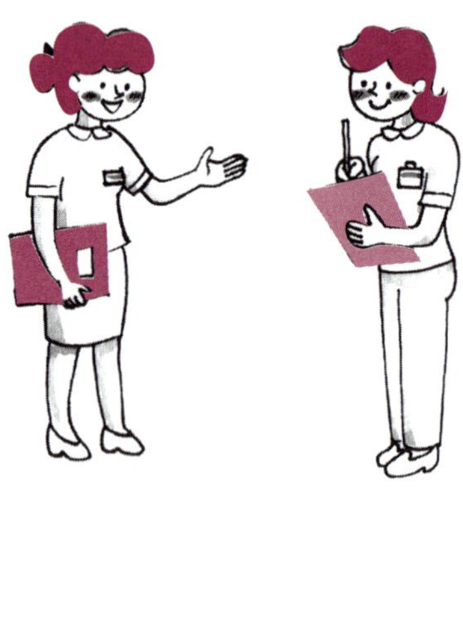

04. 통풍

고요산혈증, gout

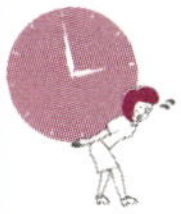

질환의 개요

✚ 어떠한 병인가?

통풍(gout)은 요산의 결정에 의한 급성 관절염(활막염)이다. 압도적으로 남성에 많으며, 맥주를 많이 마시는 사람에게 많기 때문에 "귀족병", "사치병"이라고 불린다. 퓨린체(purine base)가 체내에서 분해되면 요산이 되기 때문에 퓨린체를 많이 함유한 음식물이나 알코올의 섭취가 통풍의 원인이 되며 폭음, 폭식이나 탈수도 통증발작의 자극원인이 된다.

통풍은 혈액 속의 요산치가 높은 고요산혈증(hyperuricacidemia)과 관계가 있다. 혈액 속 요산치가 높아지지 않도록 생활습관에 주의해 폭음, 폭식이나 탈수를 피함으로써 발작을 예방할 수 있다.

✚ 어떠한 증상이 나타나는가?

전형적인 경우 엄지발가락 연결부분이 갑자기 붉게 부어오르고 아프다. 증상발현이 급격하고, 통증은 몇 시간 내에 최고 수준에 이른다(상당히 심한 통증이다). 발목, 무릎관절에도 발병하며, 요로돌(요로결석)이나 콩팥장애를 일으키기도 한다. 본격적인 격렬한 통증이 일어나기 전에 관절의 위화감 · 종창감 · 열감 등 통풍 발작의 징조를 느끼는 사람도 있다. 여성은 통풍에 잘 걸리지 않고, 특히 폐경 전의 여성은 혈중 요산치가 낮기 때문에 잘 걸리지 않는다.

memo

통풍 발작 시의 통증은 바늘모양의 결정이 관절 표면을 덮은 활막에 꽂히는 통증이라고 알려져 있지만, 그 결정을 탐식한 호중구로부터 방출되는 화학물질에 의한 통증이라고도 알려져 있다.

✚ 어떠한 징후가 있는가?

급성 염증의 고전적인 5가지 징후는 발적, 종창, 열감, 통증, 기능장애이다. 즉, 붉게 부어오르고 뜨겁고, 아파서 움직일 수 없다. 압통(누르면 아프다)이 현저하여 살짝 스치는 것만으로도 아프다. 통풍의 어원은 여러 설이 있지만 바람이 스치는 것만으로도 아프다고 하는 것에서 이름이 붙여졌다고도 한다.

염증이 일어나지 않은 상태의 관절은 정상의 관절과 같지만, 발작 회수가 증가하여 증상이 없는 기간이 짧아지면 관절염이 만성화되어 관절에 변형을 일으키기도 한다(만성 통풍성 관절염).

검사의 포인트

- 증상과 징후로 진단할 수 있기 때문에 보통은 검사를 하지 않는다. 발작 경험이 있는 사람은 "또 일어났다"고 스스로 진단하고 병원에 온다.

1. 혈액검사(blood test)

발작 시의 혈액검사에서 요산치가 높으면 통풍 가능성은 한층 더 높아지지만, 전형적인 증상에도 불구하고 요산치가 높지 않은 사람도 있으므로 혈액검사는 보조적인 진단이 된다.

혈액 속 요산치가 7mg/dL를 넘으면 고요산혈증(hyperuricemia)이 된다. 이 수치보다 높으면 요산이 결정으로서 석출되기 쉽다. 통풍발작이 적신호라면 고요산혈증은 노란신호이다.

2. X선

통풍은 관절의 염증이므로 X선 검사가 도움이 될 것 같지만, 통풍발작을 X선 사진으로 진단하는 경우는 없다. 다만 발작이 반복되어 관절염이 만성화된 환자에서는 X선 사진에서 관절면이 고르지 못한 부분이나 변형이 나타난다.

3. 관절액(joint fluid) 검사

확정진단에는 관절액을 채취해 편광현미경으로 관찰하는 방법이 있다. 석출한 요산은 바늘모양의 결정이므로, 그러한 결정이나 결정을 탐식한 염증세포(호중구)를 분류하면 확정진단할 수 있다.

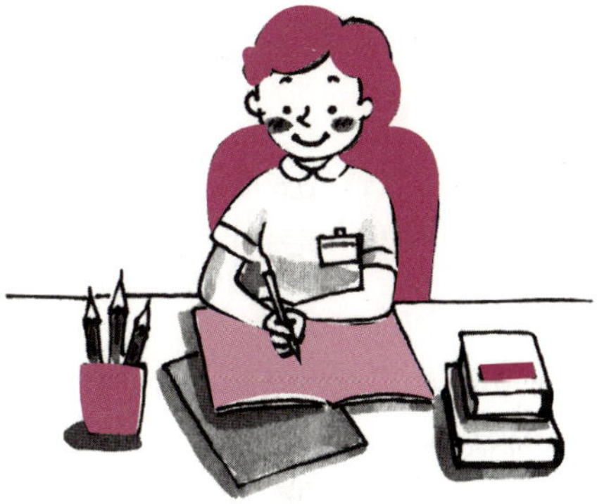

치료의 포인트

치료의 기본은 가능한 한 빨리 소염진통제를 복용하는 것이다. 물론 국소의 안정이 중요하고 냉각이나 습포도 효과적이다.

1. NSAIDs[*1]

진통 · 해열 · 항염증작용이 있다. 염증으로 인해 발생하는 시클로옥시게나아제(cyclooxygenase)를 저해하여 통증을 일으키는 프로스타글란딘(prostaglandin)의 생산을 억제한다.

장점과 단점

통풍발작의 제1선택약이다. 즉효성이 있는 것을 초기에 대량 투여한다. 예를 들어, 처음 1~2일간은 상용량의 2배량을 6시간 마다 복용시킨다.

부작용으로서 소화성 궤양, 콩팥장애, 천식, 출혈경향 등이 있다. 볼타렌(voltaren)®이나 인다신(indacin)® 좌제를 이용하기도 하는데, 보험 적용이 안 된다.

2. 부신겉질스테로이드(adrenocortical steroid)

부신겉질스테로이드에는 항염증 작용이나 면역억제 작용이 있다. 사이토카인(cytokine)[*2]의 생산을 저해하며 프로스타글란딘(prostaglandin)의 생산도 억제한다.

장점과 단점

천식이나 콩팥장애로 NSAIDs를 사용할 수 없는 경우에 이용한다. 예를 들어, 프레드니솔론을 30mg/1일로 시작하여 단계적으로 감량해 4~5일에 종료한다.

감염성 증가, 뼈엉성증(골다공증), 동맥경화, 부신기능상실, 소화성 궤양 등의 부작용이 있으나 NSAIDs 보다 안전하고 또한 효과적이라는 견해도 있다.

*1
NSAIDs ;
Non-Steroidal Anti-Inflammatory Drugs. 비스테로이드 항염증 약으로, 스테로이드 이외의 항염증 작용을 가진 약의 총칭이다.

*2
사이토카인(cytokine)은 세포 간의 정보전달 물질이다(사이토=세포). 특히, 백혈구가 항원자극을 받았을 때에 방출하는 단백질로, 통증이나 발열의 원인이 되는 물질이다.

3. 콜히친(colchicine)

통풍발작의 예방약으로 잘 알려져 있으며, 1일 1~2정의 복용으로 발작 빈도가 줄고 발작을 일으켰을 때의 통증이 가벼워진다.

장점과 단점

통풍발작 초기의 특효약으로서 알려져 있으며, 발작 징조를 느꼈을 때나 발작 직후에 1정만 복용한다. 환자가 소지하면 편리하다.

빈도는 적지만 부작용 종류가 많아 복통, 구토, 설사, 탈모, 발진 외에 빈혈, 백혈구와 혈소판 감소, 가로무늬근융해(횡문근융해증, rhabdomyolysis) 등이 있다.

Doctor의 조언

간호의 요령

통풍은 예방이 중요하다. 통풍발작을 일으킨 사람이나 고요산혈증이 있는 사람에게는 생활습관을 개선하도록 조언한다. 포인트는 다음의 3가지이다.

① 과식하지 않는다 … 과식을 피하고 비만을 치료한다
② 과음하지 않는다 … 특히 맥주에 주의
③ 수분을 섭취한다 … 탈수 예방

퓨린체(purine base)를 많이 함유한 식품에는 간, 새우, 오징어, 건어물, 풋콩 등이 있다. 운동부족이나 스트레스도 통풍발작의 자극원인이 된다.

이럴 때는 의사에게 상담 !

혈액검사에서 고요산혈증이 있으면 의사에게 상담한다. 생활습관의 개선이 기본이지만 약에 의한 조절도 중요하다. 요산치를 내리는 고요산혈증약에는 요산의 배설을 촉진하는 약과 요산의 생산을 억제하는 약이 있다.

또, 통풍은 요로(urinary tract)결석이나 콩팥장애를 일으키기 쉽다는 것도 알려져 있다. 요검사에서 혈뇨나 단백뇨가 보였을 때도 의사에게 상담한다.

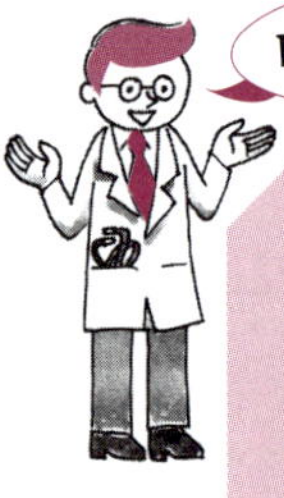

Doctor의 한마디

통풍은 정기적인 혈액검사를 해서 요산치를 확인하는 것이 중요하다. 여성의 경우 폐경 후에는 요산치가 높아지므로 주의한다.

또 생활습관의 개선을 조언해도 지키지 못하는 환자가 많은데, 그러한 환자가 통풍발작을 일으켜 내원해도 그 환자를 탓해서는 안 된다.

05. 비만
obesity

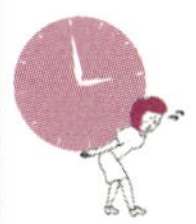

질환의 개요

✚ 어떠한 병인가?

일반적으로는 살이 찐 상태나 체중이 많이 나가는 상태를 비만이라고 하지만 의학적으로는 체지방 비율(체지방률)이 비정상적으로 높은 상태를 비만(obesity)이라고 한다. 체지방률은 남성이 20%, 여성이 25% 정도이다. 체지방에는 겉에서 만져서 알 수 있는 피하지방(피하조직에 축적된 지방)과 CT 검사가 아니면 알지 못하는 내장지방(복강내의 지방)이 있는데, 내장지방이 많아지면 생활습관병의 위험이 높아진다.

✚ 어떠한 증상이 나타나는가?

비만인 사람은 얼굴이나 체형이 둥글게 되고, 더위를 타며 땀을 흘린다. 또 배가 나오거나 동작이 느려진다. 심해지면 스스로 이동할 수 없게 되며 심장기능상실이나 호흡부전 증상이 나타난다.

비만과 관련된 병에는 고혈압, 당뇨병, 고지질혈증, 고요산혈증(통풍), 지방간, 협심증, 심근경색, 뇌경색, 요통증, 변형성 무릎관절증, 수면시 무호흡증후군 등이 있으며, 사망할 위험이 높아진다.

✚ 어떠한 징후가 있는가?

비만 진단에는 체격지수(BMI[*1])가 이용된다. BMI는 다음 식으로 구할 수 있다.

BMI = 체중(kg) ÷ 신장(m) ÷ 신장(m)

* 신장 175cm, 체중 65kg인 사람의 BMI는 65÷1.75÷1.75 = 21.2가 된다.

우리나라에서는 BMI 25 이상을 비만이라고 정의하고 있다. 그리고 비만 정도는 BMI에 의해서 1도(25~30), 2도(30~35), 3도(35~40), 4도(40 이상)로 분류되고 있다.

서양에서는 BMI 30 이상이 비만이며, 경도 비만(30~35), 중등도 비만(35), 고도 비만 또는 병적 비만(40 이상)으로 분류한다. BMI 25~30은 과체중(overweight)이라고 한다.

*1
BMI ;
Body Mass Index

검사의 포인트

비만은 신장과 체중을 측정하면 진단할 수 있기 때문에 비만증이라고 진단하기 위한 검사는 필요하지 않다. 다만 비만에 합병하는 병의 진단이나 평가에는 검사가 필요하다.

1. 일반 검사

혈압을 측정하여 고혈압의 유무를 확인한다. 혈액검사와 소변검사에서는 당뇨병, 고지질혈증, 고요산혈증 등을 조사한다. 심전도검사에서는 부정맥이나 심근허혈 유무를 확인한다. 가슴(흉부) X선 사진에서는 심장비대나 폐렴을 조사한다.

2. 특수 검사

심장초음파검사, 폐기능검사(spiro), 혈액가스분석, 수면 검사에서는 심장기능이나 폐기능을 평가한다. 복부 CT 검사에서는 내장지방의 축적 정도나 쓸개돌(담석, gallstone) 유무, 위내시경에서는 식도천공탈출(esophageal perforation hernia)이나 역류성 식도염의 유무를 평가한다.

치료의 포인트

비만 치료법에는 식사요법, 운동요법, 약물요법, 행동요법, 외과적 치료제가 있다. 비만의 정도나 병태에 따라 선택하거나 조합한다.

1. 식사요법(alimentotherapy)

섭취 칼로리를 제한해 감량하는 방법이다.

장점과 단점

표준체중과 생활강도를 기초로 하여 1,000~1,800kcal/1일로 제한하는데, 말하기는 쉽지만 실행하기가 어렵다. 식사제한을 할 수 없기 때문에 비만이 되는 것이다.

memo
일반적으로 양식보다 한식 쪽이 감량하기 쉽다.

2. 운동요법(kinesiatrics)

운동을 해서 체지방을 연소시켜 감량하는 방법이다.

장점과 단점

걷기, 수영, 사이클링 등의 운동(1일 30분, 주 3회 이상)을 즐겁게 실행할 수 있는 사람에게는 효과가 있지만 즐기지 못하면 노력은 많이 하는데 효과가 없는 경우도 있다. 심장질환이나 무릎관절증이 있으면 할 수 없다.

3. 약물요법(drug therapy)

식사요법과 운동요법으로 효과가 없는 환자에게 이용하는 방법이다.

장점과 단점

시상하부(hypothalamus)의 섭식 중추에 작용해 식욕을 억제한다. 그러나 약은 위험하다. 올바르게 사용하면 위험이 없지만 부작용 문제는 있다.

4. 행동요법(behavioral therapy)

치료 동기를 강화시켜 주체성을 높이는 방법이다.

장점과 단점

식사, 운동, 체중을 매일 기록해서 문제점을 인식하여 해결한다. 그러나 부지런하지 못하면 효과를 보기 힘들다.

5. 수술요법(surgical treatment)

수술로 식사의 섭취량이나 흡수량을 줄이는 방법이다[*2].

장점과 단점

미국에서는 안전성과 유효성 외에 비용 대비 효과도 인정받고 있다. 그러나 마취 등의 위험성도 있으므로 "수술은 마지막 수단"이다.

*2
위의 용량을 적게 하는 방법. 샘창자(십이지장, duodenum)나 빈창자(공장, jejunum)를 음식물이 통과하지 않게 하는 방법(우회로술〈bypass surgery〉), 위상부를 단단히 조이는 방법(밴딩 수술) 등이 있으며, 침습성이 적은 복강경 수술로 실시한다.

Doctor의 조언

간호의 요령

높은 산에 오르는 경우, 처음부터 산정을 목표로 할 것이 아니라 목표를 우선 3쯤에 놓고 도달하면 다음 목표를 5쯤에 두는 것처럼 도달 가능한 목표를 단계적으로 설정하는 것이 중요하다. 감량도 등산과 같다. 처음부터 표준체중을 목표로 할 것이 아니라 우선은 목표를 3kg 감량으로 하고, 그것이 달성되면 다음의 목표를 5kg 감량으로 하는 것처럼 달성 가능한 목표를 단계적으로 결정한다.

예를 들어, 신장 150cm에 체중이 72kg(BMI 32)인 사람은 67kg(BMI 30)를 목표로 5kg 감량을 시도한다. 이것을 달성하면, 다음은 63kg(BMI 28)을 목표로 4kg 감량에 들어간다.

이럴 때는 의사에게 상담 !

신장과 체중으로 BMI를 계산해(외형으로 판단해서는 안 된다), 25 이상인 사람은 의사와 상담하고, 30 이상인 사람은 의사의 지도를 받는다.

비만인 사람에게 체중이 많은 것을 비난하거나 생활습관병에 걸리기 쉽다고 협박해서는 안 된다. 또한 감량을 강제로 하게 해서는 안 되며, 병적 비만(BMI 40 이상)이 아니면 질병 취급을 해서도 안 된다.

또한 사망 위험이 가장 낮은 것은 BMI 22(이상 체중)일 때이며, 그보다 작거나 커도 사망할 위험이 높아진다. 다만 예외는 자살이다. BMI가 높을수록 자살에 의한 사망 위험은 낮아진다.

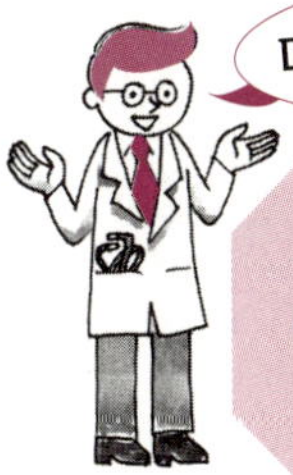

Doctor의 한마디

비만은 "문명병"이라고 한다. BMI가 30 이상인 사람의 비율을 보면 햄버거 왕국인 미국에서는 30%로 압도적으로 많고, 대부분의 국가에서는 10~15% 정도이다.

06. 대사증후군
metabolic syndrome

질환의 개요

✚ 어떠한 병인가?

심장병(사망원인 제2위)과 뇌졸중(사망원인 제3위)은 동맥경화와 깊은 관계가 있다. 동맥경화의 제1 위험인자는 흡연과 비만이며, 그 다음이 고혈당, 고혈압, 고지질혈증이다. 이러한 동맥경화 위험인자를 복수로 지니고 있는 상태가 "대사증후군(내장비만 증후군, metabolic syndrome)"이다.

✚ 어떠한 증상이 나타나는가?

피하지방은 알 수가 있지만 내장지방은 자각하기 어려워 "배가 나왔다", "몸통 둘레가 커졌다"라는 정도밖에 깨닫지 못한다('살이 붙었다'고 말하는 사람도 있다). 또 고혈당, 고혈압, 고지질혈증은 증상이 없다. 동맥경화는 체내에서 남모르게 진행되어 어느 날 갑자기, 심장병이나 뇌졸중을 일으킨다. 그러나 생활습관에 신경을 쓰면 진행을 늦추거나 예방할 수 있다.

✚ 어떠한 징후가 있는가?

배꼽 높이에서 측정한 복부의 둘레는 CT검사로 조사한 내장지방의 양을 반영한다고 알려져 있으며, 우리 나라에서는 남성 90cm 이상, 여성 80cm 이상을 내장비만(복부비만)이

memo
'복부둘레에 당분, 염분, 기름성분'이라고 기억해 두면, "90 → 110 → 130 → 150(20씩 증가한다)"으로 조합해 복부둘레 90cm, 혈당 110mg/dL, 혈압 130mmHg, 지방 150mg/dL이 된다.

라고 판단해 대사증후군의 기준으로 하고 있다[*1].

대사증후군의 진단기준은 아래의 진단기준 항목 5개 중에서 3개 이상에 해당하면 대사증후군 유병자로 분류된다.[*2].

① **내장비만** …허리둘레 여성 80cm 이상, 남성 90cm 이상

② **고혈당** … 공복 시 혈당 110mg/dL 이상 또는 당뇨병 치료 중

③ **고혈압** … 수축기 혈압 130mmHg 이상 또는 확장기 혈압 85mmHg 이상

④ **고지질혈증** … 중성지방 150mg/dL 이상 또는 약물 치료 중

⑤ **고밀도 콜레스테롤** … 남성 40mg/dL, 여성 50mg/dL 미만 또는 약물치료 중

검사의 포인트

복부둘레는 선 자세에서 숨을 내쉰 상태로 배꼽 높이에서 계측한다. 또 혈압은 앉은 자세에서 안정시킨 상태에서 측정한다. 혈당과 중성지방(트리글리세라이드 : TG)는 공복 시에 정맥혈을 채취해서 측정한다.

1. 고혈당(hyperglycemia)

공복 시 혈당/포도당부하 후 2시간 혈당에 의해서 정상형(110/140mg/dL 미만), 경계형(110~126/140~200mg/dL), 당뇨병형(126/200mg/dL 이상)으로 분류하고 있으며, 경계형 이상이 대사증후군(metabolic syndrome)의 후보가 된다.

*1
국제 당뇨병연합에서는 미국은 남성 102cm, 여성 88cm, 유럽은 남성 94cm, 여성 80cm, 아시아는 남성 90cm, 여성 80cm를 기준으로 하고 있다.

*2
②, ③, ④는 "대사증후군 3형제", 즉 당분, 염분, 기름성분이다.

2. 고혈압(hypertension)

수축기 혈압/확장기 혈압에 의해서 다음과 같이 분류하고 있으며, 높은 정상 혈압 이상이 대사증후군(metabolic syndrome)의 후보가 된다.

① 최적 혈압(120/80mmHg 미만)
② 정상 혈압(120~130/80~85mmHg 미만)
③ 높은 정상 혈압(130~140/85~90mmHg 미만)
④ 경증 고혈압(140~160/90~100mmHg 미만)
⑤ 중등도 고혈압(160~170/100~110mmHg 미만)
⑥ 중증 고혈압(180~210/110~120mmHg 미만)
⑦ 심한 중증 고혈압(210/120mmHg 이상)

2. 고지질혈증(hyperlipidemia)

다음 중 ①, ②, ③ 가운데 하나라도 있으면 지질이상증으로 진단하고 있으며, ③과 ④가 대사증후군의 후보가 된다.

① 총콜레스테롤 220mg/dL 이상
② LDL 콜레스테롤 140mg/dL 이상
③ 중성지방 150mg/dL 이상
④ HDL 콜레스테롤 40mg/dL 이하

memo
중성지방이 400mg/dL 이하인 경우, "총콜레스테롤 = LDL콜레스테롤 + HDL콜레스테롤 + (중성지방÷5)"가 성립한다.

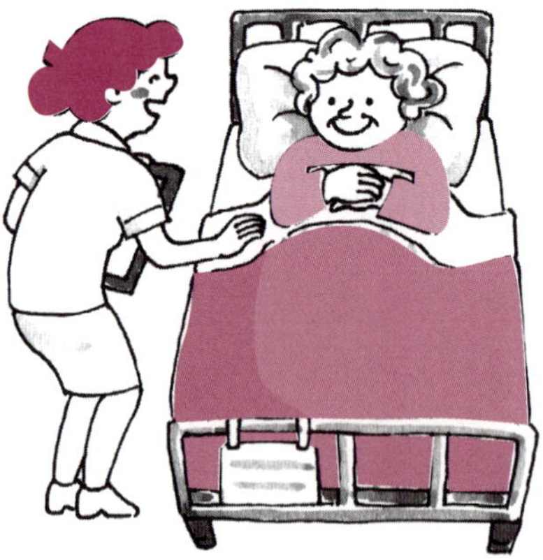

치료의 포인트

생활습관을 개선하고, 식사요법과 운동요법을 실시하는 것이 기본이다. 식생활에서는 칼로리 제한(음주 제한을 포함), 염분 제한, 지방 제한이 중요하다. 식사시간도 중요하다. 식사는 정해진 시간에 하고, 그 이외는 먹지 않도록 하며, 여분의 인슐린을 나오게 하지 않는 시간을 충분히 가진다. 생활습관을 개선해도 체중이나 복부둘레가 줄지 않고 혈당, 혈압, 중성지방이 저하되지 않을 때는 다음과 같은 약물요법을 실시한다.

1. 고혈당(hyperglycemia)

경구 혈당저하제 가운데 인슐린 저항성을 개선하는 약이나 식후 고혈당을 억제하는 약이 이용된다.

2. 고혈압(hypertension)

ACE 저해제, ARB, Ca 길항제 등의 혈압강하제 중에서 인슐린 저항성 개선작용이 있는 약이 선택된다.

3. 고지질혈증(hyperlipidemia)

중성지방 저하작용이 있는 피브레이트(fibrate)계가 사용되는데, 콜레스테롤도 높을 때는 스타틴(statin)계가 필요하다.

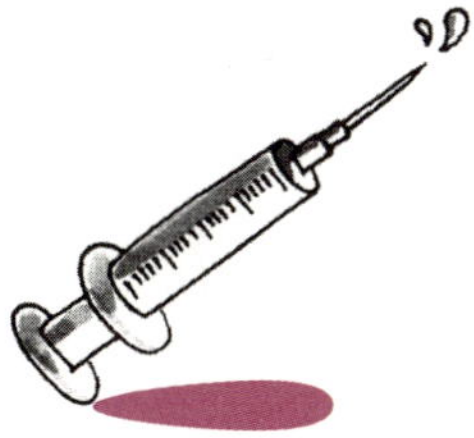

Doctor의 조언

간호의 요령

대사증후군의 위험인자인 혈당은 공복 시 혈당 100mg/dL 이상 또는 HbAlc 5.2% 이상으로 판정한다. 혈당, 혈압, 지질 외에 흡연습관도 포함되어 있다. 복부둘레가 기준 이하라도 BMI가 25 이상인 사람은 지도를 해야 할 후보가 된다. 위험인자의 수에 따라 동기부여를 하고 적극 지원해야 한다.

이럴 때는 의사에게 상담 !

복부둘레와 BMI가 기준 이상인 사람, 또 혈당, 혈압, 지질이 기준 이상인 사람을 발견하면 의사에게 상담한다. 흡연습관이 있는 사람도 상담을 필요로 한다(흡연은 심장병과 폐기종의 주요한 위험인자이며, 암의 원인 중 3분의 1이 흡연이라고 알려져 있다).

또한, 현재의 기준에 따르면 40~74세의 남성은 2명 가운데 1명이 대사증후군의 후보자가 된다고 알려져 있다.

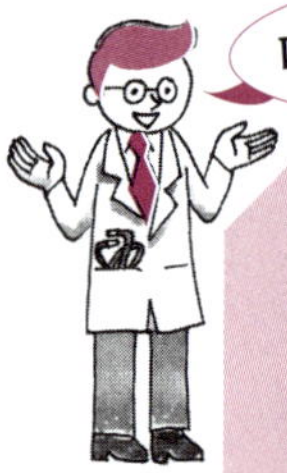

Doctor의 한마디

최근의 연구에서는 체중과 관계없이 체력이 저하될수록 사망률이 높아지며, 체중이 많아도 체력이 있으면 사망률은 낮다는 것이 밝혀졌다.

즉, 체중보다 체력 쪽이 중요하며, 고령자의 사망을 줄이기 위해서는 감량(체중제한)보다 운동(체력강화) 쪽이 중요한 것 같다.

건강하게 장수하는 것도 쉽지 않다. 또한 콜레스테롤은 인체에 없어서는 안 되며, 정말로 무서운 것은 저영양이나 간경변으로 인해 콜레스테롤이 낮은 것이다.

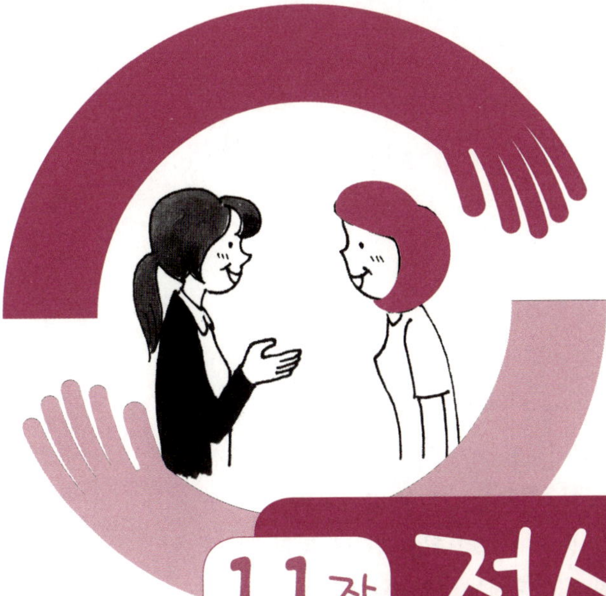

11장 정신

01. 신경증

neurosis

질환의 개요

✚ 어떠한 병인가?

약간 오래된 정의에 따르면 신경증(neurosis)이란 기질적인 장애가 없으며, 주로 심리적인 요인으로 인해 불안을 중심으로 해서 다양한 증상이 나타나는 병태이다. 그리고 그 심리적인 요인의 종류나 증상이 나타나는 형태에 따라 더 세분화할 수 있다. 그러나 최근에는 ICD[*1]나 DSM[*2]과 같이 매뉴얼화된 진단기준에 따라 진단하는 경향이 있으며, 예전에 신경증이라고 한 것은 신경증성 장애, 스트레스 관련 장애 및 신체표현성 장애라는 항목으로 분류되고 있다.

*1 ICD (International Classification of Diseases) : 국제질환 분류. 반복적으로 개정되고 있으며, 현재는 ICD-10(1992년)이 사용되고 있다.

*2 DSM (Diagnostic and Statistical Manual of Mental Disorders) : 미국 정신의학회에서 정의하고 있는 정신질환의 진단과 통계 매뉴얼. 현재는 DSM-Ⅳ의 해설을 개정한 DSM-Ⅳ-TR가 사용되고 있다.

✚ 어떠한 증상이 나타나는가?

신경증에는 많은 질환이 포함되어 있으므로 공통 부분을 추출할 수는 없다. 여기서는 ICD-10의 하위 분류에 근거해서 그 대표적인 증례를 소개한다.

① 공포증성 불안장애

원래 신경질적으로 냄새에 민감했던 사람이 접객업에 종사한 이래, 자신의 냄새에 신경이 쓰여 자택 이외에서는 배변을 할 수 없게 되었다.

② 강박성 장애

텔레비전에서 노로바이러스(Norovirus)에 관한 프로그램을 본 이래, 감염에 대한 불안이 머리에서 떠나지 않아 손 씻는 행위를 몇 시간이나 반복하게 되었다. 스스로도 어처구니 없다고는 생각하지만 그렇게 하지 않으면 불안해지므로 중단할 수가 없다.

③ 중증 스트레스 반응

고속도로에서 큰 교통사고를 당한 이래, 예기불안이나 플래시백(flash back)으로 고속도로를 달릴 수 없게 되었다.

④ 해리성 장애

애인에게 배신당한 쇼크로 일시적으로 기억상실이 되었다.

⑤ 신체표현성 장애

원인불명의 다리 통증 때문에 여러 명의 의사를 찾아다니다가 수술까지 했지만 좋아지지 않고, 결국은 정신과의 약물요법으로 개선되었다.

✚ 어떠한 징후가 있는가?

과민, 완벽주의, 강한 감수성, 내향적 성격 등 통상적으로는 신경질이라고 생각되는 성격 특성이 반드시 신경증을 일으킨다고는 할 수 없다. 여유 있고 시원스러우며 대범한 사람이라도 발병하는 경우가 있다. 또 어느 날 갑자기 증상이 나타나기도 하지만 서서히 병세가 악화되어 가기도 한다. 또한 다른 정신질환에서 흔히 말하듯이, 꼭 불면이 전구증상이라고도 할 수 없다. 상당히 예측하기가 어렵고, 종류에 따라서는 병적인지 아닌지의 판정도 내리지 못하며, 나중에 돌이켜보고 비로소 "그때 발병한 것이었다"고 깨닫기도 한다.

검사의 포인트

신경증은 진단이나 증상의 변화를 숫자로 측정하는 검사가 없기 때문에 심리테스트를 활용한다. 각 테스트는 진단을 위해서라기보다 의식(意識)으로 나타나지 않는 숨은 요인을 찾아내거나 성격의 자기분석을 통해서 증상을 개선시킨다는 치료의 보조적인 의미가 커서, 이 때의 포인트는 "알아차리는 것"이라고 할 수 있을 것이다.

1. 질문지법

Y-G 테스트[야타베(矢田部)-길포드(Joy Paul Guilford)검사]*3 TEG(도쿄대학식, Egogram)*4 등이 있다. 응용범위가 넓고 실시하는 방법이 간단하다. 결과의 처리도 객관적으로 할 수 있으며, 수량화도 간단하므로 성격검사 중에서 가장 널리 이용되고 있다.

이 검사로 본인이 알아차리지 못하고 있는 측면을 알 수도 있고, 인간의 표면적 특성이나 일반적인 경향을 통계에 근거해 알 수 있다. 그러나 자신을 어느 정도 객관적으로 평가할 수 있는 사람에게만 적용할 수 있으며, 경우에 따라서는 의도적으로 결과를 왜곡시킬 수도 있다.

2. 투영법(projection)

로르샤흐 테스트(Rorschach test)*5, TAT(주제통각 검사)*6 등이 있다. 반응을 의도적으로 조작하기 어렵게 하고, 자기 규제의 테두리를 넓혀 자유로운 표현을 촉구하여, 질문지법으로는 할 수 없는 무의식의 세계까지 파고들어가 성격의 특성을 평가할 수 있다.

테스트에 대한 마음의 준비*7를 하기 어려워 심층심리가 나타나기 쉬운 검사이다. 그러나 원칙적으로 검사의 실시자와 피험자가 1대 1이기 때문에 장소의 분위기나 실시자의

*3
120개의 질문으로 되어 있어 기업의 채용시험이나 인사이동에도 이용되고 있다.

*4
교류분석 이론에 근거해 만들어진 성격검사이다.

*5
잉크를 떨어뜨려 만들어진 좌우대칭의 얼룩이 무엇으로 보이는가에 따라 성격을 검사한다(「정신분열증(p.569)」 참조).

*6
자극도판이라는 그림을 보고 자유롭게 이야기를 만들게 하여 성격을 검사한다.

*7
윤리적인 편견이나 허세 · 허영심 등.

인간성 등이 영향을 주기도 한다. 또, 결과의 해석은 실시자의 주관에 많은 영향을 받기 때문에, 표준화할 수 있는 평가는 기대할 수 없다.

3. 작업 검사법 「우치다(内田)-쿠레페린(Emil Kraepelin) 테스트 등」

계산이나 기구의 조작 등 일정한 작업을 피험자에게 하게 하여 작업량이나 경과를 평가해서 성격을 판단하는 방법이다. 결과의 처리가 단순하며 객관적인 평가를 하기 쉽지만 작업 장면에 반영되는 성격면의 평가밖에 할 수가 없다.

memo
이들 외에 강박성 장애인 Y 박스(The Yale-Brown Obsessive Compulsive Scale), 사회공포인 Liebowitz의 불안척도 등 다양한 증상 평가 척도가 있다.

치료의 포인트

1. 약물요법(drug therapy)

항불안제뿐만 아니라 항우울제, 감정조절제나 항정신병제 등 몇 가지의 약제를 조합하여 증상에 맞는 대응을 할 수 있다.

장점과 단점

공황(panic)발작이나 불안발작을 조절할 수 있어 전체적인 불안 단계를 저하시킴으로써 정신요법 도입을 원활하게 할 수 있다.

졸음이나 간기능장애, 드물게 악성 증후군 등의 부작용이 있다. 또, 다른 약제와의 상호작용으로 인해 사용할 수 없는 경우가 있다. 일부 항불안제나 수면 도입제는 의존성이 문제가 되기도 한다.

2. 정신요법(psychotherapy)

치료자와의 대화로 자신에 대한 통찰을 깊게 하고, 지지 ·

공감 · 상담 등을 통해서 증상을 개선한다. 신경증에서는 지지적 측면이 커진다.

장점과 단점

신경증의 증상으로 인해 도움을 요청하는 모든 사람이 대상이다. 약물요법의 상호작용이나 금기도 특수한 경우 외에는 생각할 필요가 없고, 또 특별한 도구도 필요가 없기 때문에 적당한 장소가 있으면 언제라도 할 수 있다. 양호한 치료관계(신뢰를 기반으로 한 적당한 거리)를 구축할 수 있으면 상당한 효과를 기대할 수 있다.

그러나 적절한 치료관계를 구축할 때까지 면담을 반복해야 하므로 치료 종료까지 긴 시간을 필요로 하는 경우가 많다. 또 적절한 치료관계를 구축하지 못하면 치료불신이나 마음의 상처를 남기기도 한다.

3. 인지행동요법(cognitive-behavioral therapy)

증상이 잘못된 학습행동으로 인해 발생하는 것으로 파악하여 다양한 행동과학 기법을 이용하여 보다 좋은 행동습관으로 바꾸는 것을 목표로 한다.

장점과 단점

신경증성 장애에는 폭로 요법이나 모델링 요법 등의 접근법이 있다. 환자에게는 확실한 동기부여가 필요하며, 또 치료자에게는 적절한 치료법의 선택과 틀(프레임, frame)을 구성할 수 있는 숙련성이 요구된다.

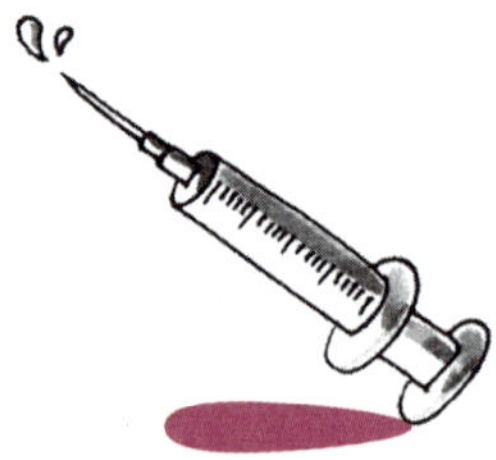

memo

정신요법에는 보통 행해지는 지지적 정신요법(이른바 카운셀링)이나 정신분석, 모리타 요법(모리타 마사타케가 창시. 심기증 〈Hypochondrie〉성 기조, 정신 상호작용, 있는 그대로를 키워드로 한다), 내관요법(요시모토이신〈吉本伊信〉이 제창. 정토진종의 일파에 전해지는 "몸 검사"를 기초로, 일반사람들의 정신수양 · 자기계발법으로서 개발) 등이 포함되어 있다.

Doctor의 조언

간호의 요령

신경증 환자는 병에 대한 인식을 스스로 확실하게 가지고 있는 경우가 대부분이며, 자기 자신의 불안감이나 강박관념이 불합리하다는 것도 잘 알고 있다. 따라서 치료 초기에는 누구나 생각할 만한 평범한 위로나 설득은 오히려 신뢰관계를 해칠 수도 있다. 우선은 충분한 공감을 가지고 지지하는 마음으로 대하는 것이 중요하다.

스스로가 잘 알고 있는 것을 반복해서 들으면 반발하고 싶어지는 것이 사람의 마음이다. 특히 자기 자식이나 손자와 같은 나이의 간호사에게서 들었을 때, 사람에 따라서는 괴로울 것이라고 생각된다. 증상이 심한 시기에는 어느 환자나 마음에 여유가 없고 제멋대로인 것처럼 보이기도 하지만, 증상이 좋아지면 완전히 변하기도 하므로 긴 안목으로 보는 것이 중요하다.

이럴 때는 의사에게 상담 !

치료 경과 중에 신경증 환자는 의료진에게 과도하게 의존적이거나 반대로 공격적이어서 의료진을 힘들게 하기도 한다. 어떻게 간호하면 좋을지 모를 때에는 객관적으로 자신을 볼 수 없게 되었을 때이다. 환자를 생각하면 잠이 오지 않거나 할 때는 주의가 필요하다. 빨리 주치의나 선배 간호사에게 상담한다. 주위의 냉정한 의견을 들으면 그때까지 몰랐던 것을 갑자기 깨닫게 되기도 한다.

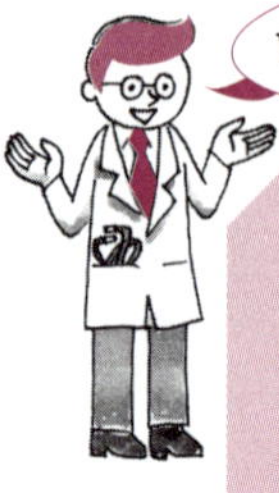

Doctor의 한마디

항상 전이(transference)*8나 역전이(countertransference)*9 등의 감정에 시달리고 있는 정신과의사를 걱정하면서, 매일 진료업무를 수행하는 것이 외래의 고참 간호사이다.

"이 환자는 저 선생님에게 맞는다", "저 선생님에게는 이 환자가 맞지 않는다"라는 식으로 정확하게 판단해 환자를 구분한다. 이렇게 환자를 위해, 그리고 주치의를 위해, 또 병원을 위해서 노력하는 간호사는 매우 귀중한 존재로, 나는 매우 존경하고 있으며 늘 머리를 숙이는 마음이다.

여러분도 그런 간호사를 목표로 하여 분발하기 바란다.

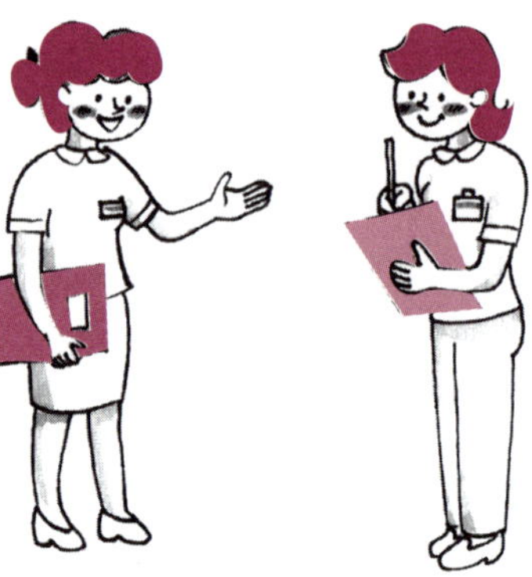

*8
정신분석에서 사용하는 말이다. 치료 상황에서 환자에게 있어서 과거에 중요했던 인물에 대한 감정이나 태도를 치료자에게 보이는 것을 말한다.

*9
원래는 치료자 측에 해결되지 않은 심리적 문제가 있을 때, 치료자가 환자에 대해서 전이를 일으키는 것을 역전이라고 했는데, 현재는 면담 중에 치료자가 품고 있는 모든 감정이 포함된다고 생각되고 있다.

02. 우울증

depression

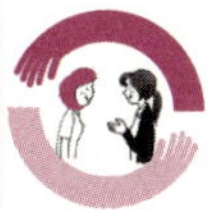

질환의 개요

어떠한 병인가?

우울증(depression)의 생물학적 병태 가설로는 혈압강하제인 레셀핀(Reserpine)에 우울증을 일으키는 작용이 있다는 것이 밝혀진 이래, 세로토닌(serotonin)이나 노르아드레날린(noradrenalin) 등의 모노아민(monoamine)가설*1이 제창되어 왔다. 그러나 최근에는 신경전달물질의 양이 많고 적음뿐만 아니라 수용체의 감수성이나 신경전달물질 간의 네트워크도 고려해야 한다는 견해도 있어, 현재로서는 결론이 나지 않고 있다*2.

어떠한 증상이 나타나는가?

소중한 사람과의 이별이나 시험실패 등 분명한 원인이 있는 경우도 있지만 어떠한 추측도 할 수 없는 경우가 있다. 스스로 기분이 침체되어 있는 것을 자각하여 밝아지려고 긍정적인 생각을 하려고 하지만 좋은 쪽으로 생각되지 않고 나쁜 일만 머리에 떠오른다. 그러다가 점차 초조해지고, 마침내 “자신은 살 가치가 없다, 죽는 편이 낫다, 죽을 수 밖에 없다”고 생각하게 된다. 감정도 불안정해져 사소한 일로 눈물을 흘리기도 한다. 또한 의욕도 저하되고 동작이 느려지며 결단력이 둔해져 사물을 판단할 수 없게 된다. 고령자인 경우는 초조함이 심해지고, 빈곤 망상*3이나 범죄 망상*4

*1
뇌 내의 세로토닌(serotonin)이나 노르아드레날린(noradrenaline)이라고 하는 모노아민(monoamine)이 감소하는 것이 우울증이다. 지나치게 증가한 것이 조병이라고 하는 이론이며, 1950년대에 주창되었다.

*2
일생 동안에 남성은 10명에게 1명, 여성은 5명에게 1명이 이환된다고 하는 우울증이지만, 최근 10년간에 추계 환자수는 2배 이상으로 증가하고 있으며, 앞으로 더욱 증가할 것으로 예상된다.

*3
실제로는 빈곤하지 않은데 자신은 빈곤하다고 믿고 있으며, 이것이 개선되지 않는다.

*4
실제로는 죄를 짓지 않았는데 죄를 지었다고 생각하는 등 이유도 없이 자신은 매우 죄가 많은 사람으로서 벌을 받아야 된다고 생각하는 것.

등이 나타나기도 한다. 또, 가면우울증(masked depression)*5이라고 해서 우울증상이 나타나지 않는 우울증도 있다.

*5
신체증상을 배경으로 해서 불안 · 초조 · 비애 등의 우울감이 겉으로 나타나지 않는 형태의 우울증

✚ 어떠한 징후가 있는가?

우울증의 초기증상으로 아래와 같은 증상을 많이 볼 수 있다. 물론 일상생활 속에서 일시적으로 나타나기도 하지만, 이러한 증상이 몇 주일 동안 계속되거나 점차 심해질 때에는 우울증을 의심할 필요가 있다.

[우울증의 초기증상]

- 아침에 직장이나 학교에 가는 것이 귀찮아진다. 일단 나가면 지낼 수는 있지만, 나갈까 말까 하고 매일 갈등한다.
- 잠들기가 어렵고 꿈을 잘 꾸며 숙면감이 없고 낮에도 졸립다.
- 감정이 불안정하여 사소한 일로 눈물이 나오거나 초조해한다.
- 몸이 나른해지고 쉽게 피곤해진다.
- 이전에 즐거웠던 일들이 즐겁게 느껴지지 않는다.
- 식욕이 떨어지고 체중도 감소한다.
- 집중력이 떨어질 때가 많아진다.

검사의 포인트

신경증과 마찬가지로 진단은 의사와의 면담으로 이루어지며, 특이적 검사가 있는 것은 아니다. 그러나 치매나 파킨슨병, 갑상샘기능저하증으로 우울증 증상이 나타나거나 어떤 종류의 약물(인터페론 등) 부작용으로서 권태감, 피로감 증가, 느린 동작, 의욕감퇴가 나타나기도 한다. 또, 전이성 뇌종양으로 집중력이나 의욕저하, 흥미저하 등이 나타나기도 하므로, 제외진단으로서의 일반적인 검사는 매우 중요하다.

1. 해밀튼 우울증 평가척도[*6]

1960년에 해밀튼에 의해서 개발되어 우울증의 중증도를 평가하기 위한 평가척도로서, 의사가 판단해 기입한다. 우리나라에서는 17항목 판이 많이 이용되고 있으나 유럽 등에서는 21항목 판이나 24항목 판도 이용되고 있다.

2. BDI[*7]

미국 펜실베니아 대학의 벡(Aaron Temkin Beck) 박사에 의해서 고안된, 우울상태의 중증도를 판정하는 자가평가표이다. 21개의 질문으로 되어 있는데, 인지면, 신체면, 감정면으로 평가할 수 있다. 득점이 높을수록 우울증이 심하다는 것을 나타낸다.

3. 자가평가식 우울증 척도[*8]

미국 듀크대학의 탄 교수 팀에 의해 개발된 우울 경향을 평가하기 위한 척도이다. 감정, 심리, 생리면에 걸친 20개의 질문으로 구성되어 있어 자기평가를 해나간다.

4. 기타

이것들 외에 신경증 항목에서도 언급했던 것과 같은 여러 가지의 심리테스트도 활용되고 있다. 성격테스트에서는 성실하고 꼼꼼하고, 책임감이 강한 사람 등 우울친화형 성격[*9]이나 집착이 강한 성격[*10]인 사람이 우울증에 걸리기 쉽다고 알려져 있다.

우울증에는 다시 몇 가지의 증상 평가방법이 있는데, 발병초기와 치료개시 후, 치료종료 시 등 시간적 경과에 따라 점검하여 치료에 반영하거나 개별적인 치료경험을 과학적인 데이터로서 체계화하기 위해 이용한다.

*6 Hamilton's Rating Scale for Depression ; HAM-D

*7 Beck Depression Inventory

*8 Self-rating Depression Scale ; SDS

*9 우울친화형 성격 : 독일의 테렌바하에 의해서 주창된 것으로, 질서를 존중하고 꼼꼼하며 완벽주의적 경향이 강한 성격이 우울(melancholy)에 친화력이 높다고 알려져 있다.

*10 집착이 강한 성격 : 일본의 시모다미츠조(下田光造)가 주창한 것으로, 일에 열심이고 꼼꼼하며 책임감이 강한 특징을 가진 성격으로 우울친화형 성격과 비슷하다.

치료의 포인트

약물요법이나 정신요법, 인지행동요법이 중심이 되지만 최근에는 ECT*11(전기경련요법)도 재검토되고 있다.

1. 약물요법(drug therapy)

현재 사용되고 있는 것은 제3세대라고 불리는 항우울증제가 중심이 된다*12.

장점과 단점

세로토닌계에 선택적으로 작용하는 SSRI*13이나 세로토닌과 노르아드레날린에 선택적으로 작용하는 SNRI*14는 부작용이 적다고 알려져 있다.

그러나 즉효성이 부족하며, 구갈 · 변비 · 졸음이나 소화기 증상 등의 부작용이 있다. 항우울제의 투여 초기(2주일 이내가 많음)에는 활성화 증후군(activation syndrom)이라고 불리는 불면 · 불안 · 초조감 등의 중추자극 증상이나 자해행위에 주의해야 한다.

2. 정신요법(psychotherapy)

신경증에서는 지지적 측면에 중점을 두는 반면 우울증에서는 증상의 성립과정에 비중을 두지 않고, 현재 상태에서의 공감, 치료의 확신, 증상 개선까지의 전망을 제시하여 안도감을 얻는 것이 큰 비중을 차지한다.

3. 인지-행동요법(cognitive-behavioral therapy)

기분은 그 사람의 독자적인 인지의 영향을 받는다는 이론에 기초하여, 우울감의 배후에 있는 인지의 왜곡을 합리적이며 자기용인적인 방향으로 유도해서 개선한다.

*11
ECT : electro convulsive therapy

*12
우울증에 대한 항우울제의 유효성은 임상적 · 과학적으로 실증되고 있지만, 유효율은 60~70%이다.

*13
선택적 세로토닌 재흡수 저해제로, 우리나라에서는 파록세틴(paroxetine), 플루복사민(fluvoxamine), 서트랄린(sertraline) 등이 발매되고 있다.

*14
세로토닌 · 노르아드레날린 재흡수 저해제로, 우리나라에서는 밀나시프란(milnacipran)이 발매되고 있다.

장점과 단점

약물요법에서의 약물의존과 같은 의존성에 대한 걱정이나 부작용은 적지만 즉효성이 부족하며, 치료자의 기량에 의존하는 부분이 크다.

4. 전기경련요법(electroconvulsive therapy, ECT)

약물요법의 효과가 나타나지 않거나 초조감이 심하고 자살 위험성이 절박하거나 신체질환 때문에 약물요법을 실시할 수 없는 경우 등에 효과적이다.

장점과 단점

최근에는 마취과 의사의 협력을 얻어 무경련*15으로 시행되는 경우가 많으며, 즉효성이 있고 약물요법과 같은 지속적인 부작용도 없다. 그러나 효과가 오래 지속되지 않는 경우가 있고, 일시적인 두통이나 건망, 지남력장애(방향감장애, disorientation)가 나타나기도 한다.

*15
무경련 ECT 또는 수정형(modified) ECT라고 불리고 있다.

Doctor의 조언

간호의 요령

우울 상태에 있는 환자를 대할 때의 원칙으로서 격려가 금물이라는 것은 잘 알려져 있다. 환자 자신은 힘껏 노력하고 있다고 생각하는데, "더 노력하세요"라는 말을 들으면 환자는 "이제 더 이상 힘을 낼 수 없다. 기대에 부응하지 못하는 나는 살아 있어도 아무 쓸모가 없다"는 식으로 생각해 버리기 때문이다.

우울 상태에 있는 사람에게는 지금까지의 노력을 확실하게 인정해 주고, 지금은 휴양이 필요하다는 것과 반드시 낫는다는 것을 충분히 확인시켜 주면서 안심하고 휴양할 수 있는 환경을 마련해 주는 것이 중요하다. 머리로는 이해가 되어도 어쩔 수 없이 초조해지는 환자의 마음에 이러한 메시지를 전하기 위한 키워드는 "공감"이다.

이럴 때는 의사에게 상담 !

가장 중요한 것은 자살충동을 조기에 알아차려 자살을 미연에 방지하는 것이다. 예를 들어, 자살을 결심한 사람은 얼핏 보면 망설임이 전혀 없는 듯이 보이기도 하지만[*16], 대부분은 어딘가에서 도움의 신호를 보내오는 것을 엿볼 수 있다. 이러한 위화감을 느꼈을 때는 의사에게 상담하기 바란다.

또 치료 중에 조증으로 전환되는 경우도 있다. 갑자기 말이 많아지며 농담을 하거나 억제되지 않은 행동을 보일 때에도 그러한 정보를 의사에게 전달해야 한다. 의사 앞에서는 억제하고 있는 경우도 있어 치료 변경 판단이 늦어지는 경우가 있기 때문이다.

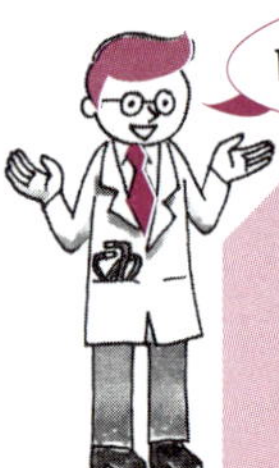

Doctor의 한마디

최근에는 인터넷 등에서 우울증에 관한 정보가 풍부하며, 유명인의 투병기 같은 것도 많이 출판되어 우울증에 대한 이해가 깊어지고 있다.

또한 환자의 지식도 풍부해지고 있어, 그중에는 스스로 진단하여 처방할 항우울제를 지정하는 환자도 있다[*17]. 우울상태에 있는 사람에게는 약물요법도 중요하지만 함께 공감해 줄 사람의 눈물이나 같은 경우에 처했던 사람의 체험담 등이 무엇보다도 큰 힘이 된다.

우울증이 증가하고 있으며, 여성의 발병률이 높으므로 간호사 여러분도 결코 남의 이야기만은 아니다.

"둔감력"이 아닌 "공감력"을 확실하게 몸에 익혀 환자의 간호에 임하기 바란다.

*16
구체적으로는 은근히 이별을 암시하는 태도를 보이거나 보통은 잘 하지 않던 청소나 신변 정리를 하거나 또는 갑자기 마음이 통하지 않는 느낌을 받는 것 등을 말한다.

*17
본인이 우울증이라고 말하는 사람 중에는 의외로 우울증이 아닌 사람이 많다.

03. 정신분열증
schizophrenia

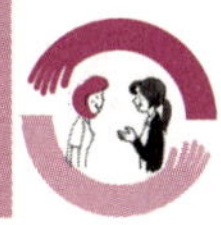

질환의 개요

✚ 어떠한 병인가?

정신분열증(schizophrenia)은 일생동안 이환률이 약 1%로 대략 100명당 1명이 걸린다. 여러분이 상상하는 것 이상으로 친근한 질환이다. 병태에 대해서는 이마엽(전두엽) · 중뇌~줄무늬체(선조체) · 조가비핵(피각)~시상을 연결하는 도파민이나 글루타민산이 관여하는 신경회로의 불균형이 원인으로, Carlsson의 병태 모델이 유명하다. 그 밖에 종합적인 견지에서 Zubin의 취약성 모델, 그것을 발전시킨 Ciampi나 Liberman의 모델, 신경전달물질 관점에서의 도파민 가설, 흥분성 아미노산 가설 등이 있다. 이와 같이 다양한 면에서 많은 가설이 있다는 것은 이 병이 경과나 예후가 한결같지 않고 복합성을 나타내는 것이라고 생각한다.

memo
일란성 쌍생아의 정신분열증 이환 일치율은 30~50%이다. 육아방법에 문제가 있다고 하는 설도 지금은 부정되고 있으며, 많은 요소가 서로 겹쳐 발병한다고 생각되고 있다.

✚ 어떠한 증상이 나타나는가?

사춘기에 많이 발병하는 파과형 정신분열증(hebephrenic type schizophrenia), 중년기에 많은 망상형 정신분열증(aranoid schizophrenia), 긴장형, 단순형 등 타입에 따라서 증상은 조금씩 다르지만, 양성 증상[*1]과 음성 증상[*2]으로 크게 나누면 이해하기 쉽다. 구체적으로는 표 1과 같이 분류된다.

*1
환각이나 망상 등 본래 있어서는 안 되는 것이 있다고 생각되는 정신분열증 증상

*2
자폐(사회적 틀어박힘)나 감정의 평판화 등 본래 있어야 할 것이 결여되어 있다고 생각되는 정신분열증 증상

표 1 정신분열증의 증상

양성증상	• 사고화성*3, 사고취입*4, 사고탈취*5, 사고전파*6 • 그것에 따라 지배되는 듯한 망상, 망상감각 • 자신의 행동을 설명하는 환성, 자신을 화제로 하는 환성, 신체로부터 들리는 환성 • 있을 수 없는 내용의 지속적인 망상
음성증상	• 현저한 무기력, 빈곤한 대화, 감정적인 반응의 둔함, 장소에 어울리지 않는 반응 • 흥미, 관심의 상실, 목적 결여, 사회적 틀어박힘 • 피로감, 주의집중력의 저하

*3
자기의 생각이 목소리로서 들린다는 체험

*4
자기의 생각이 아닌 「남의 생각」이 돌연 자기의 머릿속으로 들어온다고 느끼는 체험

*5
타인에게 자기의 생각을 빼앗겨 버린다고 하는 체험

*6
자기의 생각이 바로 타인에게 전해버린다는 병적체험

✚ 어떠한 징후가 있는가?

초기에 다음과 같은 징후를 많이 볼 수 있지만 똑같지는 않다.

- 자신의 의사와는 관계 없이 여러 가지 생각이 차례차례로 떠올라 머리가 피곤하다.
- 소리나 빛에 민감해져 시계 소리까지 머릿속에 울려퍼진다.
- 왠지 모르게 언제나 누군가가 보고 있는 듯한 시선을 느낀다.
- 주의력이나 집중력이 지속되지 않고 사고가 정리되지 않는다.
- 자신의 머리가 이상해진 것은 아닐까, 금방이라도 엄청난 일이 일어나는 것은 아닐까 하고 불안해진다.
- 잠들기가 어려우며, 잠을 자도 악몽을 꾸거나 도중에 깨는 수면장애가 계속된다.

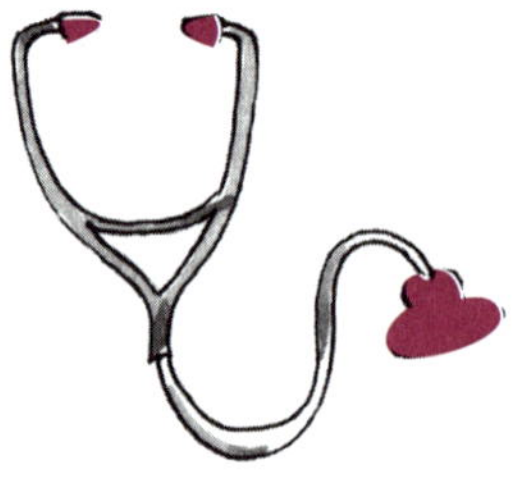

검사의 포인트

신경증이나 우울증과 마찬가지로 진단은 의사와의 면담으로 실시되며, 정신분열증을 특정하는 특이적 검사는 없다. 성장과정이나 생활환경, 현재의 병력 등 상세한 문진과 함께 진찰 시의 표정, 태도, 대화의 내용, 반응 등에 따라 종합적으로 판단한다. 발병 초기에는 이상 체험이 표면화하지 않고, 신경증이나 우울증으로 나타나는 증상이 계속되어 진단을 하기 어려운 경우도 있다.

1. CT, MRI, 혈액생화학, 내분비검사 등

CT나 MRI, 혈액생화학, 내분비검사는 증상성 정신병이나 뇌종양 등의 기질성 정신장애를 제외하기 위해서 시행된다. 최근에는 뇌의 영상검사나 생리학적 검사의 분야에서 정신분열증에 의한 변화라고 생각되는 지견이 다음과 같이 축적되어 있어, 확정하는 것은 아니지만 앞으로의 연구가 기대된다.

① CT … 위관자이랑(상측두회)의 감소, 가쪽뇌실(측뇌실)의 확대, 제1, 3뇌실의 확대, 마루엽(두정엽)의 체적 감소 등 이마엽(전두엽)으로부터 관자엽(측두엽)에 걸쳐 형태의 변화를 볼 수 있다.

② SPECT … 과제 수행 중이나 대화할 때 볼 수 있는 이마앞구역(전두전야)의 혈류 증가가 적다.

③ 기능적 MRI … 이마엽 기능의 저하, 왼쪽 관자엽 기능의 저하를 볼 수 있다.

④ 사물 관련 전위(뇌파상의 미묘한 변화) … P300이라는 성분의 진폭의 감쇠를 볼 수 있다.

memo

일찌기 프레콕스감(praecox feeling)이라고 하여, 정신분열증인 사람을 상대했을 때 관찰자 중에서 일어나는 일종의 독특한 위화감(딱딱한 표정, 차가움, 어색한 태도 등)이 진단에 이용되었던 시대도 있었지만, 최근에는 화제가 되는 경우가 적다.

2. 심리검사(psychometry)

① 바움테스트(baum test)

도화지에 열매가 달려 있는 나무를 그리게 하여, 열매의 종류나 열매가 열리는 과정, 줄기의 크기나 뿌리가 뻗는 모습, 가지가 나오는 모습 등의 형태분석을 통해 인격을 진단하는 투영법. 정신분열증에 특유한 반응은 아니지만, 물고기의 비늘 같은 나무껍질을 그리거나 평행선으로 나무가지를 표현하거나 하는 등 분명하게 기묘한 반응을 나타내는 경우도 있어 진단의 보조적 역할을 하고 있다.

② 로르샤흐 테스트(Rorschach test)

종이에 잉크를 떨어뜨리고 둘로 접었다가 편 후 나타난 불규칙한 도형에 대해서 상상한 것을 말하게 하는 투영법으로, 인격 및 감별진단의 테스트로서 개발된 것이다. 자아기능을 혼란시킬 위험성이 있기 때문에 실시할 때는 신중을 기할 필요가 있으며, 평가에도 숙련성이 필요하다.

치료의 포인트

약물요법을 중심으로 정신요법이나 작업요법, 주간간호(day care) · 야간보호 등 다양한 접근방식이 있으므로, 병태의 시기(급성 · 만성기 등)에 따라 적절히 조합해 간다.

1. 약물요법(drug therapy)

현대의 정신분열증 치료의 근간을 이루며, 증상의 경증화나 예후 개선에 크게 공헌한다.

장점과 단점

정형 항정신병제밖에 없던 시대에는 양성 증상에는 효과가 있어도 음성 증상에는 효과가 없다고 알려져 있었지만, 1996년부터 점차 등장한 비정형 항정신병제*7는 음성 증상에도 효과적이고 부작용도 적다고 알려져 있다.

그러나 모든 환자에게 효과가 있다고는 할 수 없으며, 치료저항성으로 환청이나 망상이 사라지지 않는 사람도 있다. 또 양이 많아지면 부작용이 일어난다.

2. 정신요법(psychotherapy)

정신분열증은 대인관계의 병이라고도 하기 때문에, 대화를 통해서 병을 이해하고, 증상이나 스트레스에 대한 대처법을 배워 정신적인 안정을 얻을 수 있도록 도와준다. 병에 대해 인식을 한 후의 접근방식이 효과적이다.

장점과 단점

의사소통의 수단은 대화만이 아니기 때문에 모든 사람에게 시행할 수가 있다. 약물요법과의 병용으로 재발 위험을 줄일 수 있다.

그러나 때때로 치료자와 서로 성격이 맞지 않거나 기량의 문제로 치료가 중단되기도 한다.

3. 재활(rehabilitation)

만성기나 회복기에서 꼭 필요한 치료이다. 작업요법이나 주간간호(day care), 야간보호를 통해서 서서히 사회복귀를 목표로 한다.

장점과 단점

주로 집단으로 하는 치료가 되므로 사회성을 몸에 익히는 연습이 되기도 하지만, 시작하는 시기를 잘못 잡으면 자신감

*7
SDA나 MARTA라고 불리는 것과 DDS라고 부르는 것이 있으며, 모두 부작용이 적고 음성 증상에도 효과가 있다고 알려져 있다. 리스베리돈Risperidone(리스파달Risperdal®), 페로스피론Perospirone 염산염수화물(루란lullan®), 쿠에티아핀푸말Quetiapine Fumarate산염(세로크엘®), 오란자핀Olanzapine(디프렉사®), 아리피프라졸Aripiprazole(에비리파이®) 등을 들 수 있다.

상실이나 재발로 이어질 우려가 있다.

3. 기타

인지행동요법, 심리교육, SST(social·skill·trainning), 전기 경련요법 등이 있다.

Doctor의 조언

간호의 요령

환자와는 긴 교제가 되는 경우가 많기 때문에, 여기에서 담당환자와 거리를 두는 방법이라는 상황을 설정하여 생각해 보겠다. 환자와 거리를 두는 일은 부모나 형제는 너무 가까워서 잘 되지 않는다. 보통 왕래는 없지만 이름은 알고 있는 친척 숙부나 숙모, 즉 남의 일은 아니지만 어느 정도 객관적으로 생각할 수 있는 거리감 정도가 아주 좋다고 생각한다. 상황에 따라 거리감을 조정할 수 있으면 더없이 좋겠지만 말처럼 간단하지는 않다.

이럴 때는 의사에게 상담!

일을 열심히 하며, 환자에게 친근하게 대하는 간호사일수록 연애망상이나 피해망상의 대상이 되기 쉽다. 따라서 혼자서 어떻게든 하려고 하거나 고민하지 말고, 의사나 선배 간호사에게 상담한다. 정신과는 팀 의료이다. 의사나 간호사뿐만 아니라 약제사, 작업요법사, 임상심리사, 정신과 사회복지사 등 직종마다 각각의 역할이 있으며, 같은 직종이라도 각 개인의 특색이 다르다. 팀으로서 환자와 관계를 맺으며,

병이 호전되면 그것이 팀의 승리가 되는 것이다. 한 사람의 힘이나 개성에는 한계가 있다. 경우에 따라서는 담당을 바꾸거나 임상심리사를 들어오게 하는 등, 지혜를 서로 짜낼 수 있는 체제를 만드는 것이 중요하다.

Doctor의 한마디

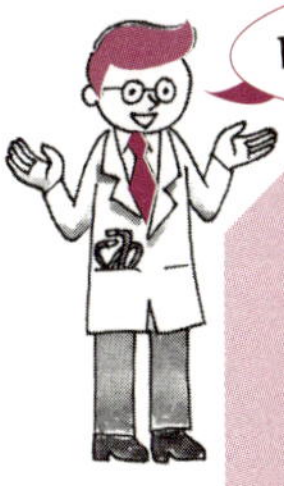

환자는 사실 의료진들을 자세히 보고 있다. 나하고는 관계가 없다는 듯, 주위에서 일어나는 일에 무관심을 보이던 환자가 가끔 놀라울 정도로 정확하게 의료진의 인물평을 하기도 한다.

예를 들어, 간호사 쪽에서 조금이라도 환자를 경멸하거나 야유하려는 낌새가 있으면 환자는 그것을 대번에 간파한다. 그리고 간호사의 됨됨이를 확인하고 충분히 신뢰할 수 있다고 판단하면 속마음을 말해주기도 한다.

그것은 망상인 경우도 있지만 거기에서 환자의 기묘하고 이해하기 어려운 행동이 납득이 가기도 한다. 반대로 불신을 주면 방관자로밖에 보이지 않게 된다.

간호사가 성인군자일 필요는 없다. 그러나 인간으로서 환자에게 흥미를 갖고 좋아할 것, 이것을 할 수 있으면 정신과 간호사로서 반드시 대성할 수 있을 것이다. "네에?"라고 의아하게 생각하는 사람은 당신의 상사를 떠올리기 바란다.

어딘가 미덥지 못하고 편협하며, 진부하고 재미도 없는 농담이나 하거나 걸핏하면 화를 낼지도 모르지만, 확실히 환자를 사랑하는 사람일 것이다.

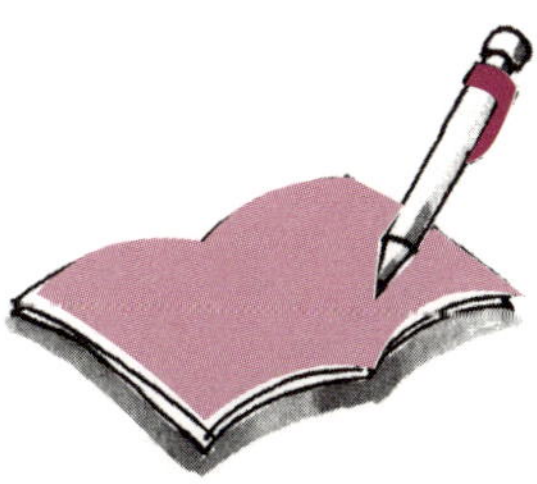

04. 치매
dementia

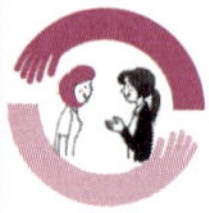

질환의 개요

✚ 어떠한 병인가?

치매(dementia)란 "일단 정상적으로 발달한 지적 기능이 지속적으로 저하해 기억이나 이해, 판단 등의 인지기능에 장애가 생겨 사회생활에 지장을 초래하게 된 상태"라고 정의한다. 원래 가지고 있던 지적 기능보다 저하되었다는 점이 중요하며, 테스트에서 몇 점이니까 하는 식의 절대적, 정량적인 판단은 할 수 없다. 원인은 하나가 아니며 많은 질환이 포함되어 있다(표 1).

고령이 될수록 유병률이 증가하기 때문에(그림 1, 2) 고령화와 함께 계속 증가하고 있다. 앞으로 현재의 2배 정도까지 증가한다고 생각되므로 치매의 중요성이 더욱 커질 것이다.

표1 치매의 주요 원인질환

뇌혈관성 치매	뇌혈관장애(뇌경색증, 뇌출혈)
신경변성 질환	알츠하이머형 치매, 레비소체치매(dementia with Lewy body), 픽병(이마관자형 치매, Pick disease) 등
기타 원인 질환	갑상샘기능저하증, 비타민 B_{12} 결핍증, 진행 마비(매독), 만성 경막밑혈종, 정상압 물뇌증(수두증) 등

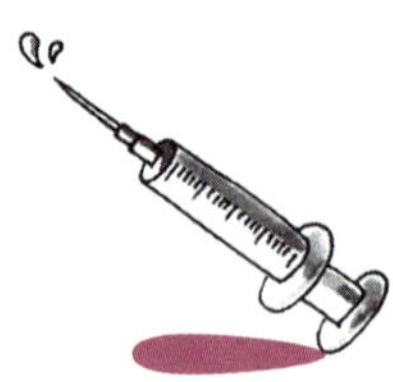

그림1 **고령자의 연령 단계별 치매출현율**

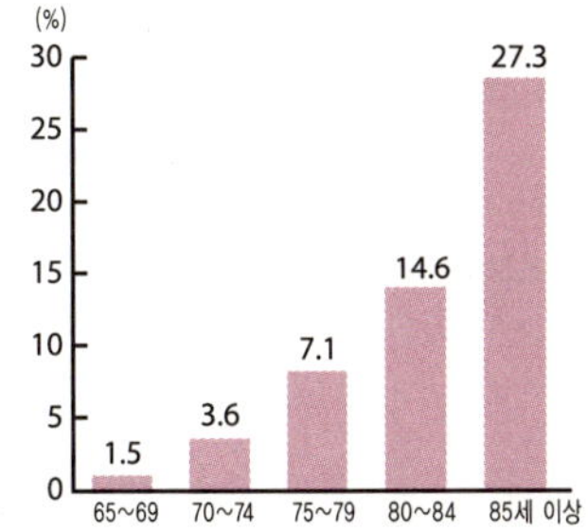

그림2 **치매를 가진 고령자의 장래 추계수**

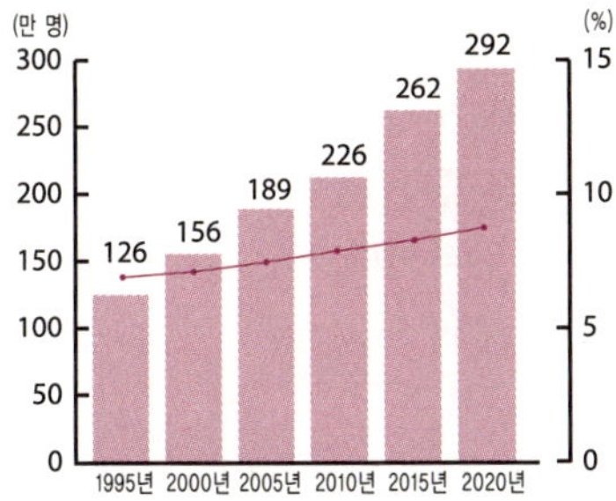

* %는 65세 이상의 노인 인구에 대한 치매 노인의 출현비율

✚ 어떠한 증상이 나타나는가?

반드시 일어나는 증상은 단기기억(기명력, disturbance of memorization) 장애이다. 날짜나 장소를 모르게 되는 방향감 장애(지남력장애, disorientation) 외에 판단력이나 이해력장애, 실인, 실어, 실행 등의 증상도 일어난다. 이것을 치매의 핵심증상이라고 하며 모든 환자에게서 나타난다.

한편, 불안, 우울, 흥분, 배회, 환각, 망상, 공격성, 초조 등의 정신증상을 일으키는 경우도 있는데, 예전에는 이것을 주변증상이라고 하였으나 현재는 일반적으로 BPSD[*1]라고 한다. BPSD는 핵심 증상의 정도에 비례하는 것이 아니라, 인지기능 장애에서 독립한 증상이라고 이해되고 있다.

*1
BPSD ; behavioral and psychological symptoms of dementia. 치매의 행동심리학적 증후군이라고 번역되지만, 치매의 핵심증상 이외의 증상을 합친 개념이다.

핵심증상은 모든 환자에게서 볼 수 있으며, 병태의 진행과 함께 악화되는 데 비해 BPSD는 모든 환자에게서 나타나는 것이 아니며, 치매의 진행과도 비례하지 않는다. 오히려 초기에 BPSD가 현저한 경우도 있다.

원인질환에 의해 나타나기 쉬운 BPSD로는 다음과 같은 것이 있으며 진단에 도움이 된다.

① **알츠하이머형 치매** … 물건을 도둑맞는 망상

② **뇌혈관성 치매** … 우울, 의욕저하

③ **레비소체형 치매**(dementia with Lewy body) … 환시(상당히 특이적), 구성장애, 시공간 기능장애

④ **이마관자(전두측두)형 치매** … 인지기능 저하가 눈에 띄지 않는 시기부터 매사에 무관심하며 반사회적 행동 등이 나타난다. 본래의 인격에서 분명한 변화가 나타난다.

✚ 어떠한 징후가 있는가?

본인이 직접 증상을 호소하고 진찰을 받는 경우는 별로 없고, 대부분은 가족이 이상을 알게 되어 진찰을 받게 된다. "같은 것을 몇 번이고 반복해서 묻는다", "전화가 왔던 것을 잊어버리고 있다" 등의 단기기억 장애로 발생하는 문제가 일반적이지만, "컴퓨터나 리모콘을 사용할 수 없게 되었다", "길을 잃었다" 등의 실인, 실행에서 오는 문제도 있다. 여성인 경우, "요리가 간단한 것만 할 수 있게 되었다", "쇼핑에서 같은 물건을 몇 번이나 사온다", "예금통장 관리를 하지 못한다" 등 가사에 관련된 문제가 발생한다. 의욕이 저하되고 우울해져 우울증으로 치료를 받다가 나중에 치매가 밝혀지는 경우도 많이 있다. "자신의 물건을 가족 누군가가 훔쳐간다"고 하는 도둑맞는 망상이나 환시 등의 정신증상이 건망증 전에 나타나기도 한다.

검사의 포인트

1. 선별검사(screening test)

개정 하세가와식(長谷川式) 간이 지적기능 평가 스케일(HDS-R)이나 MMSE*2를 참고하여 판단하는 것이 일반적이다. 양쪽 모두 단기기억, 방향감 등 치매의 기본적인 증상을 10분 정도로 확인할 수 있다. 점수를 참고하여 환자의 원래의 지적 수준*3과 비교해서 저하되어 있는지의 여부를 판단한다. 판단이 곤란한 경도 장애에서는 보다 상세한 기억검사나 지능검사를 실시한다.

사회적 신분이 높은 사람에서는 만점이라도 치매인 경우가 있을 수 있다. 점수에 구애받지 말고 주위 사람들이 이상을 눈치채면 거의 그것이 옳은 경우가 많으므로 가족으로부터의 정보가 중요하다.

2. CT, MRI

영상으로 뇌의 상세한 형태를 알 수 있다. 뇌혈관장애의 유무와 정도, 위축 정도를 볼 수 있는 점 외에 만성 경막밑 혈종이나 정상압 물뇌증(뇌수종) 등 치료 가능한 질환을 찾아낼 수도 있다. MRI에 의한 영상통계해석을 이용해 정상과 비교해 위축 정도를 정량화하는 방법(VSRAD*4)도 보급되어 있다. 시각적인 평가보다 객관성이 있으나 영상과 임상증상이 병행하지 않는 경우도 많으므로 절대적인 진단은 할 수 없다.

3. SPECT, PET

국소의 뇌 혈류나 포도당 대사를 영상화하는 방법이다. 최근에는 영상통계해석 방법으로 정상적 대조와 비교함으로써

*2
MMSE ; Mini-Mental State Examination

*3
학력, 직업경력 등을 참고하여 추정한다.

*4
VSRAD : 알츠하이머형 치매 초기부터 위축되는 해마곁이랑(해마방회 parahippocampal gyrus)의 위축 정도를 MRI로 정상인 데이터베이스와 비교해 자동적으로 산출한다.

보다 섬세한 변화를 파악되게 되었다(eZIS*5). 특히 알츠하이머형 치매 진단에서는 조기의 소견을 파악하기 위해 유용하다. 방사성 물질을 이용하지만 피폭량은 위 투시 정도라고 알려져 있다.

4. 기타

채혈검사로 감별할 수 있는 치료 가능한 질환이 몇 가지 있으며, 매독혈청반응, 갑상샘기능검사*6, 혈액검사*7, 혈액생화학 검사 등을 실시한다. 진행마비는 매독에 의한 치매로 치료 가능하기 때문에 놓쳐서는 안 된다.

치료의 포인트

각 원인질환에 맞는 치료를 실시한다. 알츠하이머형 치매에 대해서는 p.583을 참조하기 바란다. 그 외의 주요 원인 질환에 대해 살펴보기로 한다.

1. 뇌혈관성 치매(cerebrovascular dementia)

이미 있는 증상에 대해서는 재활을, 앞으로 진행되는 것을 예방하기 위해서는 고혈압증, 당뇨병, 고지질혈증, 심장병 등의 기저질환을 치료한다. 의욕저하를 초래하는 경우가 많으며, 신체적으로도 폐용증후군(disuse syndrome)*8을 쉽데 일으키기 때문에 적극적인 재활운동으로 기능저하를 방지할 필요가 있다.

2. 레비소체형 치매(dementia with Lewy body)

인지기능의 변동이 있으며 환시 등의 환각망상이 심한 경

*5
eZIS : SPECT에서 정상인 데이터베이스와 비교해 혈류저하 부위를 알 수 있다.

*6
드물게 갑상샘기능저하증에 의해 치매 상태를 일으키기도 하기 때문에 free T4, TSH를 측정한다.

*7
위절제술 후의 비타민 B_{12} 흡수장애 등에서는 비타민 B_{12} 결핍증에 의한 치매가 나타나는데, 혈액검사로 거대적혈구성 빈혈도 알 수 있기 때문에 예측을 할 수 있다.

*8
병상에 누워만 있으므로 다리가 약해져 걸을 수 없게 되는 것.

우가 많지만 증상에 대해서 항정신병약을 이용하면 파킨슨증(parkinsonism)이 일어나기 쉽기 때문에 주의가 필요하다. 또, 전도하는 빈도가 높은 것도 특징이므로 특히 조심한다. 알츠하이머형 치매 치료제인 아리셉트(aricept)®에 의해 인지기능 외에 환시 등의 증상도 개선되는 경우가 많이 있다.

3. 이마관자(전두측두)형 치매(frontotemporal dementia)

인격변화, 반사회적 탈억제적 언동으로 문제가 되는 경우가 많은 질환이다. 의욕저하로 인해 우울증으로 오인받기도 한다. 무관심, 공감결핍이 눈에 띄고 병에 대한 의식이 부족하다. 상동행동(stereotyped behavior)[*9]도 나타나 종종 간병하는 데 고생하는 경우가 있다. 환자가 같은 행동을 반복하는 것을 이용하여 매일 정해진 시간에 목욕하고, 매일 주간간호(day care)에 가는 등 적응할 수 있는 행동을 만드는 것이 간병의 부담을 줄이는 요령이다. 상동행동이 심한 경우는 단기간의 입원치료로 증상을 조절한다. 또 항우울증제인 SSRI가 효과가 있다고 알려져 있으므로 앞에서 기술한 접근법과 병용한다.

*9
같은 것을 먹고 같은 코스를 반복해서 걷거나 담배를 계속 피우며 또 게임을 계속하는 등 다양하게 나타나며 그러한 행동에 방해를 받으면 흥분한다.

Doctor의 조언

간호의 요령

치매는 고령자에게 가장 빈도가 높은 질환으로 다른 과에 내원하는 환자 중에도 상당히 많이 포함되어 있다. 환자 자신이 증상을 호소하는 경우는 드물기 때문에 알아차리지 못한 채 경과되어 상당히 진행되고 나서야 진단되는 경우가 많다. 최근에는 대증요법을 하면서 치료제도 있고, 다양한 간병 서비스도 이용할 수 있기 때문에 조기에 발견해서 치료에 도입함으로써 경과를 개선할 수 있게 되었다.

치료 중인 환자를 대할 때는 인지기능은 쇠약해져 있어도 자존심은 상실되지 않았다는 점에 주의해야 한다. 사회에서 활약하고 있을 때의 그 사람으로 대하는 것이 가장 자연스러운 대응이다. 가족에게서 정보를 모아 환자의 원래의 이미지를 만들어 대하는 것이 중요하다. 요양시설 등에서는 환자의 그동안의 생활환경에 관한 정보를 의료진 전원이 공유하는 것이 중요하다.

이럴 때는 의사에게 상담 !

다른 과에 통원 중인 환자로서, '진찰받을 날을 착각했다', '약 먹는 것을 잊었다(또는 너무 많이 먹었다)', '절식 등의 지시를 잊었다', '언제나 큰 지폐로 지불을 해서 지갑이 잔돈으로 가득 차 있다' 등의 행동을 보이는 경우는 치매의 가능성을 생각해 의사에게 전달해야 한다.

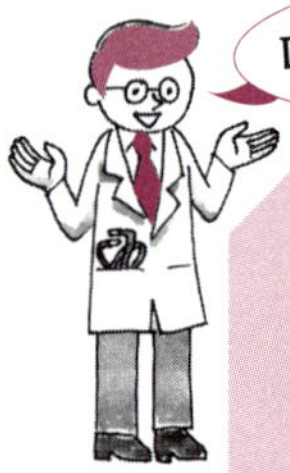

Doctor의 한마디

간병할 때는 간호사가 유일한 의료진인 경우도 있으므로 다른 직원을 지도할 필요가 있다. 힘들지만 보람이 있는 일이며, 앞으로 더욱 그러한 인재가 요구될 것이다.

05. 알츠하이머병
Alzheimer disease

질환의 개요

✚ 어떠한 병인가?

알츠하이머병(Alzheimer disease, AD)은 치매의 대표적 질환으로, 치매 중에서 반수 이상을 차지한다고 알려져 있다. 오랫동안 초로기의 특유한 병으로서 다루어져 왔으나 후에 노년기 치매의 뇌에도 같은 변화가 나타나는 것을 알게 되어, 현재는 발병 연령에 관계없이 알츠하이머병이라고 한다.

AD의 원인은 대부분의 증례에서 명확하지 않다. 극히 일부에서 유전자변이에 의한 가족성 증례를 볼 수 있지만 이것은 극히 드물다. 위험인자로는 나이, 아포리포단백 E유전자의 유전자 다형의 하나인 ε4가 있다. 그러나 어떤 식생활을 하면 막을 수 있다는 식의 예방으로 연결되는 위험인자에 관해서는 아직 정설이 없다.

✚ 어떠한 증상이 나타나는가?

- **핵심 증상** … 건망증, 동일한 것을 반복해서 묻는 등 단기기억 장애 때문에 진찰을 받는 경우가 대부분이다. 동시에 날짜를 모르게 되는 등 시간과 방향감장애도 나타난다. 길을 잃거나, 전자제품을 사용할 수 없게 되는 등의 시공간 실인 및 구성장애의 증상을 동반하기도 하여 일상생활을 하는 데 지장이 커진다.
- BPSD[*1] … 핵심 증상과 함께 나타나는 경우가 있다.

memo
현재 AD로 알려져 있는 질환의 개념은 알로이스 알츠하이머(Alois Alzheimer, 1864 – 1915)가 1907년에 보고한 증례가 토대가 되었다. 그 증례는 초로기의 51세에 발병하여, 진행성 기억장애와 함께 방향감장애 등의 치매 증상이 악화되어, 4년 6개월이 경과하자 사망한 여성이다. 사후 부검으로 뇌에서 광범위한 위축이 발견되었으며, 조직학적으로는 신경세포의 감소, 신경원섬유의 변화, 노인반을 다수 볼 수 있었다.

*1
BPSD : 치매에 동반되는 정신증상이나 문제행동을 통합한 개념 「치매(p.576)」 참조.

초기에는 화를 잘 내게 되는 흥분성 증가나 의욕저하, 도둑을 당하는 망상이나 황혼증후군(wilight syndrome)*2 등이 나타난다. 좀 더 진행되면 서랍장 정리를 하루 종일 반복하거나 목욕을 하고 싶어하지 않거나 같은 양복만 계속 입는 등의 행동이 가족을 괴롭힐 수도 있다. 중증으로 진행되면 가족의 얼굴도 인지할 수 없게 되며, 공격적 행동, 큰 소리, 무분별탐식증(이식증, pica), 불결한 행위 등이 문제가 되기도 한다.

*2
집에 있는데도 불구하고 저녁이 되면 "돌아가야 한다"고 초조해져 배회한다.

✚ 어떠한 징후가 있는가?

대부분의 환자는 '건망증은 어느 정도 있지만, 별로 곤란하지 않다'고 하며, 병에 대한 인식이 결여되어 있지만 가족은 난처해 하는 경우가 대부분이므로, 가족으로부터 충분히 정보를 듣는 것이 중요하다. 가족은 본인 앞에서는 증상이나 실패에 대해 말하기 거북한 경우가 많으므로, 진정한 정보를 얻으려면 환자가 없는 곳에서 듣는 것이 좋다. 반복하자면, 기억장애가 분명해지기 전에 '원래 하고 있던 취미활동을 하지 않게 되었다'는 등 의욕저하의 형태로 초기 징후가 나타나는 경우도 많다. 우울증 치료를 받고 있다가 그 후 AD로 진단이 되는 경우도 많다.

검사의 포인트

- AD의 확정진단은 사후부검밖에 없으며, 임상에서 다른 치매를 초래하는 질환을 제외할 수 있으면 거의 AD라고 생각해서 치료한다. 가족으로부터의 정보청취, 인지기능 검사, 뇌영상 검사, 혈액생화학 검사 등을 하여 인지기능 저하의 확인과 인지기능 저하를 초래하는 뇌혈관 장애 및 전신성 질환을 제외한다.

1. 선별검사(screening test)

치매의 선별검사로서 HDS-R와 MMSE가 보급되어 있어 AD의 진단에도 이용된다[*3]. AD초기에는 어느 테스트에나 들어 있는 3단어의 지연재생검사(delayed feedback test), 시간 · 방향감 설문을 할 수 없다. MMSE에는 도형 모사 등의 구성 능력을 보는 과제가 들어 있어, AD 특유의 구성장애 평가에 적절하다. 구성장애를 더욱 자세하게 조사하는 방법으로서 입방체의 모사나 시계 묘화 테스트 외에 손가락으로 여우나 새의 날개 형태를 흉내내게 하는 방법도 유용하다. 구성장애가 초기에서부터 눈에 띄는 경우는 이야기를 하고 있는 동안에는 문제가 없어 보여도 위에서 말한 과제를 깔끔하게 하지 못하는 경우가 있다.

*3
「치매」(p.576)참조.

2. CT, MRI

MRI에서는 대뇌, 특히 관자엽(측두엽)벽면 해마 주변에 광범위한 위축이 보인다고 알려져 있지만, 초기에는 분명하지 않은 경우도 많다. VSRAD[*4]로 해석하여 해마주변의 위축을 객관적으로 평가할 수 있으므로 진단에 도움이 된다. 또 경과 관찰에서도 위축 진행을 객관적으로 평가할 수 있다.

*4
「치매」(p.576)참조.

3. SPECT, PET

SPECT에서는 관자(측두), 마루엽(두정엽)의 혈류저하가 특징적이다. 이 소견은 전술한 eZIS[*5]을 이용함으로써 분명해진다. 또, 조기에 띠이랑(대상회)뒷부분 및 쐐기앞부분(설전부, 대뇌의 뒤안쪽 부분)의 혈류저하가 나타나는 것을 알 수 있었다. 이것들은 조기진단에는 도움이 되지만 어디까지나 보조적인 것으로서 절대적인 기준은 아니기 때문에 위축이나 혈류저하가 없어도 AD가 아니라고 단정할 수 없다.

*5
「치매」(p.576)참조.

치료의 포인트

1. 인지기능 장애에 대한 치료(도네페질)

현재 허용되어 있는 약물은 아세트콜린에스테라아제 저해제인 도네페질(아리셉트®, Donepezil)뿐이다. 뇌내의 신경전달물질인 아세틸콜린(acetylcholine)을 잘 전달함으로써 증상을 개선시킨다.

장점과 단점

질환의 근본적 치료제는 아니지만 환자의 인지기능을 어느 정도 개선해 복용을 시작한 시점의 인지기능을 1년 정도는 유지할 수 있다고 알려져 있다. 효과는 인지기능이나 의욕, 집중력의 개선이라는 형태로 나타난다.

그러나 모든 환자에게 효과가 있는 것은 아니고, 별로 효과가 없는 경우도 있다. 콜린 작동성의 부작용으로서 구역질, 구토, 설사, 식욕부진 등이 나타난다. 최근 경도 · 중등도의 AD뿐만 아니라 고도의 AD에도 적응증이 확대되어, 고도의 AD에서는 용량도 10mg까지의 고용량이 인정되었기 때문에 앞으로 보다 넓은 응용을 기대할 수 있다.

2. BPSD에 대한 치료

BPSD에 대해서 안이하게 향정신약이 투여되는 것에 대한 경고가 많아졌으며, 먼저 비약물요법을 시행하는 것을 권유하고 있다. 약물을 이용하지 않아도 해결할 수 있는 증상이 많기 때문에 우선은 그 증상이 왜 생겼는가를 생각하는 것이 중요하다*6. 또, 병원의 치료뿐만 아니라 간병 서비스가 주는 영향도 크다. 질 좋은 주간간호(day care)나 데이 서비스(day service)보다 더 뛰어난 효과가 있는 치료는 없을 지도 모른다.

어쩔수 없이 향정신제를 이용할 때는, 부작용에 충분한 주의

*6
예를 들어, 환자가 신경질적이 되어 있는 원인이 가족의 대응에 있는 경우, 가족에게 사정을 설명해 대응하는 방법을 연구함으로써 좋아지는 경우가 있다. 또, 치매가 비교적 경도인 시기에도 나타나는 "도둑맞는 망상"에서는 이러한 증상이 AD에서 흔히 볼 수 있다는 것을 의료진이 설명해주는 것만으로, 가족은 어느 정도 안심하고 환자에게 대응할 수 있다. 가족의 대응이 환자 상태에 큰 영향을 주기 때문에 충분한 설명이나 교육이 중요하다.

가 필요하다. 항정신병제는 파킨슨증이나 과도진정에 주의가 필요하다. 수면 도입제나 항불안제는 섬망(delirium)을 일으키기 쉽고 또 근이완작용에 의해 넘어질 위험이 있다.

3. 향후 기대되는 치료제

도네페질(donepezil) 이외의 아세틸콜린에스테라아제 저해제로서 세계적으로는 갈란타민(galanthamine), 리바스티그민(rivastigmine)이 사용되고 있다. 그 밖에 증상 치료제인 메만틴(memantine)도 실험 중이다. 근본적인 치료제는 없으나 아밀로이드 β단백(A β)[*7]에 관한 연구가 진행되고 있다. 기대를 모으고 있는 약은 많이 있지만 아직 충분한 유효성을 나타내는 결과가 없으며, 우리나라에서 허용되기까지는 아직 시간이 걸릴 것 같다.

*7
A β는 AD의 주요 병변인 노인반의 주요 구성 성분으로, 이 단백질의 응집과축적이 AD의 직접적인 병인이라는 가설이 널리 받아들여지고 있다. A β의 응집과 축적을 방지할 수 있으면 근본적 치료제가 될 가능성이 있으며, 그러한 관점에서 다수의 약물이 개발되고 있다(A β 생산 억제, A β의 응집 과정을 저해하는 약물, A β 백신요법 등).

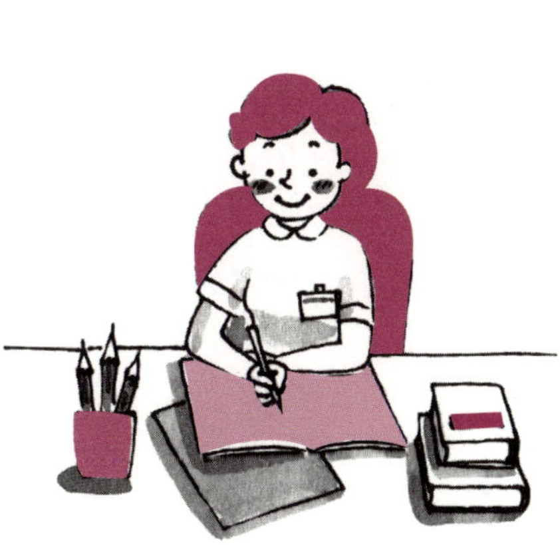

Doctor의 조언

간호의 요령

알츠하이머병은 심각한 것으로 파악되기 쉽지만 치매의 대부분이 알츠하이머라는 것, 그리고 알츠하이머는 특별한 질환이 아니고 초기 증상은 가벼우며 반드시 배회나 망상을 동반하는 것은 아니라는 것을 인식해 둘 필요가 있다. 환자의 대부분은 새로운 것은 기억하기 어려워도 오래된 기억은 잘 유지하고 있으므로 옛 이야기는 잘 한다. 환자의 출생, 학교, 일, 아이들, 가족, 취미 등에 대한 정보를 모아 이야기할 때 활용하는 것이 중요하다.

또, "어제 저녁밥은 ○○를 먹었다"라는 에피소드성 기억은 장애를 받아도, 지식이나 몸으로 기억한 절차기억(뜨개질 등의 기능)은 유지되어 있기 때문에 그것들을 이용한 재활요법을 연구하는 것이 중요하다.

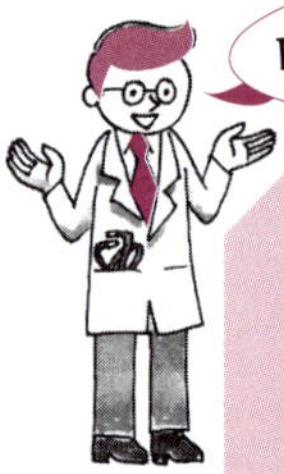

Doctor의 한마디

알츠하이머 환자에 대한 대응은 시간이 걸리기 때문에 의사가 하기에는 어려운 경우도 있지만 시간을 들인 만큼 효과가 나타나는 점에서 보람이 있다.

간호사를 비롯하여 시중을 드는 사람 모두가 환자의 치료에 중요한 역할을 하는 것이다.

06. 알코올의존증
alcohol dependence

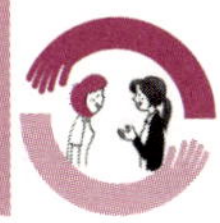

질환의 개요

어떠한 병인가?

알코올의존증은 의지가 약해서 걸리는 것이 아니다. 과음을 반복함으로써 어느 특수한 화학물질이 체내에서 생산되고, 그 일부가 뇌에 침착해서 발생하는 것이라고 알려져 있다. 그 화학물질로 인해 음주에 대한 조절장애가 생겨 음주를 적당하게 제어하기 어렵게 된다. 또, 알코올로 인한 혈중 농도의 저하에 따른 이탈증상을 막기 위해 다음에 또 한 잔을 원하게 된다. 더욱 무서운 것은 일단 알코올의존증에 걸리면 두 번 다시 "보통 술꾼"으로는 돌아올 수 없다는 것이다. 절주를 하겠다고 마음먹어도 결국 연속적인 음주로 되돌아간다. 이것을 반복하다가 중증화되기 때문에, 그 결과로서 의지가 약하고 약속을 지키지 못하는 사람처럼 보이는 것이다.

어떠한 증상이 나타나는가?

"왜 그렇게까지 마시는가?" 하고 주위에서 걱정스러워 할 정도의 음주방식에 젖어 있다. 현재 알코올로 인해 여러 가지 문제가 일어나고 있어도 본인은 의존증을 인정하려 하지 않고 받아들이지 않는다. 이것이 알코올의존증을 "부인하는 병"이라고도 부르는 근거이다. 몸이 힘들고 식욕이 없으며 의욕이 나지 않는 등 이차적인 자각증상에만 정신을 빼앗기고, 정작 원인이 되는 알코올 문제는 외면을 하는 경우가 많

memo
알코올의존증 환자는 전국적으로 200만명 이상이라고 알려져 있다. 중년 남성에 많은 질환이지만, 근래에는 고령자나 여성의 의존증도 증가하고 있다.

으며, "잠이 오지 않으니까 마신다", "교제상 어쩔 수 없다"는 등 구실이나 변명을 생각하거나 숨어서 마시는 경우도 많이 있다.

알코올의존증의 주증상은 건강을 해칠 만큼 마시는 것이다. 심신의 건강뿐만 아니라 사회적인 건강(일이나 취미), 그리고 가족의 건강도 해친다는 것을 잊어서는 안 된다.

어떠한 징후가 있는가?

취했을 때의 기억이 자주 사라지거나 신경질적이 되고, 숙취로 일을 쉬거나 휴일에는 날이 밝을 때부터 마시는 것은 위험신호이다. 이는 이미 초기증상일지도 모른다. 알코올성 수면장애와 우울상태도 많으며, 우울증이라고 생각해 심리내과에 다니며 치료하고 있었는데 실은 알코올의존증이었다는 선례는 종종 볼 수 있다.

간기능장애가 진행되고 컨디션 불량이 계속되며 일의 능률이 떨어지고, 가족과 불화를 일으키는 것 등은 중증화의 신호이다. 간염이나 이자염(췌장염), 당뇨병으로 입원하기도 하고, 넘어져서 부상을 당하거나 음주운전을 반복하며, 경제문제, 우울상태에서의 자살시도 등 인생 그 자체가 크게 뒤틀려간다. 다만 이렇게 되어도 본인은 계속해서 알코올의존을 부인하는 패턴을 흔히 볼 수 있다.

검사의 포인트

1. 문진(history taking)

알코올의존증의 진단에는 문진(가족으로부터의 정보도 필수)이 가장 중요하다. 전문의라면 그동안 어떠한 식으로 술을 마셨는가, 현재 어떤 병에 걸려 있는가, 어떤 증상이 나타났는가 등 알코올에 관한 것을 들으면 진단할 수 있다. 정신합병증이나 신경합병증도 거의 문진으로 알 수 있다. 금단섬망(abstinence delirium), 베르니케코르사코프(Wernicke Korsakoff)증후군[건망증, 방향감장애(disorientation), 말짓기증(confabulation)], 다발성 신경염(사지 말단의 저림이나 통증) 등이 있다.

어느 내과 병동의 간호부장이 "당신은 입원 중에 술을 마시지 않았으므로 알코올의존증은 아닙니다"라고 했다는 이야기를 들은 적이 있는데, 그것은 잘못된 판단이다. 입원 중에 음주를 하는 환자는 많지 않다. 또 폭언이나 폭력도 참고는 하지만 진단기준은 아니다.

문진으로 알코올 문제를 파악했다면 전문의가 아니더라도 의존증이 아닐까 하는 의심을 품고, 환자나 가족에게 알려주어 전문의의 검진을 받도록 강하게 권유하는 것이 회복의 첫걸음일 것이다.

2. 혈액검사(blood test)

여러 가지 이상 수치를 보면 환자는 알코올에 의한 장애를 쉽게 인식한다. 즉, 그 원인(큰 요인)이 음주라는 것을 명확하게 환자에게 알려주는 것이 중요하다. 그때 중요한 것은 "당신은 과음을 하시는군요. 음주량을 줄이십시요", "적당량이라면 ~" 이라는 식의 지도는 하지 말아야 한다는 것이다.

알코올의존증이란 적당량으로 끝이 나지 않는 병(조절장애)이므로 그렇다.

① 의존증에 많은 검사이상 … AST, ALT, γ-GT의 상승*1

② 간경변에 의한 이상 … Alb, ChE, T-cho, 혈소판수 저하, T-Bil 상승 등.

③ 기타 … 이자염(췌장염), 당뇨병, 빈혈, 전해질이상 등 복수의 합병증.

*1
전형적인 알코올성 간염의 검사이상
AST : 200,
ALT : 150,
γ-GT : 300~1,000

3. 영상진단(diagnostic imaging) · 생리검사(physiologic test)

영상이나 뇌파에 대한 설명을 하는 것도 환자 본인에게는 효과가 있다. 더 이상 악화되지 않게 한다는 동기부여에 도움이 된다.

① 머리 CT· MRI …과반수에서 대뇌의 위축이 보인다.

② 복부 초음파 · CT …지방간, 간경변 등을 설명하는 데 필요하다.

③ 뇌파 …정상 뇌파는 별로 보이지 않는다. 뇌파 이상에 동반되는 거친 언동이나 정서장애에 대해서 항간질제가 효과적인 경우가 있다.

memo
검사결과가 개선되면 병이 나았다고 착각하기 쉽다. 그러나 과음을 할 때마다 신체의 예비력이 약해지고, 뇌에는 의존증 원인물질이 축적되어 간다는 것을 알아야 한다.

치료의 포인트

알코올의존증이라는 의사의 진단을 일단 납득한 환자에게는 입원치료를 상정한다. 치료자도 환자 본인도 지속적인 금주가 특효약이라는 인식을 유지하는 것이 중요하다.

memo
치료 목적은 금주 그 자체가 아니고, 금주를 통해 건강을 회복해 나가는 것이다.

1. 해독기

① 신체 관리

수일에서 7일 정도에 걸쳐 전해질의 수액을 실시한다. 1일 양이 너무 많으면 부종을 일으키기 때문에 주의한다. 간 보호제나 비타민 B군을 혼합주사한다.

② 알코올 금단증상에 대한 대응

진전(떨림, tremor), 발한, 불면, 불안초조 등 금단증상의 경감을 위해 디아제팜을 1일 15mg부터 경구투여하기 시작해 서서히 줄여 10일 정도에 중단한다. 첫날은 금단섬망의 예방과 수면 확보를 위해 디아제팜(diazepam)의 근육주사를 병용한다(10mg를 1~3회 근육주사). 금단섬망이 나타나면 디아제팜은 효과가 없다. 그래서 예전에는 그 대신에 할로페리돌(Haloperidol) 근육주사(5mg~)를 많이 이용했는데, 최근에는 그 대신 리스페리돈(Risperidone, 복용 2~6mg)을 이용한다. 다만 고령자와 신체중증자인 경우에 정신에 대한 약은 소량밖에 사용할 수 없다.

③ 베르니케 · 코르사코프(Wernicke Korsakoff) 뇌증이 의심될 때

비타민 B_1의 정맥내 투여를 시작한다. 적어도 수 주일간의 투여를 권장한다[*2].

*2
또한 몸 상태가 개선된 시점에서 치료를 종료시켜서는 안 된다. 다시 원래의 술을 마실 수 있는 상태로 되돌아가 음주 욕구가 재연될 수 있다. 음주 욕구가 재연되기 쉬운 시기는 금주 개시로부터 4~6주일이다.

2. 교육 프로그램

알코올의존증 전문치료 분야이다. 일단 알코올의존증에

걸리면 조절장애는 두 번 다시 낫지 않는다. 회복방법은 끝없이 금주를 계속하는 것이지만 알코올의존증 환자에게 금주라는 것은 용이한 일이 아니다. 그래서 교육프로그램*3이 필요하다.

*3
교육 프로그램의 개요 사례
① 입원기간은 약 3개월
② 술의 해로움에 대한 학습과 회합을 비롯한 다양한 프로그램
③ 금주의 3원칙을 배운다.
④ 퇴원 후에는 주간간호(day care)에 다닌다.

3. 항주제의 사용법

항주제(anti liquor drug)란 "술과 싸우는 약"이라고 환자에게는 설명하고 있다. 금주 의지를 가진 사람이 1일 금주를 반복하기 위해서 사용한다. 혹시라도 음주를 하면 심한 신체반응이 일어나므로, 음주 욕구가 일어나도 그 생각을 하면 단념할 수가 있다. 반드시 가족 등이 보는 곳에서 복용하도록 지도한다. 항주제에는 무색투명한 물약 시아나마이드(Cyanamide)와 흰 가루약 다이설피람(Disulfiram)의 2종류가 있다.

memo
금주의 3법칙
① 전문 의료기관에 통원
② 항주제의 복용
③ 자조그룹(self-dependent group)에 참가

Doctor의 조언

간호의 요령

우선 적극적으로 알코올의존증에 관한 텍스트를 찾아 스스로 공부하자. 그 다음에 치료의 목적과 방법을 명확하게 결정한다. 각 의료기관에서 무엇을 어떻게 치료할 것인가 하는 것이 명확하지 않으면 환자는 다시 음주를 반복해 의존증이 더욱 악화되어 간다. 치료계약은 간호사가 아니라 의사가 하는 것이 보통이지만, 팀 의료로서 정보와 방침을 조기에 공유하는 것이 바람직하다. 신체적 치료로 끝나지 않게 하는 것이 핵심이다.

또 환자나 가족에게 금주 치료의 필요성을 빨리 가르쳐

주어야 한다. 본인이나 가족 모두 우선은 생명의 위기를 극복하고 싶다는 마음뿐이다. 그러나 이것을 뒤집어 말하면, 위기가 지나가면 "목구멍 안을 지나가면 뜨겁다는 것을 잊어버린다"는 결과가 되기 쉽다. 몸의 상태가 거의 좋아지고 나서 금주를 계속하기 위한 치료에 대해 조언을 해도 효과는 별로 없다. 신체적 치료와 병행해서 지금까지의 생활방식, 대인관계, 알코올 문제, 가족 등을 신중하게 생각하게 한다.

이럴 때는 의사에게 상담!

일부 예외를 제외하고 예전의 의학부 교육과정에서 알코올의존증에 대한 강의는 전혀 이루어지지 않았다. 최근에 와서야 알코올의존증에 대해 강의하고 있으나 그것도 극히 짧은 시간뿐이다. 따라서 경험이 많은 전문의가 아니면 의존증과 "주당"의 경계가 분별하기 어렵다고 생각한다. 과음으로 인해 간기능장애나 이자염(췌장염) 등의 치료를 2회 이상 받은 사람은 의존증일 가능성이 매우 높다는 것을 의사와 상의할 때 화제로 삼으면 어떨까[*4]생각한다.

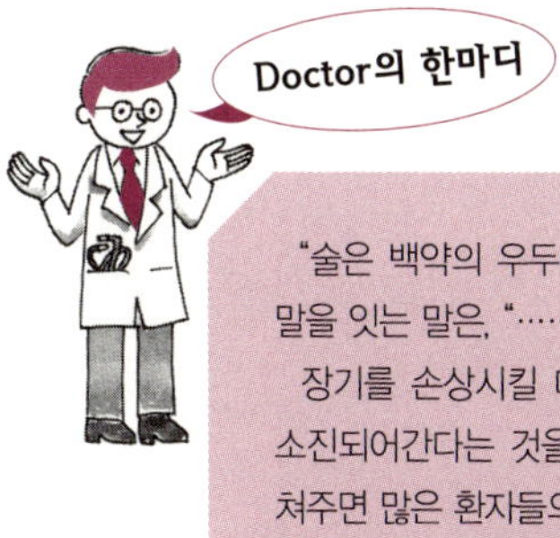

"술은 백약의 우두머리"라는 말이 있다. 그러나 그 말을 잇는 말은, "…………, 그러나 만병의 근원"이다.

장기를 손상시킬 때마다 생명체로서의 예비력이 다 소진되어간다는 것을 간호사 여러분이 환자에게 가르쳐주면 많은 환자들의 건강이 좋아질 것이다.

그리고 알코올의존증에서 회복되어가는 환자의 기쁨을 간호사 여러분과 함께 간절히 공유하고 싶어할 것이다.

회복된 환자는 이구동성으로 이렇게 말한다. "감사합니다. 술을 끊기를 정말 잘 했습니다. 잃었던 많은 것을 다시 얻을 수 있게 되었습니다!".

memo

알코올의존증은 치유하기 어려운 병이다. 금주에 성공하지 못한 사람도 있는가 하면, 완전 금주를 계속하는 사람도 많이 있다. 틀림없이 완전 금주할 수 있다고 믿는 사람은 회복의 길로 가게 되고, 할 수 없다고 단념하는 사람은 악화일로를 가게 될 것이다.

*4
알코올 문제 상담창구, 전문의료기관, 자조그룹(금주회와 AA) 등의 정보는 각 보건소, 시 · 읍 · 면의 건강과, 정신보건복지 센터에서 얻을 수 있다.

07. 섭식장애

feeding and eating disorder

질환의 개요

✚ 어떠한 병인가?

섭식장애(feeding and eating disorder)란 음식에 관한 행동이상이다. 이전부터 신경성 식욕부진증(AN[*1])은 유명하며, 최근에는 신경성 폭식증(BN)[*2]이 증가하고 있는데, 이 두 가지의 이행도 많이 볼 수 있다. 원인은 마르는 것에 대한 소망, 사춘기의 자립 갈등, 스트레스 등의 심리적 · 사회적 요인이 크다. 또한, 유전 등 생물학적인 요인도 있다는 보고도 있으나 정확한 기전은 밝혀지지 않았다(표 1).

memo
섭식장애는 사춘기의 여성에게 많이 나타나, 여성이 남성의 10~20배라고 알려져 있다. 또 선진국에서 발생률이 높아, AN은 젊은 여성의 0.1~0.5%, BN는 1% 정도이며, 우리 나라에서도 유사하거나 약간 적은 정도이다. 일본의 조사에서는 사망률이 약 6%로 생명에 관계되는 질환이다.

*1 anorexia nervosa(AN), 거식증

*2 bulimia nervosa(BN), 과식증

표1 신경성 식욕부진증의 진단기준

① 표준체중 − 20% 이상 여윔
② 먹는 행동의 이상
③ 체중이나 체형에 대한 왜곡된 인식
④ 발병연령 : 30세 이하
⑤ 무월경(여성의 경우)
⑥ 여윔의 원인이라고 생각할 수 있는 기질적 질환이 없다.

✚ 어떠한 증상이 나타나는가?

① 신경성 식욕부진증(AN)

마르는 것에 대한 소망이 강해서 저체중임에도 불구하고 체중이 약간만 증가해도 비만에 대한 공포를 나타낸다. 신체 · 이미지에 대한 장애가 있어서 다른 사람이 인정하는 만큼 말랐다고 생각하지 않으며, 병이라는 의식이 없다. 대인관계의 스트레스, 미용상의 섭식제한 등으로 식욕부진이 되고, 그것이 계속되면 완전히 식욕이 없어지며, 먹으면 복부불쾌감이나 팽만감이 나타나 더욱 먹지 않게 된다. 한편, 활동성은 항진되어 구토나 설사제의 남용 등 배출행동을 하는 경우도 있다. 표준체중(표 2)의 20% 이상의 감소나 무월경, 느린맥, 저체온, 저혈압, 부종 및 솜털이 많이 나오는 등 신체증상이 나타난다.

표2 표준체중 계산방법

- 신장 160cm 이상 : [신장(cm) – 100] × 0.9kg
- 신장 150~160cm : [신장(cm) – 150] × 0.4 +50kg
- 신장 150cm 이하 : [신장(cm) – 100]kg

memo

신경성 식욕부진증(AN)에서의 구토나 설사제의 사용(종류 · 양)에 대해서 자세하게 문진할 필요가 있다. 최초 진찰 시에는 숨기는 경우가 많은데 종종 설사제 구입비용에 어려움을 겪기도 하므로 개입의 실마리가 되기도 한다. 이런 것에 대해 환자가 자세히 이야기를 해주면, 어느 정도 신뢰관계가 이루어졌다고 할 수 있다. 신경성 폭식증(BN)에서는 최근, 위세척용 튜브로 배출하는 사람도 있으므로, 설사제 이외의 약물남용에 대해서도 확인한다.

② 신경성 폭식증(BN)

단시간에 다량의 음식물을 섭취하고, 그 후 구토나 설사제의 남용, 다음 날의 섭취 제한, 금식 등으로 체중 증가를 막아 체중은 거의 정상 범위이다. 그러나 과식 후에는 무기력감, 우울한 기분, 자기비하 등이 따른다. 비만에 대한 공포는 신경성 식욕부진증(AN)과 마찬가지이며, AN에서 BN으로 이행하는 경우도 흔히 볼 수 있다. 문제행동[*3]은 AN보다 BN이 현저하다.

*3 손목 긋기(wrist cut) 등의 자상 행위, 약물남용 등의 자기파괴적 행위, 도둑질 등의 사회 일탈 행위 등으로, 특히 입원 중에는 체중증가나 과식충동이 강해질 때 나타난다.

✚ 어떠한 징후가 있는가?

① 신경성 식욕부진증(AN)

체중감소가 현저한 경우는 신체적 상태의 평가가 필요하다. 다리나 전신의 부종, 느린맥(서맥)이나 부정맥, 월경 · 근력의 저하 등에 주의한다. 배출 행동을 하는 환자인 경우는 자가유발성 구토를 하고 있는지 묻고, 손가락이나 손등에 "토할 때 사용해서 생긴 굳은 살"이 없는지 본다. 또 설사제의 남용에 대해서도 묻는다.

② 신경성 폭식증(BN)

스스로 대량의 음식물을 사들여 자기 방에 틀어박힌 채 가족의 눈을 피해 과식한다. 음식물을 입에 넣어 씹은 다음 삼키지 않고 뱉어 버리는 경우*4도 있다. BN에는 배출행동이 반드시 있으므로, AN과 마찬가지로 그것을 상세히 확인한다.

*4 chewing, 씹어서 토하기

문제행동도 많이 볼 수 있으나 부인하는 것이 대부분이다. 해리상태에서 실시하는데 스스로도 기억하지 못하는 경우가 있다. 모두 어떤 스트레스에 대한 반응이라고 이해하고 환자와 함께 이유를 생각해야 한다.

검사의 포인트

섭식장애를 진단하는 검사는 없지만 여위는 증상을 초래하는 신체질환을 제외하기 위해 어느 정도의 검사는 필요하다. 또, 섭식장애로 인해서 발생하는 신체의 문제를 조사하기 위한 검사를 실시한다. 극단적인 경우는 체중이 너무 감소해 저혈당에 의한 의식장애, 콩팥의 기능저하로 인한 부종 등이 발생하거나 저칼륨혈증으로 생명이 위험해지는 경우가 있기 때문이다.

일반적인 임상검사로는 말초혈액, 혈액생화학(혈청단백, 전해질, 간기능, 콩팥기능, 지질 등) 검사를 실시하고, 나머지는 필요에 따라서 내분비계 검사(갑상샘, 부신 등), 소화기계 검사, 순환기계 검사, 머리 CT, MRI 등을 고려한다.

치료의 포인트

1. 신경성 식욕부진증(AN)

① 경증의 예

외래에서 환자에게 병에 대한 올바른 지식을 교육해 이해시킨다. 또한 정신요법으로, 증상의 배경에 있는 심리적 문제를 다루는 치료나 필요에 따라 가족요법 등도 실시한다. 체중증가 외에도 사회생활에 대한 적응을 목표로 하여 인간으로서의 성장을 지켜본다.

② 입원치료

신체의 상황이나 정신상태*5에 따라 집중치료실이나 내과병동에서 일시적인 입원치료가 필요하다. 생명에 위험이 없으면 정신과병동에서 입원 치료를 한다. 치료를 진행하는 방식은 다양한데 아래에 그 일례를 소개한다.

입원치료의 목표는 일상생활에 필요한 체력을 회복하는 것이다. 필요한 체중을 본인과 서로 이야기해 설정한다. 본인의 희망을 받아들이면 표준체중보다 상당히 적은 듯하게 되지만, 생명에 위험이 없으면 좋다고 말한다. 입원 중에는 우선 환자와의 신뢰관계를 쌓아 올리고, 동시에 체중이나 음식물에 관한 환자의 불합리한 인지나 믿음을 깨닫게 한다. 체중에 관해서는 행동요법적 접근이 흔히 이용된다. 처음에는 코를 통한(비강, nasal cavity)영양으로 안정시킬 필요가 있는 경우가 많지만, 스스로 먹을 수 있거나 체중이 증가함에 따라 그 대가로 면회, 전화, 텔레비전, 외출, 외박 등의 제한을 푼다. 신체적 위기상황에서는 정신요법에 대한 이해를 시킬 수 없지만 어느 정도 체중이 정상화되면 환자의 마음에도 여유가 생겨 받아들일 수 있게 된다. 환자에게는 가장 먼저 "이 체중으로는 생명도 위험해지고 뇌의 기능

*5
눈에 띄게 마르며 부종등이 생겨 걸을 수도 없거나, 고도의 전해질이상(저칼륨혈증 등)으로 생명이 위험해지는 경우 등.

도 떨어집니다. 우선 체중을 생명에 지장이 없을 정도로 늘린 다음 앞으로의 일을 생각합시다"라고 설명한다. 가족관계에 문제가 있는 경우도 많아 입원 중에 가족요법을 실시하기도 한다. 모든 문제를 입원 중에 해결하는 것은 어려우므로, 체중의 설정목표를 달성하면 외래요법으로 이행한다.

2. 신경성 폭식증(BN)

신경성 식욕부진증(AN)과 마찬가지로 우선 병에 대한 올바른 지식의 교육과 정신요법으로 정상적인 섭식행동을 몸에 익히고, 또한 배경에 있는 심리적 문제를 해결한다. BN에서는 체중감소로 인한 입원은 그다지 많지 않지만 정신증상이나 문제행동 때문에 입원이 필요한 경우가 있다.

3. 약물요법(drug therapy)

섭식행동을 정상화시키는 약물은 없지만, 항울제인 SSRI*6이 과식이나 배출행동에 효과가 있다고 알려져 있다. 섭식장애에 따른 불면, 우울, 불안, 강박증상 등에는 대중요법으로 향정신제를 이용하는 것이 일반적이다.

*6
SSRI(selective serotonin reuptake inhibitor)
선택적 세로토닌 재흡수 저해제

Doctor의 조언

간호의 요령

섭식장애에서는 정성껏 돌봐주어도 기대를 저버리는 경우가 많다. 예를 들어, 입원 중에는 병에 대해 이해를 했던 것처럼 보이던 환자가 퇴원해 한동안 지난 후, 다시 여위어 입원해 오는 것을 반복하거나 입원해서 치료에 따르고 있는 척하면서 몰래 식사를 버리기도 한다. 무심코 강한 어조로, "어쨌든 잡수세요!" 하고 말하고 싶어지거나, '이렇게 대책이 없는 사람, 돌봐 주어도 쓸데없는 일 아닌가?'라는 생각이 강하게 들지도 모른다. 그러나 그런 때는 먹는 것이나 체중 문제는 제쳐두고 환자의 기분을 묻도록 한다.

환자는 의료진이나 가족의 '빨리 나으면 좋겠다'는 기대에 보답하려고, 무심코 "착한 아이"인 척하기 쉽다. 좀처럼 자기의 기분을 이야기해 주지 않고, 터놓고 이야기하지 않는 것도 이 질환 특유의 증상이다. 끈질기게 당신이 걱정이라는 생각을 계속 전한다. 그러다가 어느 날, "부모님께는 비밀이지만…", "의사 선생님에게는 비밀이지만…"이라는 이야기가 나오게 되면, 어느 정도 환자와의 신뢰관계가 구축된 것이다.

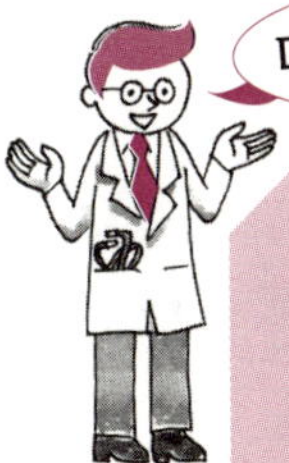

Doctor의 한마디

섭식장애는 생활지도를 하는 것이 무척 어려운 병이다. 환자와 친숙해져 어느 정도의 신뢰관계가 구축되면 목표 달성이 어느 정도 되었다고 생각해도 좋을 것이다. 그렇게 오랫동안 관계를 맺어 가는 중에 마음이 자연히 성장하여 아주 정상으로 생활하게 된 사람도 있다.

부모가 아이의 성장을 지켜보는 마음으로 돌봐야 할 필요가 있으며, 잘 되면 아이를 키운 듯한 성취감도 느낄 수 있을 것이다.

08. 간질

epilepsy

질환의 개요

✚ 어떠한 병인가?

간질(epilepsy)은 간질발작을 주된 증상으로 하는 만성 뇌질환이다. 간질발작이란 뇌신경세포의 지나친 돌발성 발사(방전)에 의해 일어나는 반복성(2회 이상) 발작이라고 정의할 수 있다(WHO). 뇌신경세포의 과잉발사는 뇌파검사로 증명할 수 있기 때문에 진단에는 뇌파검사가 필수적이다. 또 정의에 나와 있듯이, 진단에서는 발작을 2회 이상 반복한다는 것이 중요하다. 병인에 따라 특발성 간질[*1] 및 증후성 간질[*2]로 나뉘며, 빈도로서는 특발성이 대부분을 차지한다.

✚ 어떠한 증상이 나타나는가?

① 발작형(표 1)

간질발작이 주증상이며 발작에는 여러 가지 형태가 있고, 분류에는 "간질발작의 국제 분류"가 널리 이용되고 있다. 발작은 처음부터 뇌의 양쪽반구가 발작을 일으키는 전신발작(generalized seizure)과 한쪽 반구의 일부에서 발작이 일어나는 부분발작(partial seizure)의 2가지 개념으로 나눌 수 있다. 전신발작이 전체의 30% 정도인데 소아기에서 사춘기에 걸쳐 많으며, 나머지 70%는 부분발작으로 어느 연령에서나 볼 수 있다. 부분발작이 전신화되어 전신경련을 일으키는 경우도 많기 때문에, 실제로 볼 수 있는 상태로서는 전신경련발

memo
간질의 유병률은 인구 1,000명당 3~10명으로 알려져 있다.

*1
병의 원인이 명확하지 않으며, 유전적 소인이 관여한다고 생각된다. 여러 가지 검사를 해도 원인을 일 수 없다.

*2
분명한 외인, 즉 뇌 기질성 · 대사성 원인을 볼 수 있다. 뇌종양 때문에 간질발작이 반복되는 것은 증후성 간질이다.

작이 가장 많다.

② 강직간대(tonoclonic)발작의 경과

대표적인 간질발작이라고 할 수 있는 강직간대발작(대발작)에서는 갑자기 의식이 소실되면서 동시에 수십 초간의 전신성 강직기(강직발작)가 나타나고, 이어서 수십초 지속하는 간대기(간대발작, clonic)가 나타난다. 발작이 시작될 때 무의식적으로 외치는 소리를 내기도 한다. 강직기에는 몸통과 사지가 심하게 뻣뻣해지며, 뇌파에서는 극파(spike)가 보인다. 간대기에서는 순간적 근경직과 근이완이 교대로 반복되므로 사지가 덜덜 떨리며, 뇌파에서는 다극 서파 복합이 반복된다. 발작 후 몽롱한 상태를 나타내며 그 후에는 수면으로 이행하는 경우도 있다. 발작 종료 후 최초의 호기 시에 구강 내에 고여 있던 침을 내뿜어, "거품을 내뿜는" 상태가 된다. 회복 후 발작 중의 일은 기억하지 못하고, 두통이나 근육통을 많이 호소한다.

발작은 거의 1회로 안정이 되며, 단시간 내에 반복하는 경

표1 간질발작의 분류

부분발작	• 단순 부분발작 • 복합 부분발작 • 부분발작에서 전신발작으로 이행하는 것
전신발작	• 강직간대발작(tonoclonic) • 결신발작 : 짧은 의식소실이 주증상 • 간대성 근경련(myoclonia)발작 : 전신이나 사지에 순간적인 근육수축이 나타남 • 간대발작(clonic seizure) : 간대성 근경련 발작이 율동적으로 나타남 • 강직발작(opisthotonos) : 전신 근육의 경직 • 허탈발작(탈력발작, cataplexy) : 근육 무력이 일어나 사세가 무너지거나 넘어진다. 목부위의 탈력으로 머리가 앞으로 떨어지는 것은 점두(head nodding)발작이라고 한다.

우는 드물어서 대부분은 외상이 일어나지 않게 주의하며 지켜볼 뿐이다. 드물게 1시간 이상이나 계속되는 발작을 반복하는 간질발작 중첩상태가 일어나, 집중치료실에서 관리해야 하는 경우도 있다.

③ 정신증상

발작 이외의 정신증상도 흔히 볼 수 있는데 크게 표 2와 같이 나눌 수 있다.

표2 간질의 정신증상

	특징
발작 전후에 나타나는 증상	• 발작 전(길어야 수 주일 전)부터 화를 잘 내거나 기분이 언짢아지기도 하는데 발작 후에는 소실되며, 자각적으로도 기분이 상쾌해지는 경우가 많다. • 발작 후에 몽롱한 상태가 이어져 드물게는 며칠 동안이나 계속되는 경우도 있기 때문에 외상이 일어나지 않도록 안전한 환경을 확보한다.
발작 간헐 시에 (발작이 없을 때) 나타나는 증상	• 성격장애, 지적장애, 정신병 상태 등이 있다. • 지적장애는 간질의 원인으로서 뇌에 기질적 장애가 있는 경우, 그에 따른 지능저하를 초래한다. 또, 간질발작의 반복이 뇌에 기질적 장애를 일으켜, 그 결과 지적장애를 유발하기도 한다. • 불안, 다변, 흥분, 환각, 망상 등의 정신병 상태가 일과성 또는 만성으로 나타나기도 한다.
간질과 관련된 심리사회적 요인에 의한 증상	• 간질에 걸림으로써 발생하는 문제(발작이 일어나는 것에 대한 불안이나 사회의 몰이해, 결혼 · 취직 · 일상생활에 관한 고민 등).

✚ 어떠한 징후가 있는가?

발작 시에는 의식이 소실되는 경우가 많기 때문에, 발작증상은 주위에서 보고 있던 사람에게 상황을 물어 객관적인 정보를 얻는 것이 중요하다. 환자가 언제 · 어디서 · 무엇을 하고 있을 때 어떠한 발작증상이 나타났는지, 또 청색증(cyanosis)이나 외상, 요실금 등이 있었는지 등을 묻는다.

환자는 발작 시에 일어난 일은 생각나지 않는 경우가 대부분이며, 발작 전 며칠 동안의 생활상황이나 전구징후가 있었는지, 또 발작의 징조, 발작 중의 체험, 건망의 내용*3, 발작 후의 심신 상황*4 등에 대해서 물을 필요가 있다.

*3
발작 이전 또는 이후의 일까지 잊어버리는 경우도 있다.

*4
두통, 근육통, 혀를 깨물지 않는지, 외상은 없는지, 요실금은 없는지 등.

검사의 포인트

1. 뇌파 검사(electroencephalography ; EEG)

가장 중요한 검사이다. 발작 시의 뇌파를 볼 수 있는 경우는 매우 드물며, 그렇지 않을 때도 대부분은 발작발사나 뇌파이상이 나타난다. 이런 뇌파이상의 소견이 발작형의 진단에 중요하다. 발작발사는 광자극이나 과호흡에 의해서 일어나기 쉬우므로 검사 때 그런 활성법*5을 실시한다. 이상이 나타나지 않는 경우는 수면 시의 뇌파에 의해 소견이 나타나기도 한다. 최근, 행동과 뇌파를 동시에 기록하는 장시간 비디오 뇌파 기록과 동시에 모니터링을 할 수 있는 설비를 가진 시설도 있어 정밀한 진단을 위해서 매우 유용하다.

*5
이상소견을 찾아내기 쉽게 하는 방법

2. CT, MRI

CT나 MRI의 뇌형태 영상검사는 뇌의 기질적 이상에 의한 증후성 간질의 진단에 도움이 된다. 특발성 간질인 경우는 아무런 소견도 나오지 않겠지만 한 번은 검사해서 이상이 없다는 것을 확인해 두는 것이 중요하다.

3. SPECT(뇌혈류 신티그라피), PET

이들 뇌기능 영상검사는 발작 초점의 진단 등에 도움이 되는 경우가 있다. 그 외에, 발작 초점부위의 진단을 위해서는 뇌파 국소해부학(topography), 쌍극자(dipole)추적법, 자기뇌파조영 등이 이용되는 경우도 있다.

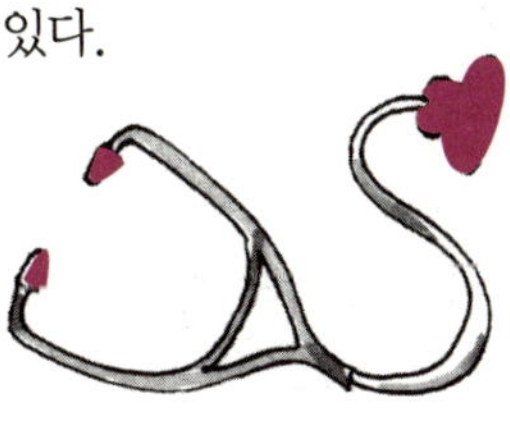

치료의 포인트

1. 약물요법(drug therapy)

환자의 증상, 발작형에 맞는 약제를 선택할 필요가 있다. 전신발작에는 기본적으로 발프로산(sodium valproate)이 제1선택이 된다. 전신발작에는 앞에서 설명한 몇 가지 발작형이 있는데, 각각에 맞춰 페니토인(Phenytoin), 에토숙시미드(ethosuximide), 클로나제팜(Clonazepam) 등을 사용하기도 한다. 부분발작에도 여러 가지 발작형이 있는데, 카바마제핀(carbamazepine)이 제1선택이지만, 페니토인(phenytoin), 페노발비탈(phenobalvital), 조니사미드(zonisamide), 발프로산도 사용된다. 최근 몇 개의 신약이 나와 있어 지금까지의 약으로 발작이 진정되지 않는 경우에 병용하기도 한다.

약물요법은 기본적으로 단제 치료로 실시한다. 소량부터 시작해 서서히 용량을 늘려 간다. 부작용으로는 졸음이나 휘청거림 외에 복용 초기에 주의해야 할 것으로 약물발진이 있다. 이러한 부작용은 소량부터 시작함으로써 어느 정도 막을 수 있다.

각각의 항간질제에는 유효 혈중농도가 알려져 있으므로, 채혈해서 혈중농도를 확인하면서 사용한다. 발작이 일어나는 경우는 혈중 농도가 너무 낮지 않은지 확인할 필요가 있다. 오랫동안 사용하고 있는 사람은 혈중 농도가 너무 높아져 있는 경우도 있으므로 주의한다.

2. 생활지도(guidance of life)

약물뿐만 아니라 전반적인 생활지도도 중요하다. 수면부족, 피로, 알코올 섭취, 과도한 수분섭취 등으로 발작이 유발되는 것을 자주 볼 수 있으므로, 이런 것들에 주의해 규칙적인 생활을 보낼 수 있도록 지도한다.

3. 외과치료(surgical treatment)

약물요법으로 발작이 치유되지 않는 난치성 간질에서는 외과적 치료가 시행되기도 한다. 관자엽(측두엽)의 안쪽에 초점이 있는 안쪽관자엽(내측측두엽)간질 등이 대상이 된다.

4. 정신장애 치료(mental disorder treatment)

표 2와 같은 정신증상이 나타나는 경우가 있다. 치료는 일반적인 정신장애에 준한다.

Doctor의 조언

간호의 요령

간질은 정신과, 신경내과, 뇌외과, 소아과 등 다양한 진료과에서 볼 수 있으며, 어떤 과가 전문이라고 정해져 있는 것은 아니다. 발작이 일어난 경우 한 번은 전문의의 진찰을 받도록 권유한다. 진단에는 뇌파검사가 필수이므로, 뇌파검사를 할 수 있는 시설이 있는 곳에 전문의도 있다고 생각하면 된다. 머리 CT 또는 MRI의 영상검사도 한 번은 받아 둘 필요가 있기 때문에 그러한 설비가 있는 시설이 좋다.

발작의 대부분은 심한 증상이어서 주위에서 보고 있던 사람들이 '죽어버리면 어떻게 하지…'라는 불안한 생각을 하게 된다. 그러나 정작 환자 자신은 발작을 한 기억이 없는 경우가 많아 가족의 이야기를 듣고 나서 불안해지기도 한다. 그 불안감을 초기진단 때 충분히 이해하고 공감하는 마음으로 대하는 것이 필요하다. 또한 환자가 병명을 받아들이고, 복약의 필요성을 이해하도록 해야 한다. 환자를 심리적으로 도와주며, 생활지도, 복약지도 등을 담당해야 하는 간호사의 역할은 매우 중요하다.

이럴 때는 의사에게 상담 !

입원 중인 환자가 발작을 일으켰을 때는 마침 그 자리에 간호사가 있을 가능성이 높다. 발작 시의 대응은 부상을 막을 수 있는 안전의 확보이다. 또 실제의 발작 모습을 관찰해 의사에게 전달하는 일도 진단이나 그 후의 치료에 큰 역할을 한다.

심인성 가성발작이 일어나는 환자의 경우, 그 발작이 진짜발작인지 거짓발작인지 분별하는 데에도 간호사가 관찰한 정보는 중요하다. 그러나 진짜와 거짓 양쪽 모두의 발작을 일으키는 환자의 경우는 숙련된 관찰력이 없으면 분별하기가 어렵다.

Doctor의 한마디

간질의 병명이나 증상에는 친숙하지 않은 단어들이 많이 나오므로 그 의미를 완전히 이해해야 한다.

또, 약물을 계속해서 사용해야 하므로 부작용에 대한 지식도 매우 중요하다. 더불어 전반적인 생활지도도 중요하다. 발작 이외에도 여러가지 정신증상이 일어나기도 하고 불안이 심해지는 경우가 많기 때문에 환자의 심리적인 지지도 중요하다.

간질은 적절하게 치료하면 70%가 완화된다고 알려져 있다. 환자의 생활이 향상되도록 의사와 힘을 합쳐서 대처해 나가기 바란다.

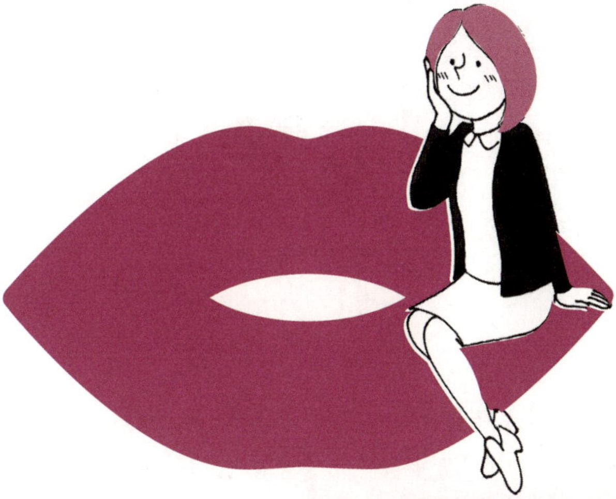

12장 여성

01. 자궁근종(uterine myoma)
02. 자궁내막증(endometriosis)
03. 성감염증(sexually transmitted disease ; STD)
04. 자궁암(uterine cancer)
05. 난소암(ovarian cancer)
06. 이상임신(abnormal pregnancy)
07. 이상분만(abnormal delivery)
08. 유방암(breast cancer)

01. 자궁근종

uterine myoma

질환의 개요

✚ 어떠한 병인가?

자궁은 위나 장의 근육과 같은 평활근으로 되어 있는 장기이다. 자궁근종(uterine myoma)이란 그 평활근이 종양성 변화를 일으켜 근종핵이라고 하는 딱딱하고 둥근모양의 종양이 되어 커져가는 병이다. 양성 종양으로 암처럼 다른 장기로 전이되지는 않는다. 30~40대의 여성 4명 중 1명은 근종이 있다고 할 정도로 일반적인 병이다.

근종이 발생하는 부위에 따라 점막하근종(myoma uteri submucosa), 근층내근종(intraparietal myoma), 장막하근종(myoma subserosum), 경부근종(myoma portionis)의 4가지로 나뉜다. 근종핵은 하나인 경우도 있지만 복수의 근종핵이 존재하는 경우도 많다. 발생원인은 아직 충분히 밝혀지지 않았지만 일반적으로 여성호르몬의 영향으로 발병해 커진다고 알려져 있다. 따라서 월경이 있는 동안에는 서서히 커지지만 폐경 후에는 커지는 일이 없고 오히려 변성해서 축소된다.

✚ 어떠한 증상이 나타나는가?

근종이 작을 때는 무증상이어서 임신이나 암 건강진단으로 산부인과에 들렀을 때 발견되기도 한다. 증상은 근종이 발생한 장소에 따라서 다르지만, 가장 많은 것은 과다월경이나 월경통 등 월경에 동반하는 증상으로 근종이 커짐에 따라 서서히 심해진다. 핏덩어리가 많이 나오거나 또 출혈량이 증가하기 때문에 빈혈을 일으켜 현기증이나 나른함, 두근거림 등의 증상이 나타난다. 서서히 월경량이 많아지는 경우에는 빈혈증상으로 내과에서 진찰을 받다가 내과의 소개로 산부인과를 가기도 한다. 월경량이 많아지는 것은 근종의 영향으로 자궁내강의 면적이 커져, 벗겨져 떨어지는 자궁내막의 양이 많아지기 때문이라는 것과 근종이 자궁의 수축을 방해하여 출혈이 멈추지 않기 때문으로 생각된다. 점막 가까운 장소나 점막 아래에 있는 근종은 월경을 일으키는 내막에 직접 영향을 주므로, 크기에 비해 월경의 양이 증가하는 경우가 많다.

또 불임증이나 유산 · 조산의 원인이 되기도 한다. 장막하 근종의 경우는 자궁내강에 대한 영향이 적어 월경에 동반되는 증상이 잘 나타나지 않기 때문에 상당히 커질 때까지 증상이 없는 경우가 많아, 방광이 압박을 받음으로써 빈뇨나 하복부에서 종양이 만져지는 등의 증상이 나타난다.

✚ 어떠한 징후가 있는가?

내진에서 자궁의 크기가 크며, 딱딱한 종양을 촉지할 수 있다. 근종이 큰 경우에는 하복부에서 딱딱한 종양을 직접 만질 수도 있다. 빈혈이 심한 경우에는 맥박이 빨라져 안색이나 눈꺼풀결막(안검결막, palpebral conjunctiva)이 창백해진다.

검사의 포인트

내진만으로도 상당한 확률로 진단이 가능하지만, 자궁샘근육증(자궁선근증, adenomyosis uteri)과의 감별이 어렵거나 장막하근종의 경우는 충실성 난소종양과의 감별이 필요하다. 경과관찰을 할 경우에는 CT나 MRI로 확정진단을 하고 초음파검사로 보충한다. 다만, 어떤 검사로도 악성 종양인 자궁근육종과의 감별이 어려워 근종의 증가 경향이 빠를 때에는 자궁근육종일 가능성을 생각해야 한다.

1. 초음파검사(ultrasonography)

근종이 클 때에는 복부를 통한 초음파, 작을 때에는 질(vagina)을 통한 초음파가 효과적이다. 간단하게 단시간에 검사할 수 있고, 침습성이 적기 때문에 반복해서 실시할 수도 있다. 확정진단 후의 정기적인 추적검사(follow up)에 효과적이다. 그러나 자궁샘근육증(자궁선근증, adenomyosis uteri)과의 감별이 어려운 경우가 있다. 또, 유경성(polyp, pedunculated) 장막하근종일 때에는 충실성 난소종양과의 감별이 어려운 경우가 있다.

2. CT · MRI

X선이나 자기(magnetic)를 주위에서 쬐어 신체의 단층도를 만든다. 근종의 관찰에는 MRI가 효과적이다. 초음파검사에 비해 근종인가 샘근종(선근증)인가의 진단을 확실하게 구별해서 할 수 있다. 근종핵의 수나 위치도 파악하기 쉬워지며, 그 외에 충실성 난소종양과 감별도 간단하다. 그러나 검사에 시간이 걸리며 CT에서는 방사능 노출의 위험도 있다. 또, 자궁근육종과의 감별이 어려운 경우도 있다.

3. 자궁난관 조영(hysterotubography)

질(vagina)을 통해 자궁의 내강에 조영제를 넣어 자궁내강의 형태나 크기, 난관이 막혀 있지 않은지 조사한다. 근종이 자궁내강이나 난관에 미치는 영향을 알 수 있어 불임증인 경우에는 필요한 검사이지만 통증이 따른다.

4. 자궁경 검사(hysteroscopy)

점막하근종이 의심될 때, 질(vagina)을 통해 자궁 내에 자궁거울을 넣어 근종의 상태를 조사한다. 근종이 자궁내강에 미치는 영향을 알 수 있다. 점막하근종인 경우에는 특히 효과적이며 동시에 절제하는 것도 가능하다. 그러나 시간이 걸리는 검사이며 통증이 따른다.

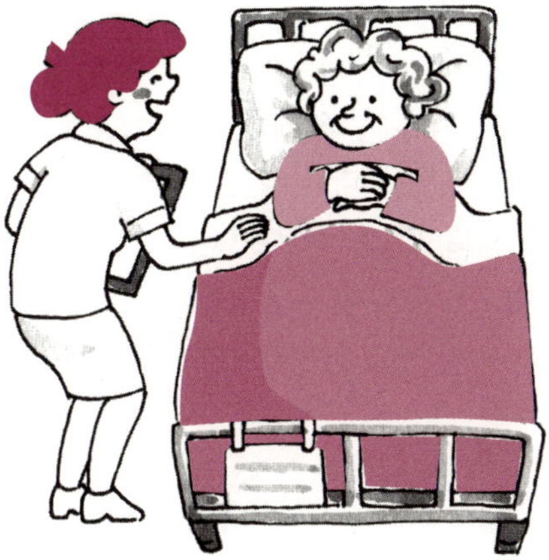

치료의 포인트

자궁근종은 양성 종양이므로, 특별히 증상이 없는 경우나 경도인 경우는 정기적인 검진으로 경과를 관찰해 간다. 그러나 증상이 심해져 일상생활에 지장을 초래하게 된 경우는 치료가 필요하다. 치료법은 증상 정도나 임신과 출산의 희망 유무, 연령에 따라서 다르다[*1]. 근종이 악성 종양인 자궁근육종과 구별하기 어려운 경우에는 수술을 고려한다.

*1
예를 들어, 근종이 크고 과다월경 증상이 있어도, 폐경이 가까운 경우는 약물요법으로 폐경을 기다리는 경우도 있다. 또, 근종이 작아도 과다월경이 심하거나, 근종이 불임증이나 유산의 원인이 되는 경우에는 수술이 필요하다.

1. 약물요법(drug therapy)

① 대증요법

과다월경에 의한 빈혈에는 철분제를 투여한다. 월경통, 요통에는 진통제를 투여한다.

② 근종을 축소시키는 약물요법

뇌하수체에 작용해 여성호르몬의 분비를 억제시켜 일시적으로 폐경과 같은 상태를 만든다. 근종을 작게 하는 GnRH 아고니스트(agonist)라는 약이 주로 사용된다. 한 달에 1회 주사하는 방법과 매일 약을 코에 점적하는 방법이 있다. 치료기간 중에는 월경도 멈추기 때문에 빈혈도 개선된다. 또, 자궁에 흐르는 혈류가 줄어들므로, 그 사이에 수술을 행하면 출혈량의 감소를 기대할 수 있다. 그러나 갱년기 장애나 골량감소 등의 부작용도 있으므로, 장기간의 투여는 불가능하다. 또, 치료 종료 후에는 비교적 빠르게 증상이 재발한다. 폐경에 가까운 사람 또는 수술 전 치료법으로서 많이 사용되고 있다.

2. 수술요법(surgical treatment)

종래에는 개복수술이 주류였지만 최근에는 질(vagina)을 통한 수술, 복강경 수술, 또 이 2가지를 병용한 수술도 많이 시행되고 있다. 수술에는 근종핵만을 절제해 자궁을 온존하는 핵출수술과 자궁 전체를 적출하는 자궁 전적출술이 있다. 핵출수술의 경우 임신능력은 보존되지만, 눈에 보이지 않는 작은 근종핵은 잡히지 않기 때문에 재발 가능성이 높아 재수술이 필요한 경우가 있다.

3. 초점조절(집속) 초음파 치료(FUS)

MRI로 병소를 촬영하면서, 200개 이상의 발생원으로부터 초음파를 한 점에 집중시켜 환부를 소작하는 새로운 치료법이다. 2004년에 미국에서 인가되었다.

메스를 넣지 않기 때문에 몸에 상처가 남지 않는다. 또, 치료시간이 3~4시간으로, 당일치료가 가능하다. 그러나 장치가 고가이고 보험적응이 되지 않기 때문에, 치료비가 고액이며 자비진료가 된다. 또, 아직은 새로운 치료이므로 장기적인 예후나 안전성이 확립되어 있지 않다.

Doctor의 조언

간호의 요령

빈혈을 막기 위해 식생활에서 철분 공급에 유의하며, 간이나 붉은살 생선, 육류, 말린 자두나 시금치 등의 녹황색 야채를 먹도록 지도한다. 수술 후의 관리는 일반외과 수술과 같다. 다만 자궁 전적출술일 때는 질(vagina)의 잘린 끝에도 수술로 인한 상처가 있으므로 질(vagina)에서의 출혈을 확인할 필요가 있다.

자궁 전적출술을 받은 환자는 "더 이상 여자가 아니다"라는 상실감을 느끼는 경우가 많다. 확실히 아이는 낳을 수 없게 되었을지 모르지만, 난소가 보존되어 있는 한 여성호르몬은 수술 전과 변함없이 분비되며 배란도 있다. 과다월경이나 빈혈로부터 해방되어 삶의 질(QOL)은 향상될 것이다. 또, 자궁암에 대한 걱정이 없어지며, 호르몬 보충요법을 받기 쉬워지는 등의 장점도 있다. 환자가 마이너스적인 면보다 그 대신 얻을 수 있는 플러스적인 면을 생각할 수 있도록 지도한다.

이럴 때는 의사에게 상담!

자궁 전적출술 후에 자주 받는 질문이 수술 후의 성생활에 대한 것이다. 질(vagina)이 남아 있으므로 성교는 수술 전과 마찬가지로 가능하다. 그러나 이러한 내용은 좀처럼 의사에게 묻기 어렵다. 간호사에게 질문하거나 자기 멋대로 성교를 할 수 없다고 생각하고 있는 환자도 많은 것 같다. 이럴 때에는 퇴원할 때 파트너도 동석해 의사로부터 설명을 듣고 불안한 점은 솔직하게 물어 보는 것이 좋다.

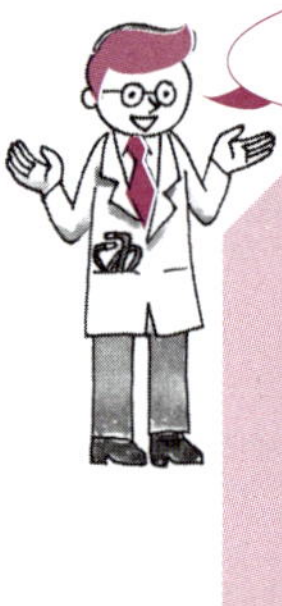

Doctor의 한마디

자궁 전적출술을 받았을 경우, 월경은 없어져도 난소를 남긴 경우에는 진정한 의미에서의 폐경이라고는 할 수 없다. 다만, 50세 전후가 되어 난소의 기능이 나빠지면 갱년기장애가 발생한다.

덥지도 않은 데 갑자기 땀이 나는 발한발작이 전형적인 증상이다.

증상이 심한 경우에는 여성호르몬 보충요법이 효과가 있다. 호르몬 보충요법이라고 하면 유방암에 대한 위험성만 강조되고 있지만, 골다공증의 예방, 지질대사 개선 등의 장점도 있으므로 수 년 이내의 치료라면 유용성 쪽이 높다고도 할 수 있다.

호르몬 보충요법에 대해서 올바른 지식을 갖도록 해야 할 것이다.

02. 자궁내막증

endometriosis

질환의 개요

✚ 어떠한 병인가?

자궁은 근육으로 된 장기이지만 내강은 자궁내막이라고 하는 조직으로 덮여 있다.

수정된 난자는 이 내막에 착상한다. 임신을 하지 않은 경우에는 자궁에서 탈락되고 월경이 되어 출혈을 동반해 질(vagina) 안으로 배출된다. 이 자궁내막이 자궁내강 이외에서 생겨 증식하는 것이 자궁내막증이다. 원인은 명확하게 밝혀지지 않았지만 난관을 통해 월경혈이 복강 내로 역류하거나, 면역학적인 이상이 관여하고 있다고 알려져 있다. 발생하기 쉬운 장소는 난관이나 난소, 곧창자자궁오목(더글라스와), 방광자궁오목(방광자궁와) 등의 골반 내이지만 질벽이나 외음부, 드물게는 폐에서 발생하기도 한다.

복막이나 장막의 표면에 블루베리반(blueberry spot)이라고 불리는 작은 반점 모양의 자궁내막 조직이 생겨 월경 때마다 출혈을 반복하면서 퍼져 간다. 복강 내에 고였던 혈액에 염증이 일어나면 유착을 일으킨다. 또, 난소표면에 발생한 내막조직이 난소 내부로 진입하면 난소 안에서 출혈을 반복해 혈액이 저류된 초콜릿낭포를 만든다. 이것은 초경 후부터 발생할 가능성이 있으며, 발병하면 월경과 함께 폐경 때까지 서서히 진행되어 간다. 그러나 임신 등으로 월경이 멈추면 그동안은 진행도 멈춘다.

memo
자궁내막증은 월경이 있는 여성의 10% 정도가 가지고 있다고 추정되고 있으며, 최근 증가경향에 있다고 알려져 있다. 초경 연령이 빨라지고 또 만혼이나 저출산 등으로 한 사람의 여성이 경험하는 월경 횟수가 증가하고 있는 것이 하나의 요인이 된다.

✚ 어떠한 증상이 나타나는가?

월경통, 골반통(월경 시 외의 하복부나 허리 통증), 불임이 3대증상이라고 알려져 있다. 월경 때는 하복부통이나 요통, 배변통이 나타나며 내막증의 진행과 함께 증상도 심해진다. 내막증이 진행되어 골반 내 장기에서 유착이 일어나면 월경 시 외에도 하복부통이나 요통이 일어나며 성교통도 일어난다. 또 골반 내의 유착이나 염증이 있으면 불임증의 원인이 된다.

✚ 어떠한 징후가 있는가?

서서히 악화되는 월경통 외에 월경 시에 변이 묽어지는 증상을 호소한다. 내진 및 곧창자 검사에서는 곧창자자궁오목(더글라스와)에서 단단하게 굳은 것을 볼 수 있으며 압통이 있다. 자궁의 움직임이 나빠 자궁을 움직이려고 하면 심한 통증이 나타난다.

검사의 포인트

자궁내막증은 개복수술이나 복강경으로 병소의 유무를 육안으로 확인해 확정진단을 내릴 수 있는 질환이다. 그러나 보통은 수술 이외에 내막증일 것이라고 추정하는 임상진단을 실시한다. 문진이나 내진, 곧창자 검사가 매우 중요하며, 그 외에도 아래와 같은 검사를 참고로 하여 임상진단을 실시한다.

1. 초음파검사(ultrasonography)

내막증 진단에는 주로 가늘고 긴 탐식자(probe)를 질(vagina) 안에 넣어 질을 통해 초음파검사를 실시한다. 배를 통하는 방법보다 더 가까운 위치에서 자궁이나 난소를 관찰할 수 있다.

간단하게 할 수 있는 검사로 침습성은 없다. 자궁의 기울기, 월경혈의 저류 유무, 난소의 종양성 병변의 유무를 진단할 수 있다. 그러나 복막 병변이나 심재성 병변, 그리고 유착은 알 수가 없다. 난소에 종양성 병변이 있는 경우 안에 혈액이 괴어 있는 초콜릿낭포인지의 여부를 확정할 수 없다.

2. 혈액검사(blood test)

CA-125는 본래 난소암 등의 종양표지자이지만 자궁내막증 때도 비교적 높은 수치를 나타낸다고 알려져 있다. 높은 수치를 나타내는 증례에서는 병소의 축소와 함께 낮은 수치를 나타내게 되는 경우가 많기 때문에 어떠한 치료를 했을 때, 치료 전후에 측정하여 치료효과를 판정할 수 있다. 수치 그 자체보다 변화를 보는 검사이다.

자궁내막증이 있어도 수치가 낮은 경우도 있고, 또 내막증 이외의 병변으로 수치가 높게 나타나는 경우도 있다. 수치 그 자체가 내막증의 중증도와 반드시 일치하지는 않는다.

3. MRI · CT

양쪽 모두 신체의 단층사진을 찍을 수 있지만 자궁내막증 전반에는 MRI가 압도적으로 효과적이다. 난소낭포 안의 성분도 알 수 있고, 안에 혈액이 저류하고 있는 경우에는 내막증으로 인한 초콜릿낭포일 가능성이 높아진다.

그러나 5mm 이하의 병변은 찍히지 않기 때문에 복막병변이나 심재성 병변은 알 수 없으며 또 유착도 알 수 없다. 또 난소에 낭포성 병소가 없는 경우에는 초음파 검사에 비해 유용성이 높다고는 할 수 없다.

4. 복강경 검사(laparoscopy)

확정진단을 할 수 있는 유일한 검사이다. 검사와 동시에 치료도 가능하지만 침습성이 커서 입원을 해야 한다.

치료의 포인트

임신을 희망하는 경우나 내막증 초기는 진통제로 대응한다. 내막증의 정도, 임신과 출산의 희망 여부, 연령 등에 따라 치료방법이 다르다.

1. 약물요법(drug therapy)

① 저용량필(low dose pill)

내막증의 치료제로 세계에서 가장 많이 사용되고 있는 것이 저용량필이다. 월경통 · 월경량을 경감시키고 내막증의 진행도 억제한다. 기본적으로는 몇 년이라도 사용할 수 있으며 부작용이 적고, 부수적인 효용도 기대할 수 있다. 또 젊을 때부터 사용하면 내막증 발병을 예방하는 효과도 기대할 수 있다. 그러나 직접 병소를 축소시키는 효과는 낮다. 또, 보험이 적용되지만 염가라고는 할 수 없다.

② 황체호르몬(dienogest) 요법

자궁내막의 증식을 억제하는 작용이 있다. 또, 배란을 억제하고 월경을 멈추게 하지만 난소의 기능은 약간 남긴다. 병소에 직접 작용하며, 뼈엉성증(골다공증)이나 갱년기장애의 부작용이 없기 때문에 장기적으로 복용할 수 있다. 그러나 부작용인 부정 자궁출혈 때문에 치료를 중단하는 경우가 많다.

③ GnRH 유사체(analogue) 요법

여성호르몬의 분비를 억제해 폐경과 같은 상태를 만든다. 한 달 1회의 주사와 매일 사용하는 점비약이 있다. 완전히 난소기능을 억제하기 때문에 병소의 축소에 가장 효과가 크다. 그러나 뼈엉성증이나 갱년기장애의 부작용 때문에 장기간(6개월 이상) 사용할 수 없다.

2. 수술요법(surgical treatment)

① 보존적 수술

복강경하 수술이 주류이다. 자궁 · 난소를 온존해 병소를 레이저 메스나 전기나이프로 소작하거나 유착을 분리시킨다. 또 난소에 초콜릿낭포가 있으면 절제한다. 임신능력은 유지할 수 있지만 병소를 완전히 절제할 수 없는 경우도 많아, 수술 후에도 약물요법이 필요한 경우가 있다.

② 준근치 · 근치수술

자궁과 병소를 절제한다. 근치수술에서는 난소도 절제한다. 월경이 없어지기 때문에 월경에 동반되는 증상이 없어진다. 난소도 절제하면 재발 걱정은 없지만 이후의 임신은 불가능하게 된다. 난소를 온존했을 경우는 복막병변의 재발 가능성이 있다. 난소를 절제했을 경우는 갱년기장애나 뼈엉성증(골다공증, osteoporosis)에 대한 대응이 필요하다.

Doctor의 조언

간호의 요령

치료는 약물요법이 기본이다. 1회의 치료에 오랜 기간이 요구되는 경우가 많으며 치료 중에는 효과를 자각할 수 없다. 효과가 나타나는 것은 치료가 끝나고 월경이 시작되고 나서이다. 치료 종료 후에도 재발이 많아 재차 치료가 필요해지기도 한다. 그래서 "지금 하고 있는 치료가 의미가 있을까?" 하고 치료를 중단하는 사람도 많은 것이 현실이다. 그러나 내막증은 기본적으로 폐경까지 완치되지 않는 병이며 치료를 게을리 하면 진행이 계속된다. 완전치유보다 삶의 질(QOL)의 향상이나 임신능력의 온존을 목표로 치료를 계속하는 것이 중요하다. 환자에게는 이러한 병의 본질을 이해시키고, 끈기 있게 적극적으로 치료를 계속하도록 격려한다.

이럴 때는 의사에게 상담!

자궁내막증은 직접 만져지거나 보이거나 하는 병이 아니다. 또한 증상이 심하게 나타나는 것은 월경 때뿐이다. 따라서 환자가 파악하기 매우 어려운 병이다. 치료를 할 때는 "왜 치료가 필요한가, 어떤 치료를 하는가, 치료 후는 어떻게 되는가" 등 자세하게 이해시키는 것이 필요하다. 모르는 것은 사양하지 말고, 의사에게 질문하도록 한다. 또 내막증은 진단이 매우 어려운 병이다. 전형적인 경우를 제외하고는 의사에 따라 진단이나 치료방침이 다른 경우도 많이 있어 다른 의사의 의견이 참고가 되기도 한다.

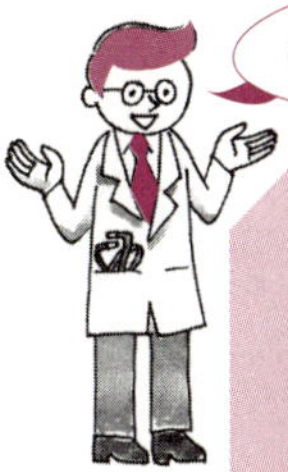

Doctor의 한마디

선진국의 피임은 저용량필이 주류이지만 우리나라에서는 마이너스 이미지가 정착되어 있는 듯하며, 보급율도 낮은 것이 현실이다.

내막증 환자에게 필(pill)을 처방하려고 하면 "살이 찐다", "암이 된다" "복용 중지 후에도 임신이 어려워진다" 등 그릇된 이유로 인해 거부하는 사례가 적지 않다.

의외로 의료종사자들일수록 그릇된 인식을 가지고 있는 경우가 많아 놀랍기도 하다.

담배를 많이 피우는 사람이나 비만인 사람은 혈전증 위험이 증가한다는 것 외에 거의 부작용이 없다고 생각하기 바란다. 오히려 부수적인 효과가 많다.

월경량의 감소, 월경통의 경감, 월경주기의 규칙성은 물론이거니와 장기복용에 의해 내막증, 양성 유방질환, 양성 난소낭포, 근종(myoma), 자궁몸통암종(자궁체부암), 대장암, 난소암의 발생율이 저하된다고 알려져 있다.

월경전 긴장증이나 여드름의 치료 등에 사용되기도 한다. 필(pill)이 널리 보급되면 피임뿐만 아니라 여성의 삶의 질(QOL) 향상도 기대할 수 있다.

저용량필을 올바르게 인식하자.

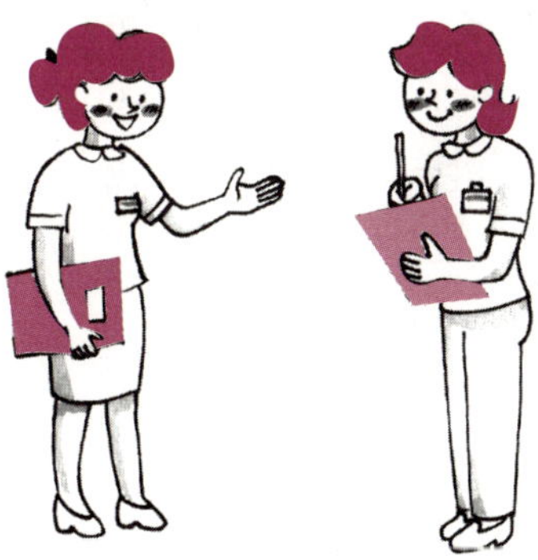

03. 성감염증
sexually transmitted disease ; STD

질환의 개요

memo
모든 STD에 대해 설명할 수 없으므로 중요한 것을 중심으로 설명한다.

✚ 어떠한 병인가?

STD란 성행위에 의해 감염되는 감염증으로 바이러스나 세균, 진균, 원충이나 기생충 등 원인이 되는 미생물은 80여 종이 넘는다. 성행위 이외에도 공중목욕탕 등에서 간적접인 접촉으로 발생하는 경우가 있으며 산도나 모유를 통해 모자감염이 되는 경우도 있다. 또 혈액을 통해 감염을 일으키는 경우도 있다. 발병부위는 성기가 중심이지만 성기에서 상행감염을 일으켜 난관이나 복강 안으로 확산되거나 인두 등에 감염을 일으키는 경우도 증가하고 있다. 또 성기를 통해 감염되더라도 성기 이외의 부위나 전신성 질환으로서 발병하는 질병도 있다. 현재 성감염증에서 가장 많은 것은 클라미디아감염증(chlamydia infection)이고, 다음으로 많은 것이 임균(*neisseria gonorrhoeae*)이다. 여성은 증상이 잘 나타나지 않아 중증화되거나 만성화되기 쉬운 것이 특징이고, 최근 젊은 층(특히 10대) 사이에서 증가하고 있는 것이 문제가 되고 있다.

✚ 어떠한 증상이 나타나는가?

① 성기 클라미디아감염증(genital chlamydial infection), 임균감염증(gonococcal infection)

전형적인 경우에는 점액성 고름이 증가하고 배뇨통(dysuria)

이나 하복부통(lower abdominal pain), 부정출혈을 동반한다. 또 인두에 감염되면 인두통(pharyngalgia)이 나타난다. 하지만 자각증상이 없고 있어도 매우 경도인 경우가 많은데, 상행감염을 일으켜 난관염(salpingitis)이나 골반복막염(pelvic peritonitis)이 되고 곧이어 격렬한 복통이 나타날 때까지 인식하지 못하는 경우도 있다. 불임증이나 유산의 원인이 되기도 한다.

② 성기 헤르페스(genital herpes)

처음에는 쌀 크기의 수포가 외음부나 질에 발생한다. 수포는 쉽게 터져서 궤양으로 변한다. 속옷이 스치거나 배뇨하는 것만으로 극심한 통증을 느끼게 된다. 일차감염의 경우, 외음부가 붓고 극심한 통증으로 걸을 수 없게 되기도 한다. 이 증상이 2~3주일간 지속된다. 그 후에도 바이러스는 신경절에 잠복감염하였다가 피로나 임신으로 재발을 반복한다.

③ 첨규콘딜로마(pointed condyloma)

성기나 항문 주위에 전형적인 컬리플라워 모양의 사마귀가 생기면서 서서히 확산된다.

✚ 어떠한 징후가 있는가?

헤르페스(herpes)나 콘딜로마(condyloma)처럼 전형적인 궤양이나 사마귀 모양의 종양을 형성한다. 클라미디아나 임균의 경우 황색 대하(xanthorrhea)의 증가, 서혜림프절(inguinal lymph node)의 종대, 내진 촉진에 의한 하복부의 압통이 나타나기도 하지만 특이적인 것은 아니다. 징후가 적은 것이 특징이다.

검사의 포인트

클라미디아나 임균감염증의 경우에는 증상만으로 진단을 내리는 것이 불가능하다. 적어도 가능성이 의심될 때는 적극적으로 검사를 실시한다. 성기헤르페스나 첨규콘딜로마는 육안으로 진단할 수 있지만 분명하지 않을 때는 검사를 해야 한다. 또 성병으로 진단된 경우에는 반드시 상대방(파트너)도 검사를 받아야 한다.

1. 성기클라미디아감염증(genital chlamydial infection)

자궁경관(cervical cannai)의 점액을 채취해서 클라미디아의 항원이나 DNA가 존재하는지 조사한다. 또 인두에 감염을 일으켰을 때는 인후 면봉(throat swab)을 조사한다. 난관이나 복강 내에 만성적으로 감염을 일으켰을 때는 자궁목관(자궁경관, cervical canal) 안에 클라미디아가 확인되지 않는 경우도 많으므로 혈액 속 항체를 조사한다.

2. 임균감염증(gonococcal infection)

클라미디아와 마찬가지로 자궁목관의 점액이나 인후 면봉에 임균이 존재하는지 배양이나 DNA 검사를 실시한다. 요도에서 검출되는 경우도 있다.

3. 성기헤르헤스(genital herpes)

종양이나 수포가 보이면 대부분 이 질환을 의심할 수 있지만 보다 정확한 진단을 위해 수포 속의 액체를 채취하여 바이러스가 존재하는지 검사한다. 또 혈액검사에 의한 항체검사도 실시한다.

4. 첨규콘딜로마(pointed condyloma)

성기에 발생하는 컬리플라워 모양의 사마귀가 특징이지

memo
첨규콘딜로마는 인유두종바이러스(HPV)의 감염으로 일어나는 것으로 알려져 있지만, 이 바이러스 외에도 자궁목암(자궁경부암)의 원인이 되는 것도 포함되어 있다. 최근 HPV의 DNA 검사는 쉽게 할 수 있게 되었다.

만, 분명하지 않을 때는 조직을 잘라 현미경으로 검사한다. 또 매독으로 발생하는 사마귀의 구진(papule)과 비슷하기 때문에 혈액검사로 감별한다.

치료의 포인트

질환에 따라 다르지만 약물요법이 중심이다. 통증에는 대증요법이 중심이 되는 경우도 있다. 또 질환에 따라서는 수술이 필요한 것도 있으며, 상대방(파트너)도 치료가 필요하다.

1. 성기클라미디아감염증(genital chlamydial infection), 임균감염증(gonococcal infection)

약물요법이 중심이다. 유착이 심한 경우에는 수술이 필요하다. 약물요법은 감염 초기에는 효과가 있어 완치되는 경우가 많지만, 만성화되어 난관이나 골반 안에 감염이 확산되면 효과가 떨어진다. 또 최근에는 약제에 대한 내성균이 늘어나고 있다.

2. 성기헤르페스(genital herpes)

항바이러스제(연고, 경구)를 사용한다. 통증 등의 증상이 심한 경우에는 진통제를 병용하지만 입원해서 경막외 마취를 해야 하는 경우도 있다. 항바이러스제는 비교적 부작용이 적고 재발억제요법으로 장기간에 걸쳐 사용할 수 있다. 하지만 일차감염의 초발 증상인 경우에는 초기에 치료를 시작하지 않으면 효과를 얻을 수 없다.

3. 첨규콘딜로마(pointed condyloma)

작고 적은 수라면 크림을 도포해서 치료한다. 잘 완치되지 않는 경우에는 외과적으로 절개한다.

① **약물요법**(drug therapy)

병소에 크림을 주 3회 취침 전에 도포한다. 침습이 적고 재발률이 낮다. 부작용을 방지하기 위해 다음 날 샤워로 씻어낸다. 치료기간은 2개월로 오랜 시간이 필요한 경우가 많고 완전하게 치유되지 않는 경우도 있다.

② **외과적 절제**(surgical removal)

수술용 칼로 절제하거나 전기나 레이저로 제거한다. 모두 당일 퇴원할 수 있는 수술이지만 칼로 절개하는 경우에는 국소마취가 필요하다. 전기요법의 경우 치료 후에 짓무름, 궤양, 반흔을 일으킬 수 있다. 레이저 증산은 가장 침습이 적고 확실하게 제거할 수 있는 방법이지만, 고가의 의료장치가 필요하기 때문에 시행할 수 있는 병원이 제한적이다.

Doctor의 조언

간호의 요령

대부분의 경우 외래치료가 기본이지만 헤르페스의 일차 감염으로 증상이 심해지면 입원해서 통증을 관리해야 한다.

문진에서는 환자의 성생활에 관한 질문이 필요한 경우가 있다. 사생활 보호에 충분히 주의한다. 또 산부인과의 경우 진찰 시에는 환자와 의사 둘만 있는 상황을 만들지 않는다.

환자가 남자 의사에게는 말을 꺼내기 어렵더라도 동성인 간호사에게는 쉽게 말을 꺼내는 경우도 있다. 현재의 파트너나 배우자로부터 감염된 것으로 판명되면 큰 충격을 받는 사람도 있다. 따라서 정신적인 관리도 잊어서는 안 된다.

이럴 때는 의사에게 상담 !

환자로부터 "언제 감염된 건가요? 누구에게 감염된 거죠?"라는 질문을 받더라도 쉽게 대답하지 않도록 한다. 증상이 나타난 시점이 감염시기라고는 할 수 없다. 잠복기간의 문제도 있을 수 있고 이전부터 무증후성 감염으로 있었을 가능성도 있다. 따라서 일차감염의 시기를 확인하는 것은 어려운 일이다. 자칫 파트너나 부부간의 문제로 확대될 수 있으므로 그러한 질문에는 의사가 답변하게 한다.

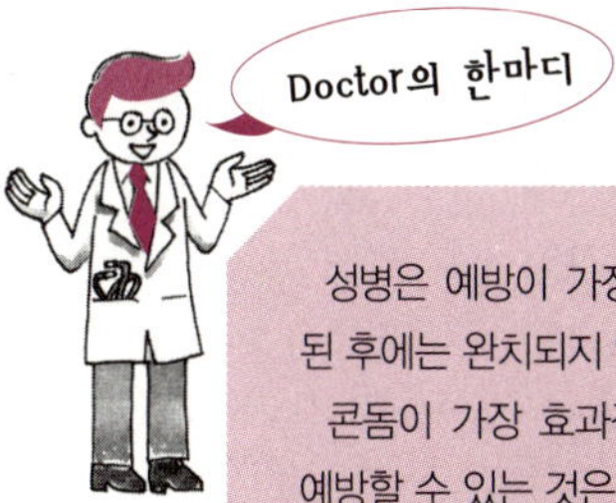

성병은 예방이 가장 중요하다. 감염된 후나 만성화된 후에는 완치되지 않는 질병이기도 하다.

콘돔이 가장 효과적인 예방법이지만 감염을 충분히 예방할 수 있는 것은 아니다.

또 증상이 나타나는 경우가 드물기 때문에 정기적으로, 또한 파트너가 바뀐다면 그때마다 성병검사를 받는 것이 이상적이다.

감염되었을 때는 타인에게 옮기지 않으려는 배려가 필요하다. 이를 위해서는 간호사가 성병에 대해 풍부한 지식을 갖추어, 예방을 위해 젊은 사람들을 계몽할 필요가 있다.

성감염증은 예방이 최고의 치료라고 생각하자.

04. 자궁암
uterine cancer

질환의 개요

어떠한 병인가?

자궁암에는 자궁 출구의 자궁목암(자궁경부암)과 자궁 내부의 자궁몸통암종(자궁체부암)이 있다. 자궁목암은 30대부터 40~50대에 많고, 인유두종바이러스 감염과의 관련성이 중시된다. 첫 성교 연령의 저하와 성교 상대의 증가로 젊은 층에서 증가하고 있지만, 자궁암 검사의 보급으로 조기암(early cancer)의 비율이 높다.

자궁몸통암종은 폐경 후의 50대에서 가장 많이 나타나는 암이다. 자궁목암이 감소경향을 보이는 데 반해 자궁몸통암종은 증가 경향을 보인다. 배란불순, 출산 횟수의 감소, 비만, 고혈압 등이 위험인자로 꼽힌다. 여성호르몬(에스트로겐)의 장기적인 복용으로 증가하기도 하지만 황체호르몬의 병용으로 위험은 오히려 낮아진다. 자궁몸통암종은 그 검진체계가 확립되어 있지 않아 앞으로 조기발견에 힘써야 할 것이다.

어떠한 증상이 나타나는가?

자궁암에 공통된 증상은 부정 성기출혈과 대하량의 증가이다. 자궁목암은 자궁 출구에서 발생하기 때문에 성교 후 출혈이 보이는 경우도 많은데, 고령자처럼 성교가 없는 경우에는 발견이 늦어지기도 한다. 또 젊은 사람은 배란 시 출혈이 보이는 등 월경 이외의 출혈이 나타나는 경우도 있어 무엇을 "부정"으로 인식할 것인지는 어려운 문제로 남는다.

폐경 후 성기출혈이 나타난다면 자궁몸통암종을 의심하고, 보통 암검진[*1]과 함께 자궁몸통암종 검진을 시행해야 한다. 또 자궁목부이형성(자궁목암의 전단계)이나 자궁내막과형성(자궁몸통암종의 전단계)이 나타나면 자궁목암 검진을 받고, 폐경 또는 50세를 넘으면 자궁몸통암종(자궁체부암) 검진을 받는 것이 좋다. 그 결과 자궁온존 등 수태력(임신 가능성)을 배려한 보다 침습이 적은 치료를 할 수 있다.

*1
자궁목암 검진을 가리킨다.

✚ 어떠한 징후가 있는가?

자궁목(자궁경부)은 질확대경(colposcope)으로 쉽게 관찰할 수 있다. 단, 폐경 후에는 자궁목암(자궁경부암)의 호발부위가 자궁 내부로 이행하여 발견하기 어려우므로 주의해야 한다. 또 자궁목암은 진행되면 자궁을 골반 안에서 지지하는 기인대(cardinal ligament)에 의해 침윤되기 때문에 내진 시에는 진찰하는 손가락을 질과 항문에 삽입하여 기인대를 촉진하는 것이 중요하다. 자궁몸통암종(자궁체부암)은 진행되면 자궁이 커지거나 수축통이 나타나는 경우가 있다.

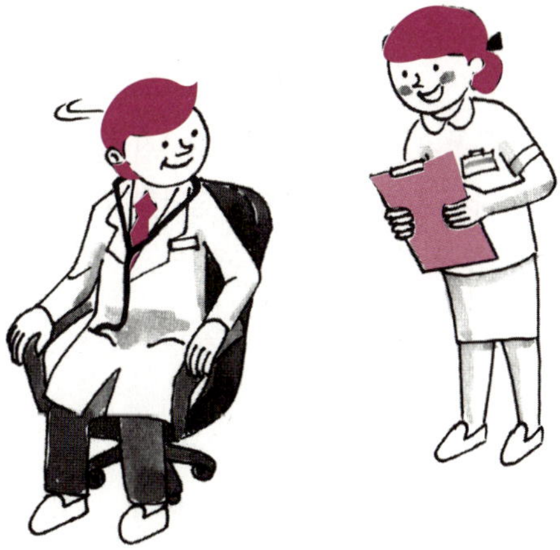

검사의 포인트

자궁암 진단의 흐름은 자궁목암은 세포진단으로 선별검사를 하고 고위험군에 대해 질확대경(colposcope) 하에 조직진단을 실시한다. 자궁몸통암종은 세포진단 이후에 자궁경검사(hysteroscopy)와 자궁내막생검(endometrial biopsy)을 실시한다.

1. 세포진단(cytodiagnosis)

자궁목암(자궁경부암)의 호발부위에서 세포를 찰과하여 채취하고 악성도를 추정하는 검사이다. 흔히 말하는 "암검사"는 이 검사를 가리킨다.

매우 간단해서 통증 없이 시행할 수 있다. 자궁목암에서는 진단정밀도가 매우 높지만 자궁몸통암종에서는 맹목적 채취이기 때문에 검사의 정밀도가 떨어진다.

2. 질확대경(colposcope)

자궁목을 초산가공하여 병변을 확대 관찰하는 검사이다. 병변을 보고 가장 악성도가 높다고 예상되는 부위의 조직을 채취하여 검사한다. 병변의 확산도 관찰할 수 있지만 병변이 자궁 내부인 경우에는 효과가 없다.

3. 자궁경검사(hysteroscopy)

자궁에 내시경을 삽입하여 내부를 관찰하는 검사이다. 자궁몸통암종(자궁체부암) 외에도 자궁 내부의 병변을 진단할 수 있다. 하지만 자궁의 천공, 감염 외에 암세포를 복강 안으로 확산시킬 우려가 있다.

4. 초음파검사(ultrasonography)

경질 초음파검사로 자궁내막이 비대해져 있다면 자궁몸통

암종을 의심할 수 있다. 난소암의 선별검사도 동시에 가능하지만 어디까지나 세포진단과 조직진단을 시행할 것인지에 대한 선별검사이다.

5. 조직진단(biopsy)

암의 확정진단은 병리조직진단이다. 자궁몸통암종의 경우, 자궁내막의 전면 소파와 자궁목관(자궁경관) 내 소파에 의해 조직의 잔존을 방지하고 병변의 확산도 진단한다.

조직이 적절한 장소에서 채취되면 진단은 확실하다. 세포진단보다 침습적이어서 선별검사에는 적당하지 않다.

치료의 포인트

자궁암의 치료는 그 진행도에 따라 달라진다. 다른 암과 같이 수술, 방사선, 약물요법을 선택하거나 적절하게 병용해서 시행한다.

1. 자궁목부 원추절제술(Cervical conization)

상피내암의 치료나 미세침윤암(Ia기)의 진단을 위해서 자궁목암(자궁경부암)의 발생부위를 원추상으로 절제하는 방법이다.

장점과 단점

자궁목암(자궁경부암) 환자 중에는 장래 임신을 희망하는 사람이 있다. 이 수술은 자궁을 손상시키지 않기 때문에 수술 후 임신이 가능하다.

질식 수술로 시야가 좁고 수술 후 출혈의 위험성이 있다. 현재는 전기칼의 사용으로 출혈이 줄어들고 있다.

2. 단순자궁전적출술(simple total hysterectomy)

부인과에서 실시하는 가장 기본적인 수술로 자궁을 지지하는 조직을 자궁부착부에서 절단하여 자궁을 적출한다. 질식과 복식이 있으며 자궁목암(자궁경부암) Ia기, 자궁몸통암종(자궁체부암) I기에 적용된다. 자궁몸통암종은 난소전이가 많기 때문에 원칙적으로 부속기(난소, 난관)도 동시에 적출한다.

장점과 단점

자궁만 적출하며 침습이나 수술 후 합병증이 적지만 초기 암에만 적용할 수 있다.

3. 광범위자궁전적출술(radical total hysterectomy)

자궁목암 Ib, II기와 자궁몸통암종 II기에 적용되고, 자궁목부(자궁경부)의 지지조직인 기인대(cardinal ligament), 방광자궁인대와 질관을 넓게 절제하고 골반 림프절도 절제한다. 젊은 사람의 자궁목암 Ib기에서는 난소를 그대로 두는 경우도 있다.

장점과 단점

진행암에 대한 기본적인 수술이다. 자궁목암에서는 방사선요법과 성적이 비슷하지만 비만이 아닌 경우 수술이 우선시된다.

자궁목(자궁경부)이나 질 주위에는 혈관이 많아 수술 중에 출혈이 많이 발생한다. 또 요관이나 골반신경, 림프절에 침습하여 수술 후 합병증[*2]이 많아진다.

*2 배뇨장애, 변비, 다리부종 등.

4. 방사선요법(radiation therapy)

III기 이상은 수술에 의한 완전적출이 불가능하기 때문에 방사선요법을 실시한다. 전신상태나 연령에 따라 II기 이하에서도 적응되는 경우가 있다.

장점과 단점

수술 침습이 없으며 수술과 같은 효과를 얻을 수 있다. 외조사와 자궁 · 질내조사가 있다. 부작용으로 설사, 혈변, 피부장애 등이 있다.

5. 약물요법(drug therapy)

진행암인 경우에는 수술 또는 방사선요법을 실시하기 전에 항암제 치료를 통해 치료성적의 향상을 시도한다.

Doctor의 조언

간호의 요령

자궁근종(myoma uteri)의 경우도 동일하지만 자궁적출의 의미를 이해하고 있는 환자가 수술 후의 자궁상실감이 적고 경과도 순조로운 편이다. 한편 암으로 진행되는 과정뿐만 아니라 그 후의 임신가능 여부, 난소적출에 의한 호르몬 불균형이나 항암제에 의한 두부탈모에 대해 걱정하는 경우가 있다. 이러한 우려를 의사에게는 말하지 않는 경우가 많기 때문에 간호의 중요한 포인트가 된다. 물론 자궁을 적출하면 임신은 불가능하지만 그 밖의 문제는 호르몬을 보충하는 등의 대응법이 있으므로 알아두는 것이 좋다.

또 광범위자궁전적출이나 방사선요법으로 일어날 수 있는 부작용은 알아두어야 한다. 배뇨장애가 오랫동안 지속되면 자가도뇨를 지도하는 것도 간호사의 역할이다.

이럴 때는 의사에게 상담 !

광범위자궁전적출술 후에 나타나는 중증의 합병증으로는 수술 후 출혈을 들 수 있다. 배액(드레인)에서의 출혈량의 증가, 활력징후(vital sign)의 변화*3에 주의하고 이상한 점이 있으면 신속하게 보고한다. 배뇨장애로 나타나는 요로감염증 등 수술 후 감염 징후로서 체온평가, 혈액검사도 필요하다.

방사선요법 중에는 설사, 혈변, 피부염 등에 유의한다. 변의 변화나 피부상태는 의사가 간과하기 쉽다. 항암제 사용 중의 간호는 다른 질환과 동일하다.

*3
혈압이 정상이라도 빠른맥은 출혈에 의한 순환부전을 나타내는 징후이다.

Doctor의 한마디

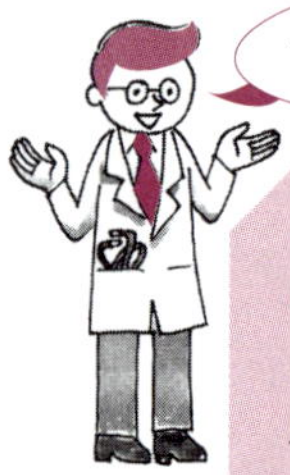

자궁암 치료 후의 간호는 수술후 출혈, 방사선요법이나 항암제의 부작용 등 모든 질환에 대한 간호와 동일하다. 증례 수로 보아 자궁암을 취급하는 시설은 적을지 모르지만 기본적인 지식으로 대응할 수 있다.

자궁암은 조기발견이 쉬운 질환이다.

여성 간호사는 자기 자신을 위해서라도 지식을 심화시켜 나가야 한다.

05. 난소암
ovarian cancer

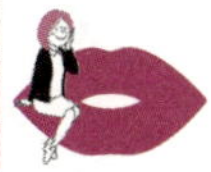

질환의 개요

✚ 어떠한 병인가?

난소에서는 매우 다양한 종양이 발생한다(표 1). 양성, 경계악성, 악성 이외에 전이성인 것도 많고, 조직형에 따라 호발연령과 치료법도 다르다. 각종 영상진단이나 종양표지자(tumor marker)에 따라 악성의 가능성, 조직형의 예측이 가능하기 때문에 이것을 바탕으로 치료계획을 세운다. 최종적으로는 개복해서 조직을 채취하고 병리진단이나 확대진단(staging)을 통해 치료방침을 세운다.

✚ 어떠한 증상이 나타나는가?

초기에는 증상이 없는 경우가 대부분이다. 부인과 검사나 다른 질환으로 진료를 받았을 때 영상진단에서 우연히 발견된다. 종양이 커지면 만져지고 압박감도 생긴다.

악성인 경우에는 진행되면 복수가 저류하여 복부팽만을 일으킨다. 일부 종양에서는 에스트로겐을 생산하여 부정출혈 등의 증상을 일으킨다. 경염전(torsion of pedicle)을 일으키면 극심한 통증을 느끼게 되지만 악성 종양이나 거대 종양은 염전을 일으키지 않아 발견이 늦어지는 요인이 된다.

memo
여성의 5~7%에서 난소종양(ovarian tumor)이 발생하는 것으로 알려져 있어, 여성의 암 대책에서 중요한 위치를 차지한다. 난소종양은 태아에서도 발생한다.

✚ 어떠한 징후가 있는가?

부인과에서 진료를 받았을 때 내진에서 종양으로 촉지된다. 악성인 경우는 표면이 일정하지 않고 단단한 종양으로서 만져지는 경우가 많다. 폐경 후에는 난소가 만져지지 않는 경우가 많아 촉지된다면 악성을 염두에 두고 정밀검사를 한다.

표 1 난소종양의 분류

	양성군	중간군	악성군
낭포성	장액성 낭포선종 유내막낭종	장액성 낭포샘종(저악성도) 유내막낭종(저악성도) 유중신낭종(저악성도)	
충실성 (일부 또는 전부)	섬유종 섬유근종 근종 Brenner형 종양 협막세포종 갑상샘종	미분화배세포종 과립막세포종 충실성 기형종	단순성 원발암 ┌ 장액성 낭포샘암 │ 유내막암 └ 유중신암 유피낭포암 육종 전이암
	분류 불능		

검사의 포인트

- 난소종양이 의심된다면 영상진단과 종양표지자를 통해 정밀검사를 실시한다. 단, 추정이라는 것을 염두에 두어야 한다.

1. 초음파검사(ultrasonography)

부인과에서는 경복경질초음파 기기가 영상진단에서 첫 번째로 선택된다. 종양의 모양을 간편하게 추정할 수 있다. 충실성(종양)인 부분은 악성일 가능성을 강하게 의심해야 한다.

침습이 없어 반복해서 검사할 수 있으므로 젊은 여성의 월경주기에 따른 자궁이나 난소의 형상 변화를 파악하는 데 적합하다. 또 컬러도플러법에 의한 충실성 부위의 혈류계측이 진단에 도움이 된다. 그러나 검사기술이나 환자의 체형 등의 요인에 따라 진단정밀도는 달라진다.

2. MRI

종양 내용*1의 판정은 진단에 매우 유용하다. 초음파진단의 단점*2을 보완하기 때문에 양쪽을 병용함으로써 난소종양의 진단은 더욱 향상된다. 그러나 반복해서 시행하는 검사가 아니라 경과를 관찰하는 데는 적당하지 않다.

*1
수양성, 점액, 지방, 혈액 등.

*2
내용의 형상을 판정하는 데 약하고, 검사나 환자에 따라 검사조건이 달라진다.

3. CT

MRI의 등장으로 난소종양의 진단에서 이용되는 비율이 줄어들고 있다. 복부의 정밀검사에서 간 전이나 림프절 전이, 복수 등의 진단에 강점을 발휘하지만 방사선 피폭의 문제로 반복적인 검사는 적당하지 않다.

4. 종양표지자(tumor marker)

악성 난소종양에서는 CA125, CA19-9, CEA, SCC 등의 종양표지자가 상승하는 경우가 많고, 양성에서는 대부분 변화하지 않기 때문에 악성도를 추정하는 데 유용하다. 진단뿐만 아니라 치료효과나 재발을 추정하는 데도 유용하지만 많은 종양표지자의 빈번한 측정은 치료비가 문제가 된다.

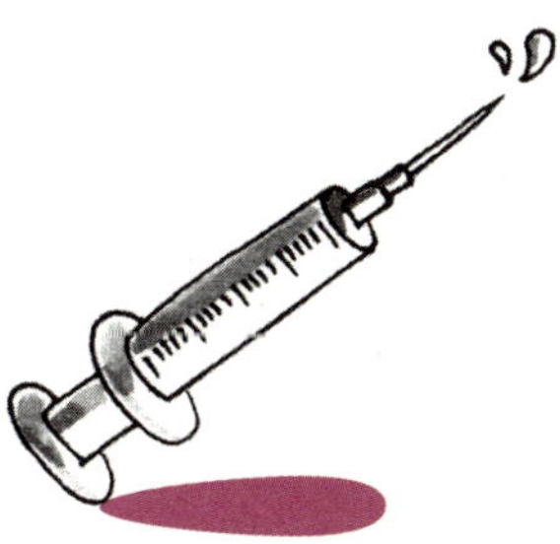

치료의 포인트

1. 수술요법(surgical treatment)

난소암의 치료는 먼저 수술로 시작한다. 수술 중에 신속한 병리검사로 암이 확정되면 기본술식과 병변의 진행도를 결정하는 병기결정 개복술(staging laparotomy)이 시행된다(표 2).

표2 난소암의 기본 술식

① 골반내성기(자궁, 부속기) 전적출술
② 골반림프절 · 방대동맥림프절 생검
③ 그물막절개술

장점과 단점

기본적인 수술을 통해 모든 암조직이 적출된다면 이상적이다. 하지만 난소암은 쉽게 난소피막을 파괴하여 복강 안으로 확산된다. 그런 경우에도 수술 후 화학요법(항암제)의 효과를 높이기 위해서 가능하면 종양을 제거하는 것이 중요하다. 남은 종양의 직경이 2cm 이하이면 연명 효과가 있고, 1cm 이하면 5년 생존률도 높아진다.

젊은 환자가 장래의 임신을 희망하는 경우, 암이 한쪽 난소에 국한되어 있고 조직의 악성도가 높지 않은 경우에만 환부측 부속기절개와 그물막절개술(omentotomy)을 고려한다. 이때는 수술 전에 술식에 관한 충분한 사전동의(informed consent)를 얻는 것이 중요하다.

2. 화학요법(chemiotherapy)

수술로 절제하지 못한 병소나 눈에는 보이지 않는 암세포를 항암제로 공격해서 완치를 목표로 하는 방법이다. 정맥 내뿐만 아니라 복강 내에 직접 항암제를 투여하기도 한다.

장점과 단점

항암제의 종류는 조직형에 따라 다르지만, 다수를 차지하는 단순성 원발암의 경우에는 시스플라틴(cisplatin)의 등장으로 치료가 크게 개선되었다. 파클리탁셀(paclitaxel)을 포함한 다제병용요법으로 치료의 선택지도 늘고 있다. 효과적인 치료제인 반면 극심한 구토나 골수억제, 탈모 등의 부작용은 환자를 괴롭히고 있다.

3. 방사선요법(radiation therapy)

현재는 난소암에 대한 방사선요법은 거의 시행되지 않고 있다.

Doctor의 조언

간호의 요령

수술 후의 간호는 광범위자궁전적출(p.636)에 준한다. 다만, 혈관이 풍부한 자궁목부(자궁경부)의 지지인대를 조작하지 않는 만큼 수술 후 출혈의 위험은 낮아진다.

수술 후 화학요법 중인 환자의 간호는 먼저 구역질과 구토에 대해 우선적으로 대응한다. 이 부작용은 환자의 투병 의지를 꺾고 식욕부진에 의한 체력저하나 탈수를 일으킨다. 염산그라니세트론(granisetron hydrochloride)의 사용으로 구역질과 구토는 경감되지만 이 약제는 화학요법 중에 병용되기도 하는 프로세미드나 디아제팜과의 배합으로 침전을 일으키기 때문에 주의해야 한다. 탈수에는 충분한 보액에 신경 쓰고 소변량은 반드시 측정해야 한다. 환자에게 먼저 다가가서 마음을 의지할 수 있도록 도와주는 것이 중요하다.

화학요법 후에는 골수억제가 반드시 나타나므로 혈액 데이터를 세심하게 확인해야 한다. 또 탈모는 커다란 정신적 고통이 된다. 두피의 냉각 등 예방적인 대처방법도 있으므로 검토하기 바란다.

이럴 때는 의사에게 상담 !

골수억제에서 백혈구 감소에 의한 감염성 증가나 혈소판감소에 의한 출혈경향은 생명과도 관련된 중증의 부작용이다. 혈액검사를 누락하거나 이상소견을 발견했다면 즉시 의사에게 보고한다.

탈수나 콩팥기능저하에 의한 소변량 감소에 대한 보고도 중요하다.

또 환자의 정신적인 스트레스에 대해서도 간호사가 경청하여 의사에게 보고한다.

의사와 간호사가 연계하여 환자를 격려하는 것이 이후의 원활한 치료에 도움이 된다.

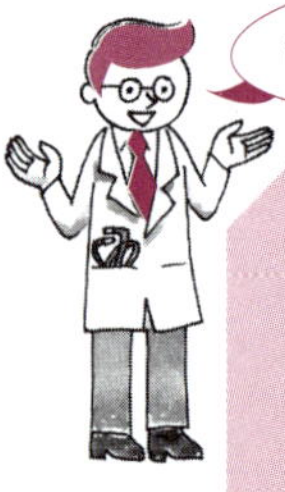

Doctor의 한마디

난소암은 젊은 사람에게도 많이 발생하며, 난소를 상실할 것에 대한 불안과 수술 후 화학요법에 의한 구역질과 구토, 탈모 등 정신적으로 큰 부담이 되는 경우가 많다.

화학요법은 반복해서 시행하는 경우도 있기 때문에 환자가 치료에 적극적으로 임하게 하기 위해서는 간호사의 역할이 반드시 필요하다.

불안 때문에 우울상태에 빠지는 사람도 많기 때문에 정성을 기울여 환자를 대해야 한다. 이것은 의사에게도 중요한 일이지만 병동에서 환자와 지내는 시간이 압도적으로 많고 동성인 간호사에겐 더욱 중요하다.

난소암은 항암제의 효과가 큰 암이다. 치료가 원활하게 지속될 수 있는지의 여부는 간호사의 역량에 달려 있다. 간호사들은 힘을 내기 바란다.

06. 이상임신
abnormal pregnancy

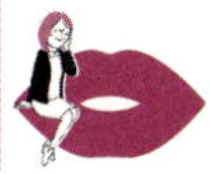

질환의 개요

어떠한 병인가?

① 임신중독증(gestational toxicosis)

임신으로 인해 혈관내피장애, 혈관연축, 응고이상 등으로 적응부전이 발생한 상태로 고혈압을 주요 증상으로 하는 질환이다.

② 절박조산(threatened premature labor)

임신 22주부터 37주 미만에 자궁수축, 자궁목관(자궁경관)의 개대(dilatation)가 진행되어 조산의 위험성이 높아진 상태를 말한다.

원인으로는 감염에 의한 자궁수축 물질의 생산, 자궁목관 무력증(목관을 폐쇄하는 힘이 약해진 상태), 다태 등을 들 수 있다. 전체 임신의 4% 이상이 조산이고, 태아기형을 제외하면 신생아 사망의 가장 큰 원인이기 때문에 중요한 문제이다.

어떠한 증상이 나타나는가?

① 임신고혈압(pregnancy-induced hypertension) 증후군

예전에는 고혈압, 부종, 단백뇨가 판정기준으로 이들이 주요 증상이라고 할 수 있다.

고혈압, 단백뇨는 임신부 건강검진에서 발견되는 경우가 많고 건강검진의 주요 목적이다.

memo
임신은 그 진행에 따라 정상에서 이상으로 변화하는 위험성을 안고 있다. 여기에서는 그 대표적인 질환으로 임신중독증과 절박조산에 대해 대략적으로 설명한다.

병태가 진행되면 상복부통, 두통, 광시증(안화섬발, photopsia), 힘줄반사(건반사) 항진 등 경련의 전구증상이 나타나거나 순환부전으로 자궁태반 혈류량이 저하되고 태아 발육이 지연되는 경우도 있다.

② 절박조산(threatened premature labor)

자궁수축(복부의 강한 당김), 질분비물의 증가(감염징후)가 초기증상이다. 감염이나 자궁구의 개대(dilatation)가 진행되면 전기 파수의 원인이 된다.

✚ 어떠한 징후가 있는가?

임신부 건강검진은 임신 28주까지는 4주째, 그 이후는 2주째에 실시하고, 36주부터 매주 실시하는 것이 일반적이다. 그것은 임신중독증(gestational toxicosis)의 발생이 28주와 36주를 전후로 하여 절정을 보이기 때문이다.

건강검진에서는 혈압, 요단백, 부종이 확인되고 혈압이 140/90mmHg 이상이면 경증, 160/110mmHg 이상이면 중증으로 판단하여 관리한다.

발병시기가 빠를수록 중증이고 발육지연 등 태아에 미치는 영향도 커진다.

또 절박조산을 염두에 둔 문진을 실시하고 자궁목관(자궁경관)의 상태를 내진과 초음파로 확인한다.

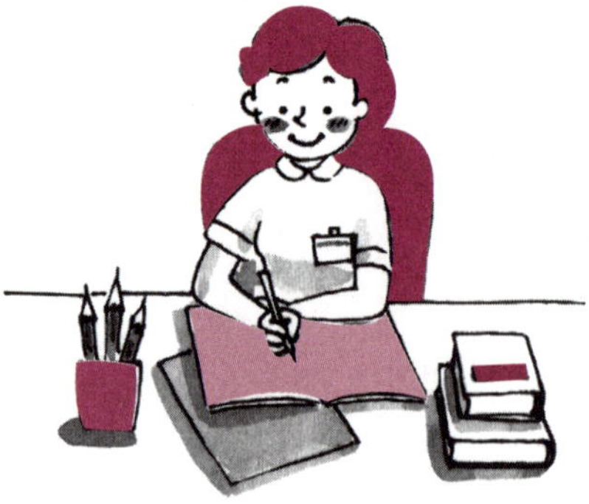

검사의 포인트

1. 외진(external examination)

임신부 건강검진에서는 자궁저, 복위를 측정하고 자궁을 촉진한다. 태아발육의 변수(파라미터)로서 자궁의 크기와 함께 자궁수축을 측정한다. 또 힘줄반사(건반사)의 항진은 경련발작의 전조로서 필수적인 검사이다.

의료기기의 진보에 따라 촉진의 의의가 줄어들고 있지만 촉진에서도 태아발육을 추정하거나 수축이완 시의 자궁의 경도를 판단할 수 있다.

주관적인 판단이기 때문에 베테랑 의사나 조산사만 할 수 있지만 조금이라도 정밀도를 높이려고 노력해야 한다.

2. 내진(vaginal examination)

산부인과에서 실시하는 특수한 검사로 자궁목부(자궁목부)의 개대나 전퇴도(말랑함)를 진찰하여 조산의 위험을 판정한다. 비숍점수(Bishop Score)(표 1)는 분만의 진행정도를 나타낸다.

절박조산의 중증도 판정에는 필수적이지만 조산사 이외에는 의사의 지도하에 진찰을 보조하는 범위 내에서만 시행된다.

3. 초음파검사(ultrasonography)

태아발육이나 다태, 양수량 이상을 진단하는 데 절대적인 위력을 발휘하고 반복검사가 가능하기 때문에 임신부 건강검진에서 널리 이용된다.

조기발병의 중증 임신중독증은 태아빌육 지연이나 양수량 감소가 선행되는 경우가 있으므로 주의해야 한다.

또 경질초음파검사에 의한 자궁목관 길이의 단축이나 내자궁구의 개대는 자궁경관무력증(incompetency of cervix)을 진단하는 데 유력한 소견이 된다(그림 1).

자궁목관(자궁경관)의 내진 평가를 객관적으로 할 수 있고, 절박조산의 관리에 필수적인 검사이지만 반복되는 검사는 환자에게 부담을 준다.

또 진단이 기술력에 의존하는 것은 모든 초음파검사와 동일하다.

표1 비숍점수

점수	0	1	2	3
자궁목관 개대도(cm)	0	1 ~ 2	3 ~ 4	5 ~ 6
진퇴율(%)	0 ~ 30	40 ~ 50	60 ~ 70	80
선진부	− 3	− 2	− 1 ±0	+ 1
자궁목관 경도	딱딱함	중간 정도 딱딱함	부드러움	
자궁구 위치	후방	중앙	전방	

그림1 경질초음파검사

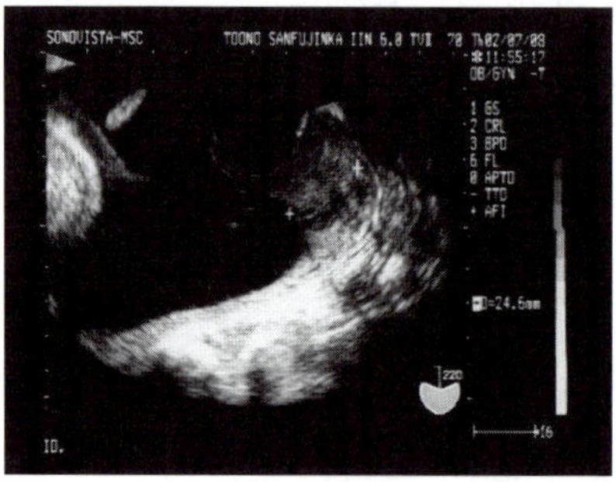

치료의 포인트

1. 임신중독증에서의 임신중단(termination)

임신중독증에서는 안정이나 염분제한[*1], 혈압강하제[*2]의 투여가 시행되지만 최종적으로는 태아를 만출시키고 임신을 중단시켜야 한다.

장점과 단점

임신중독증의 원인요법이며 이후의 치료에서 태아에 미치는 영향을 무시할 수 있다. 하지만 조기발병한 임신중독증의 경우 태아의 미숙성이 문제가 된다. 모체의 합병증과 태아의 미숙성을 판단하여 시기를 결정한다.

2. 황산마그네슘(magnesium sulfate)

임신중독증으로 인한 경련발작을 예방하고 절박조산의 자궁수축을 억제하는 데 사용된다.

장점과 단점

염산 리토드린(ritodrine)과 달리 고혈압이나 갑상샘기능항진 환자에게 절박조산이 나타났을 때에도 안전하게 사용할 수 있지만 호흡억제라는 중증의 부작용이 있다. 힘줄반사의 저하를 동반하기 때문에 사용 중에는 혈중농도를 측정해야 한다.

3. 염산 리토드린(ritodrine hydrochloride)

절박조산 치료의 제1선택약이다.

장점과 단점

경구요법, 주사요법이 있다. 부작용으로 빠른맥(빈맥), 두근거림, 손가락떨림, 변비, 빈혈, 골수억제, 저칼륨혈증 등이 있다[*3].

*1
효과에는 부정적인 의견이 많다.

*2
혈압강하제는 모체합병증 예방을 위해서 시행하지만, 자궁태반혈류량이 감소하고 태아발육에는 불리하기 때문에 주의해야 한다.

*3
빠른맥은 3일 정도면 경감된다.

4. 인도메타신(indomethacin)좌제

강력한 자궁수축 억제작용이 있다.

장점과 단점

임신 중기에 중증의 절박조산에 효과적이지만 해열진통제는 태아의 동맥관을 수축하는 작용이 있어 양수 감소나 태아 사망의 원인이 되기도 한다. 이 작용은 임신의 진행과 함께 증가되기 때문에 태아의 생존가능성이 높은 임신 32주 이후에는 사용을 금지한다.

5. 자궁경관봉축술(surgical closure of incompetent cervix)

자궁수축 없이 목관(경관)이 개대하는 자궁경관무력증에서 시행된다.

Doctor의 조언

간호의 요령

임신중독증이나 절박조산도 장기간 침상에서의 안정이 필요하다.

절박조산은 염산 리토드린의 점적이 표준적인 치료이며, 건강한 모체(태아는 조산의 위기에 있다)가 침상에 오랫동안 누워 있어야 하는 이유이다.

두 질환 모두 모체에는 별다른 증상이 나타나지 않아 안정이 필요하다는 인식을 하지 못하는 경우도 있다.

장기간의 안정은 정신적 부담이 크기 때문에 모체를 안정시키는 간호가 중요하다.

절박조산에서는 안정이나 염산 리토드린의 부작용으로 변비가 발생하는 경우가 많으므로 변통관리에 신경 쓴다.

또 의학적으로 화장실까지 보행이 가능한지, 머리감기나 목욕이 가능한지 적정하게 판단하여 환자가 쾌적하게 입원을 지속할 수 있도록 간호한다.

식이제한도 없기 때문에 먹는 즐거움도 충분히 배려한다.

임신중독증에서는 태아가 자궁 내에 존재하는 상태에서 모체가 경련발작을 일으키면 태아가 저산소상태가 되기 때문에 모체와 태아를 배려한 세심한 치료가 필요하다.

경련발작의 전조[*4]를 간과하지 않도록 주의해야 한다.

*4 힘줄반사 항진, 상복부통, 두통 등.

이럴 때는 의사에게 상담 !

앞에서 설명했듯이 안정상태를 항상 상담하고 간호에 활용한다. 경련발작의 전조로 생각되는 증상도 지체 없이 보고하여 대처한다. 또 절박조산 치료제의 다양한 부작용을 숙지하여 모자에게 위험을 주는 경우뿐만 아니라 환자의 삶의 질(QOL)에 영향을 미칠 때도 의사와 상담하여 양질의 간호를 제공한다.

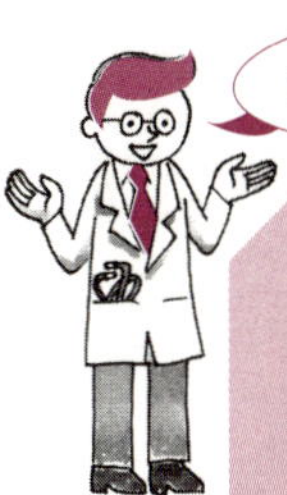

Doctor의 한마디

임신 초기의 해열진통제는 영향이 적지만 임신이 진행될수록 태아에게 악영향을 미친다. 이것은 일반 사람은 물론 의사도 인식하지 못하는 경우가 있다.

필자는 임신말기에 한 포의 감기약을 복용한 임신부의 태아가 태아동맥관수축이 원인으로 생각되는 태아심박수이상을 일으켰는데, 제왕절개로 건강한 아이를 출산시킨 경험이 있다.

간호사는 충분한 인식을 가지고 간호에 임해야 하는 것은 물론, 일반 사람을 대상으로 한 계몽에도 힘써야 한다.

환자가 질환에 대한 지식이 적거나 정신적으로 스트레스를 느끼는 경우에는 간호사의 따뜻한 말 한마디가 가상 효과석인 약이 된다.

태아를 위해서 안정이 필요하다는 것을 알려주어야 한다.

07. 이상분만
abnormal delivery

질환의 개요

분만이 원활하게 진행되어 태아가 건강하게 출산되는 것이 정상 분만이다. 그 과정에서 일어나는 이상으로 지연분만(delayed delivery)과 태아질식(태아가사, fetal asphyxia)에 대해 생각해보자.

✚ 어떠한 병인가?

① 지연분만(delayed delivery)

분만의 소요시간이 현저하게 늘어나면 흡인분만(vacuum extraction), 제왕절개(cesarian section) 등의 산과 처치나 신생아 가사가 크게 증가한다. 분만의 3요소인 만출력(expulsive force), 태아(fetus), 산도(parturient canal)[*1] 중 어느 하나라도 이상을 보이면 지연분만의 우려가 있다.

② 태아질식(태아가사, fetal asphyxia)

태아의 저산소증이 본질이고 자궁태반혈류량의 저하, 제대(탯줄)압박 등이 원인으로 일어난다.

✚ 어떠한 증상이 나타나는가?

① 지연분만(delayed delivery)

분만이 지연되면 모체가 피로해져 미약진통이 일어났다가 다시 지연되는 악순환에 빠지는 경우가 있다.

파수된 증례에서는 자궁 내 감염이 원인이 되어 발열 등의 염증소견이 나타난다. 또 분만 후에도 자궁근의 피로로

*1 미약진통, 거대아나 회전이상, 협골반(leptopellic)

이완출혈이 발생하는 경우도 많다.

② **태아질식**(태아가사, fetal asphyxia)

모체에는 증상으로 태동의 감소만 보인다. 방치하면 저산소증이 악화되어 산증(acidosis)을 일으키고 신생아가사(neonatal asphyxia)의 원인이 된다.

✚ 어떠한 징후가 있는가?

산부인과학회에서는 지연분만에 대해 "분만 개시 후, 즉 진통주기가 10분 이내인 시점에서 초산부는 30시간, 경산부는 15시간을 경과해도 태아가 나오지 않는 것"으로 정의하고 있다. 그러나 임상에서는 내진으로 자궁구 개대나 태아하강의 지연을 기초로 해서 진단한다(표 1).

양수혼탁(meconium staining)은 이전에는 태아저산소증이 원인이라고 생각했지만 현재는 태아성숙을 반영한 것으로 저산소에 의한 것은 매우 적다고 생각된다.

그러나 양수혼탁에 태아저산소증을 합병하면 소생을 필요로 하는 신생아가 증가하는 것으로 나타나고 있어 충분한 주의가 필요하다.

표1 **지연분만의 진단**

분만진행 유형	초산부	경산부
분만지연(protraction disorder)		
자궁목관 개대도	<1.2cm/시간	<1.5cm/시간
하강도	<1.0cm/시간	<2.0cm/시간
분만정지(arrest disorder)		
자궁목관 개대정지	>2시간	>2시간
하강정지	>1시간	>1시간

검사의 포인트

분만 중에는 분만의 진행도와 태아의 건강을 판정하면서 임산부를 간호한다. 보액과 자궁수축제의 투여[*2]를 대비해서 혈관을 확보하는 경우도 있다.

1. 내진(vaginal examination)

의사의 지도하에 진료보조의 범위 내에서 가능하다[*3]. 단, 그 결과로 지연분만 등을 판정해서는 안 된다. 내진에 의해 자궁구 개대나 하강도뿐만 아니라 골반의 넓이나 태아의 회전(rotation)을 진단할 수 있다.

내진은 분만관리의 기본으로 다양한 정보를 얻을 수 있다. 하지만 빈번한 내진은 환자에게 고통이 되고 파수를 일으킨 경우에는 상행성 감염의 원인이 되기 때문에 주의해야 한다. 숙련될 때까지 시간이 걸리는 것도 단점이다.

2. 분만경과도(partogram)

자궁구의 개대도, 태아의 하강도를 시간축으로 표현한 것이다. 정상으로 진행되면 프리드만 곡선(Friedmann's tune line)이라는 곡선을 나타낸다(표 2).

다양한 처치에 대한 기록도 포함된 소위 분만 진료기록카드이다. 정상의 판정은 간단하지만 어디부터 이상인지는 판정할 수 없다.

*2
미약진통과 이완출혈의 치료.

*3
과거에는 간호사의 내진을 금지(의사, 조산사만 가능)했지만 산과현장에서는 모두 이루어지고 있다.

표2 **프리드만 곡선**

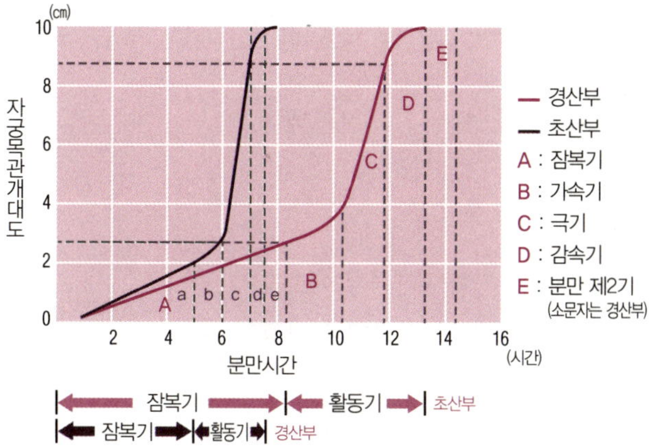

3. 태아심박진통도(non stress test ; NST)

자궁수축의 빈도와 1분간의 태아심박수의 변화를 그래프로 표시한 것으로, 현재는 분만 시에 반드시 장착된다. 태아 질식(태아가사, fetal asphyxia)의 진단을 목표로 한 검사이다.

태아의 상태를 실시간으로 표현할 수 있다. 진통의 강도는 표현할 수 없지만 그 빈도는 명확하게 알 수 있다

태아가 건강하거나 위중한 저산소증인 경우의 진단은 정확하지만 중간 상태의 평가는 정확하다고 할 수 없다. 또 성인의 심전도와 마찬가지로 판독에는 상당한 숙련이 필요하다.

치료의 포인트

1. 안정과 보액

분만이 지연되면 모체는 피로해진다. 먼저 수면유도제나 보액을 포함한 충분한 휴식을 고려한다.

장점과 단점

지연분만으로 판정되는 증례 중에는 진짜 분만*4에 이르지 않은 것이 포함된다. 이때는 진통 촉진을 통해 모체를 안정시키는 것이 중요하다.

분만 직전의 수면유도제는 출생 후의 태아의 호흡을 억제할 가능성이 있다.

*4
진통주기가 10분 간격, 자궁구의 충분한 개대

2. 진통촉진(자궁수축)제

명확한 아두골반불균형(CPD : cephalopepvic deisproportion)이 없고 자궁구의 개대는 있지만 진통이 미약한 경우에는 옥시토신, 프로스타글란딘E_2 · $F_{2\alpha}$ 투여로 진통을 촉진한다.

점적을 할 때는 미량으로 시작하고 태아심박진통도를 통해 태아심박과 자궁수축을 모니터한다.

장점과 단점

프로스타글란딘에는 자궁수축뿐만 아니라 자궁구 숙화작용도 있다.

프로스타글란딘$F_{2\alpha}$는 천식 환자에게는 금지한다. 옥시토신은 비숍점수(Bishop Score) 7점 이하인 환자에게는 효과가 적다.

모두 지나치게 강한 진통에 주의하는데, 특히 경산 횟수가 많은 사람은 자궁파열의 위험이 증가한다.

3. 급속수만(急速遂娩)

태아질식(태아가사, fetal asphyxia)에 이르렀을 때 모체의 산소투여, 체위변환, 인공양수 보충, 자궁수축 억제 등 자궁내 소생이 시행되는데, 어느 것이 효과적이라는 명확한 데이터는 없다.

원칙적으로 태아를 모체 밖으로 만출시키는 신생아소생(resuscitation of neonate)이 효과적이다.

장점과 단점

분만의 진행에 따라 흡인분만(vacuum extraction), 겸자분만(forceps delivery), 제왕절개(Caesarean section)가 선택된다.

태아질식으로 진단된 시점에서 마취나 제왕절개를 포함해 태아를 만출시킬 때까지의 시간은 태아의 예후를 좌우한다. 기술의 선택, 환자의 이동, 마취법의 선택, 신생아소생의 준비 등 그 시설 전체의 잠재력에 달려 있다.

시간 단축을 위한 꾸준한 노력도 필요하다.

Doctor의 조언

간호의 요령

분만의 진행도, 태아의 상태는 시시각각 변화한다. 모자의 관찰은 물론 임산부의 심신 모두를 배려한 간호가 가장 중요하다.

진통 중인 임산부는 혼자 있게 되면 불안을 느낀다. 정서적으로는 아픈 허리를 마사지하거나 다정한 말 한마디를 건네면서도 이성적으로는 냉정하게 활력징후(vital sign)나 태아심박진통도 소견을 파악한다.

신입 간호사는 환자의 통증이나 불안을 간호하는 데 집중한 나머지(이것은 매우 중요한 문제지만) 냉정함을 잃기 쉽다.

패닉상태가 된 임산부는 감정적인 말을 할 수도 있기 때문에 차분하게 대응해야 한다.

이럴 때는 의사에게 상담 !

산과 시설에서 근무한다면 조산사뿐만 아니라 간호사도 태아심박진통도를 판독할 수 있어야 한다. 일과성 느린맥(서맥), 심박수기선 미세변동의 소실 등 적어도 태아저산소증의 소견이 보인다면 즉시 의사에게 보고한다.

태아질식이라고 진단해도 건강한 태아를 만출하면 성공이라고 할 수 있기 때문이다. 의사가 환자 옆에만 있을 수는 없다.

원내에 원격모니터가 설치되어 있는 시설에서는 모니터를 효과적으로 이용해 실시간으로 보고한다.

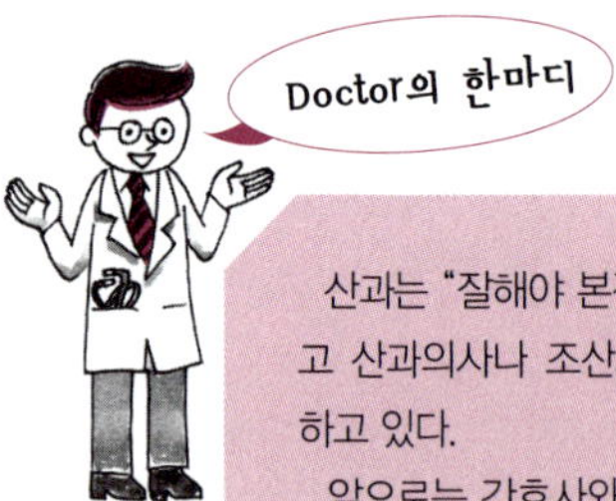

산과는 "잘해야 본전"인 진료과이다. 스트레스도 많고 산과의사나 조산사가 극감하여 사회문제로도 발전하고 있다.

앞으로는 간호사와의 공동작업 없이는 산과의료는 붕괴되고 말 것이다. 간호사들도 의사나 조산사에게 의견을 적극적으로 피력해나가야 한다.

그리고 모두 자신이 분만한다는 마음으로 다른 진료과에서 근무하는 경우라도 태아심박진통도에 대해 공부해보는 것은 어떨까?

memo

분만의 지연을 방치하고 태아질식(태아가사)을 간과하여 신생아가 사로 태아의 건강을 손상한 경우, 환자의 감정은 매우 격앙된다.
장애를 동반한 태아 양육의 어려움도 추가된다는 것이 의료소송이 많은 최대의 원인이다.
'무과실책임제도'라고 해서 의료사고의 원인을 불문하고 뇌성마비가 된 경우에 보장하는 제도가 실현되어 있지만 태아심박수이상은 즉시 보고하는 것이 기본이다.

08. 유방암

breast cancer

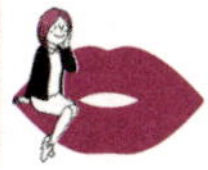

질환의 개요

✚ 어떠한 병인가?

유방의 응어리는 연령에 따라 생각할 수 있는 질환이 다르다. 10대 후반에서 20대 전반은 양성 섬유선종을, 30대 후반에서 폐경 전에는 유선증(낭포도 포함)이나 유방암을 고려한다. 폐경 후나 고령자라면 유방암의 가능성은 매우 높아진다.

우리나라의 유방암 검진에서는 시진 · 촉진이 주류를 이루지만 최근에는 방사선(mammography)으로 선별하는 방법이 표준화되어 있다. 데이터가 풍부한 암이기 때문에 의사의 개인적인 의견이 아니라 세계의 임상시험 결과를 바탕으로 치료가 이루어진다.

memo

최근 유방암은 증가하는 추세를 보이고 있다. 2006년의 사망자 수는 연간 1만 1천 명으로 암 사망의 약 8.5%이지만 이환율은 연간 5만 명 이상으로 높다. 여성 20명에 한 명꼴로 유방암이 발생하는 것으로 나타났다. 연령은 40대 후반에서 가장 많이 발생하지만 젊은 여성에서도 나타나는 것이 특징이다.

✚ 어떠한 증상이 나타나는가?

유방암은 유방의 가쪽 윗부분(C영역)에 많이 발생하며 자신이 만져서도 알 수 있다. 환자의 대부분은 스스로 유방의 응어리를 확인하고 병원에서 진료를 받는다.

조기 발견하는 데에는 자가검진(breast care)이 중요하다.

유방은 손가락으로 잡는 것이 아니라 손바닥으로 어루만지듯이 만진다. 목욕 중에 비누를 묻혀 거울을 보면서 만지는 것이 좋다.

자가검진의 시기는, 월경 전에는 유방이 부어 있어 알 수 없기 때문에 월경 후 7~10일경이 적당하다.

✚ 어떠한 징후가 있는가?

일반적으로 유방암의 응어리는 부정형이며 단단하고 통증이나 압통은 없다. 표면은 평활하지 않고 결절상이며 울퉁불퉁하다. 커지면 피부나 가슴근육에 침윤해서 고착한다. 응어리 외에는 유방의 변형(좌우 차이)이나 피부의 당김, 움푹파임, 보조개 같은 부분이 있다. 유방이 수축되고 발적, 비후, 경화가 현저한 것은 악성도가 높은 염증성 유방암이다.

유두분비는 한쪽에서만 보이고 혈성이 있을 때 주의가 필요하다. 또 양성 유두종(폴립)이나 염증이 있으면 유방암인 경우도 있다. 유두나 유륜에 습진성 변화가 생기는 것은 파제트병(Paget's disease)이라는 특수한 유방암이다. 가려운 증상이 나타나므로 피부과에서 진단이 이루어진다.

검사의 포인트

문진과 진찰 후 유방촬영술(mammography)와 초음파검사를 실시하고 유방 내에 종양이 있으면 침생검(needle biopsy)으로 진단을 확정한다. 국소진행유방암이나 전이 증상이 있는 유방암이 아니라면 뼈섬광조영술(bone scintigraphy)이나 머리 CT 등의 특수한 검사는 필요하지 않다. 종양 표지자는 진단에 도움이 되지 않는다.

1. 유방촬영술(mammography)

유선 내에 있는 종양을 연선촬영으로 묘사한다. 폐경 후의 유선은 지방이 많기 때문에 검게 보이고 섬유조직이 풍부한 유방암은 하얗게 나타난다.

방사선 필름을 복수의 전문의가 확인하기 때문에 객관적인 평가를 할 수 있다. 또 조기유방암의 미세 석회화를 검출하는 것도 가능하다. 검진의 유효성이 복수의 대규모 임상시험에서 실증되고 있다.

유방을 압박하기 때문에 아프고 방사선 피폭의 문제가 있다. 또 젊은 여성은 유선이 하얗게 보이기 때문에 종양 그림자가 있어도 간과되기 쉽다.

2. 초음파검사(ultrasonography)

초음파의 음향효과를 응용해서 어선탐지기처럼 유선 내의 종양을 파악한다. 초음파장치는 대부분의 병원이나 진료소에도 있고 침생검에도 이용할 수 있다.

통증이나 침습이 없고 방사선 피폭이 없다. 또 진료실에서 가볍게 반복해서 실시할 수 있다. 무엇보다도 간단하게 종양(충실성)과 낭포를 구별할 수 있다. 하지만 검사자의 지식이나 기술에 좌우되기 쉽고, 자칫 주관적으로 판단되기 쉽다. 또 작은 이상을 확대하여 과잉 진단을 내리는 경우가 있다.

3. 침생검(needle biopsy)

종양에 두꺼운 침을 자입해서 흡인하여(천자흡인) 채취한 세포나 조직을 현미경으로 조사한다(세포진단, 조직진단).

악성 소견이 보인다면 유방암으로 진단할 수 있다. 특히 조직진단은 확정진단이라고도 할 수 있다. 그러나 검체가 부적절하고 불충분할 때는 유방암이라도 악성 소견을 얻지 못하는 경우가 있다. 임상진단에서 악성이 의심되는 경우에는 재검사가 필요하다.

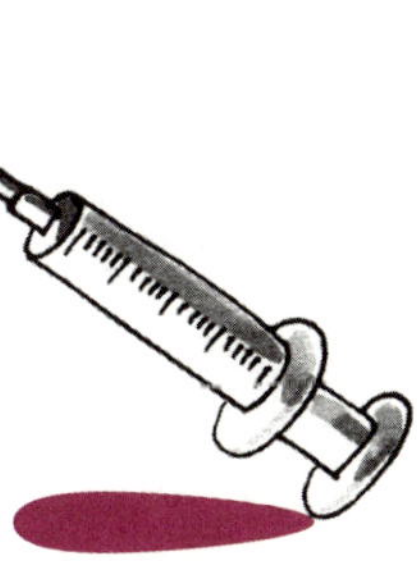

치료의 포인트

유방암 치료는 최근 크게 달라졌다. 수술은 유방절제와 유방온존이 주류를 이루는데 환자의 희망에 따라 선택할 수 있다. 또 수술 후 약물치료에는 화학요법과 내분비요법이 있는데, 풍부한 데이터에 근거한 표준치료가 가이드라인에 따라 이루어지고 있다.

1. 유방절제(mastectomy, 그림 1)

유방암의 종양과 함께 유선, 유두, 유륜을 절제하지만 가슴근육은 남아 있다[흉근온존유방절제술(modified radical mastectomy)].

장점과 단점

광범위하게 절제하면 재발은 줄어든다. 겨드랑이 아래의 림프절을 적출하지만[액와림프절 절제술(axillary lymph node dissection)], 너무 많이 적출하면 난치성 팔부종이 유발된다.

그림1 유방절제술(mastectomy)

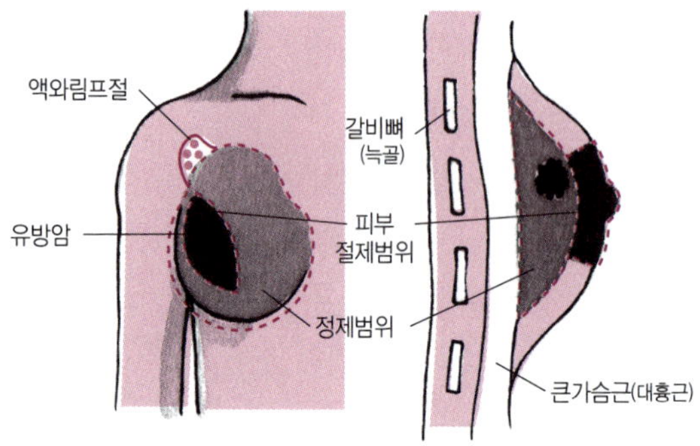

2. 유방온존술(breast conservation surgery ; BCS, 그림 2)

유방암의 종양만 적출하고 대부분의 유선과 유두 및 유륜은 남겨두는 방법이다.

장점과 단점

유방을 절단하고 싶지 않은 환자의 희망에 부합하지만 재발하지 않도록 유방 조사(照射)가 필요하다. 그러나 피부경련이나 유방변형은 피할 수 없다.

그림2 유방온존술(BCS)

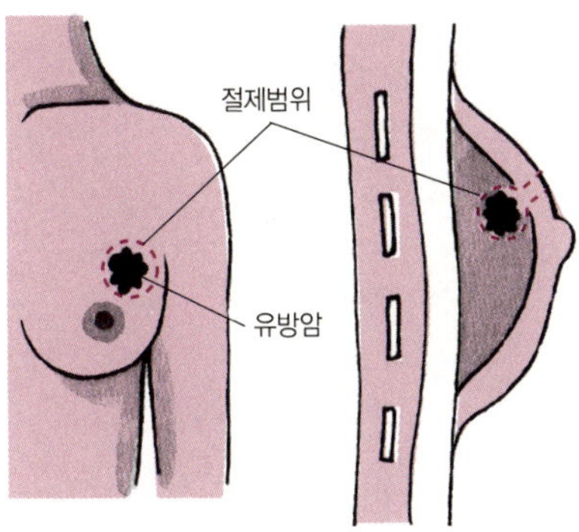

3. 약물요법(drug therapy)

보통 항암제는 복용제가 일반적이었지만 세계적 표준은 주사제이다.

최근에는 외래에서 항암제 주사나 점적을 안심하고 받을 수 있다.

장점과 단점

에스트로겐 수용체가 양성 유방암이라면 호르몬제가 재발예방에 효과적이다. 항암제보다 부작용이 적은 것이 장점이다.

항암제에는 구역질이나 구토, 설사나 탈모, 백혈구 감소 등의 부작용이 있다.

Doctor의 조언

간호의 요령

유방암 환자는 대부분 여성이다. 또 자궁암이나 난소암과 달리 젊은 여성이 많고, 스스로 이상을 느껴 병원을 찾는다. 따라서 환자의 마음을 이해하고 환자에게 먼저 다가가 대응하는 것이 특히 중요하다.

불필요한 언동을 하지 않도록 주의하고 사생활 보호에도 신경 쓴다.

환자가 자신의 판단으로 치료법을 선택할 수 있는 것은 감사한 일이지만 유방절제와 유방온존 중 어떤 것을 선택할 것인지 망설이는 경우가 있다.

환자의 상담에 적절한 조언을 할 수 있도록 평소에 공부해 두어야 한다.

이럴 때는 의사에게 상담 !

유방절제 후에는 상처의 피부를 관찰하여 출혈, 발적, 변색, 분리, 피하혈종의 유무를 평가하고 이상이 있으면 의사에게 보고한다.

림프절 절제술 후에는 겨드랑이 아래의 림프액 저류와 팔의 운동장애, 감각이상, 부종이 나타난다. 이상이 없어도 환자가 이상감을 호소할 때는 의사에게 보고한다.

화학요법은 구역질과 구토, 구내염, 설사, 탈모, 발진, 발열, 혈뇨 등 항암제의 부작용에 주의한다. 혈액검사를 확인하고 백혈구, 호중구, 혈소판의 수치가 낮을 때에도 즉시 의사에게 보고한다.

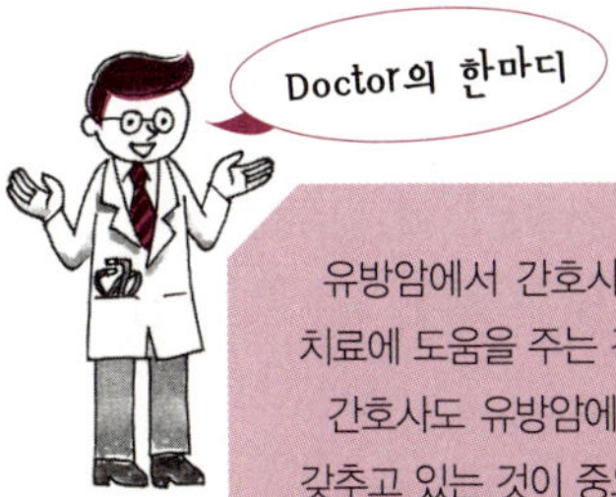

유방암에서 간호사는 환자의 든든한 힘이 되거나 치료에 도움을 주는 경우도 많아 보람을 느끼게 된다.

간호사도 유방암에 걸릴 수 있으므로 정확한 지식을 갖추고 있는 것이 중요하다.

유방암은 이전에는 일반 외과의사가 소화기 환자를 수술하면서 치료했지만, 최근에는 전속 전문의가 검사나 수술은 물론 약물치료, 사후관리까지 담당하고 있다.

병원의 유방암 전문의를 섭외해서 적극적으로 검토회나 공부모임을 가질 수 있도록 한다.

현재 유방암 진료는 간호사와 의사의 공동작(협동과 공동)이라고 할 수 있다.

치료뿐만 아니라 완화치료까지 담당할 수 있다면 당신은 병원에서 유능한 간호사가 될 것이다.

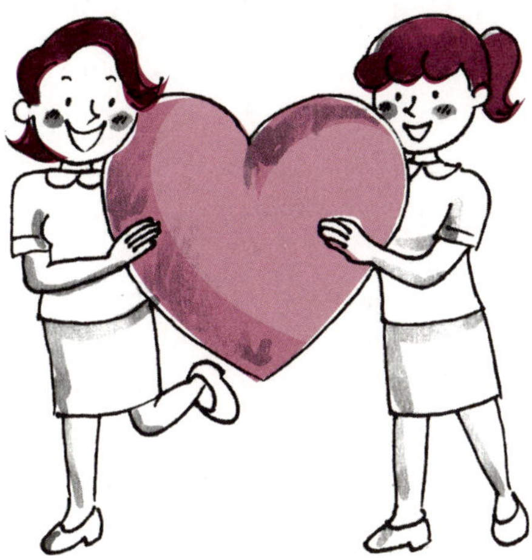

100가지 질병에 관한
Doctor's Advice

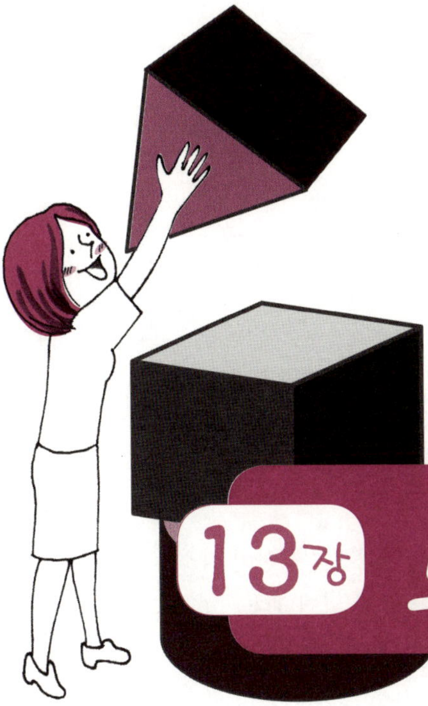

13장 소아

01. 소아백혈병
leukemia in children

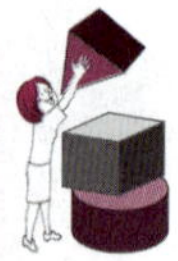

질환의 개요

✚ 어떠한 병인가?

백혈병(leukemia)이란 골수 안에 있는 조혈모세포가 각종 혈액세포로 성숙하는 과정에서 분화를 멈추고 비정상적인 미숙혈액세포(백혈병세포)가 무질서하게 증식하는 원인불명의 질환이다.

그 결과 골수 안에서의 정상적인 혈액세포의 생산이 감소하기 때문에 빈혈, 백혈구 및 혈소판감소가 일어난다.

또 백혈병세포가 림프절, 간, 지라, 뼈, 중추신경 등의 장기에 침윤하여 다양한 장기장애나 증상이 나타난다.

✚ 어떠한 증상이 나타나는가?

① 정상 혈액세포의 생산억제에 의한 증상

빈혈에 의한 피로감 증가나 식욕부진, 백혈구 감소에 의한 발열, 감염증, 구내염, 혈소판감소에 의한 코피나 잇몸출혈 등.

② 백혈병세포의 장기침윤에 의한 증상(그림 1, 2)

림프절종대, 간 및 지라 침윤에 의한 복부팽만, 치은종창, 뼈침윤에 의한 뼈통증, 관절통, 중추신경침윤에 의한 두통, 구토, 경련, 피부종양, 피진 등.

memo
소아백혈병은 소아암 중에서 가장 많고 연간 약 800~1,000명이 발병한다. 원인은 밝혀지지 않았지만 암화하는 혈액세포의 종류에 따라 주로 급성 림프성 백혈병(ALL), 급성 골수성 백혈병(AML), 만성 골수성 백혈병(CML)으로 분류된다. 70~80%가 ALL, 15~20%가 AML, 5% 미만이 CML이다. ALL의 발병 절정기는 2~5세이다.

그림1 AML(급성골수성백혈병)에서 나타난 치은종창

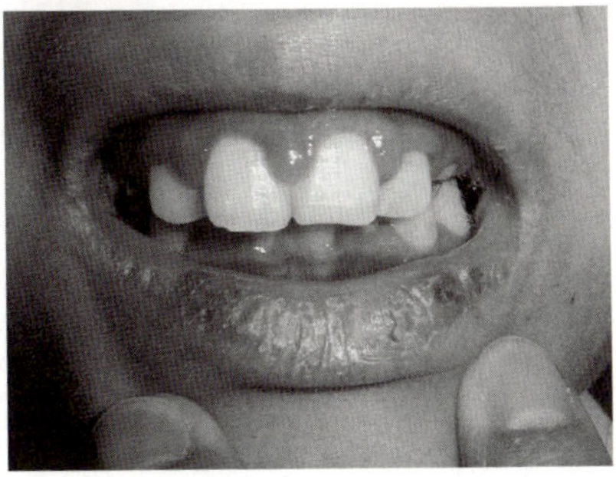

그림2 T세포형 ALL에서 나타난 세로칸(종격, mediastinum) 확대

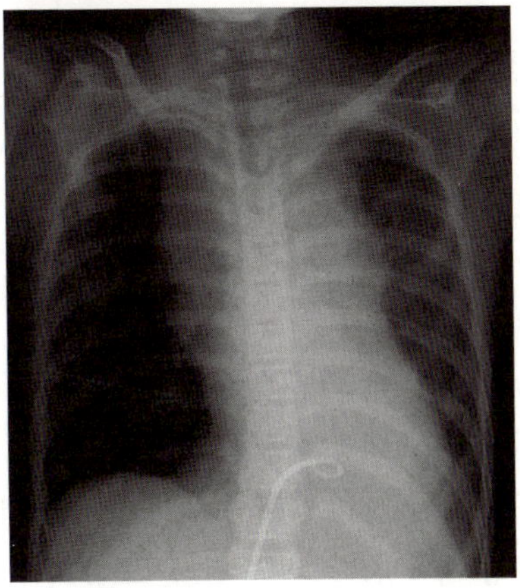

✚ 어떠한 징후가 있는가?

① 발열

많이 나타나는 징후로 백혈구 감소에 따른 감염증에 의한 것과 백혈병세포에서 분비되는 사이토카인에 의한 것이 있다. 소아는 감염증에 의해 열이 발생하기 쉽지만 발열이 자주 반복될 때는 주의해야 한다.

② 빈혈

안면이 창백하고 기운이 없어 축 처져 있다.

③ 혈소판 감소

부딪힌 적이 없는데 출혈반 발생, 30분 이상 지혈되지 않는 코출혈이 자주 발생한다.

④ 장기 침윤

림프절 종대, 간비대의 유무가 중요하다. 남자는 간혹 고환이 종대한다. 고환 침윤은 자각증상이 없고 의식적으로 시진이나 촉진을 하지 않는 이상 발견하기 어렵기 때문에 주의가 필요하다.

검사의 포인트

백혈병세포는 미숙한 혈액세포이기 때문에 골수에 머무는 경향이 강하고, 말초혈액에서는 검출되지 않는 경우가 종종 있다. 따라서 반드시 골수천자를 실시해서 골수세포를 이용해 다음과 같은 검사를 실시한다.

1. 현미경검사

골수액의 도말표본을 만들어 세포 수, 종류, 형태이상을 관찰한다. 백혈병에서는 세포 수가 증가함과 동시에 이상세포가 나타난다. 백혈병 세포 수가 유핵세포의 20% 이상이면 급성 백혈병으로 진단한다. 또 특수염색으로 백혈병 세포의 기원을 확인하여 백혈병의 유형을 결정한다.

골수천자에 15분 정도, 골수액 염색에 30분 정도만 소요하면 1시간만에 진단을 내릴 수 있다. 특수한 기술은 필요하지 않고 소아과 의사라면 누구라도 실시할 수 있는 방법이다. 하지만 골수검사는 소아가 일반적으로 받는 검사 중에서 가장 강한 통증을 동반한다.

2. 세포표면 표지자 검사

혈액세포는 그 기원이나 분화단계에 따라 특징적인 항원(명찰과 같은 것)을 나타낸다. 이 항원은 주로 세포 표면에 존재하기 때문에 세포표면 표지자[*1]라고 부른다.

이 검사에 따라 백혈병세포의 기원이나 성질이 세밀하게 결정된다.

백혈병세포의 기원이나 분화단계는 항암제에 대한 반응성이나 예후와 크게 관련되어 있기 때문에 치료법을 결정하는 초진 시에는 필수적인 검사이다.

소량의 골수액으로 비교적 단시간에 백혈병세포의 구체적인 유형을 결정할 수 있지만 특수한 기계가 필요하다.

*1
세포표면 표지자는 주로 CD번호로 나타낸다. 예를 들면, B림프구 기원의 ALL에서는 CD10, CD19, CD20, HLA-DR 등이 양성이 된다.

3. 염색체 · 유전자 검사

백혈병세포에서 보이는 특정 염색체이상이나 유전자이상[*2]은 예후와 밀접한 관련이 있고 치료법의 결정에 중요하다.

장점과 단점

백혈병세포의 염색체나 유전자이상의 유무를 통해 예후를 예측해서 적절한 치료계획을 세울 수 있다. 하지만 염색체 검사는 결과가 나올 때까지 약 1개월이 소요된다. 또 검체의 질이 나쁘면 정확한 결과를 얻지 못하는 경우가 있다.

*2
백혈병세포에만 존재하는 이상으로, 부모에서 자식에게 유전되는 체세포 및 생식세포의 염색체나 유전자 이상이 아니라는 점에 주의한다.

치료의 포인트

치료는 복수의 항암제를 병용한 다제병용화학요법이 기본이다. 재발의 위험성이 높은 증례에는 조혈모세포이식술을 실시한다. 화학요법은 미리 결정된 스케줄(프로토콜)을 바탕으로 실시한다.

1. 화학요법

백혈병세포의 DNA합성, 단백합성, 세포분열 등을 저해하고 백혈병세포를 파괴한다. 백혈병의 유형에 따라 효과적인 약제가 결정된다. 작용기전이 다른 항암제를 조합하여(다제병용화학요법) 치료효과를 최대한 높이도록 한다.

장점과 단점

효과적인 약제의 종류와 양, 치료기간 등이 거의 확립되어 있고, 부작용의 종류나 빈도도 알 수 있기 때문에 계획을 세워서 치료할 수 있다.

하지만 항암제는 정상 세포에도 장애를 주기 때문에 구토, 탈모, 빈혈, 백혈구 감소에 의한 감염증, 혈소판 감소에 의한 출혈 등 다양한 부작용이 나타난다. 또 성상기에 항암제를 투여하기 때문에 백혈병이 치유된 후에도 저신장, 장기장애, 2차 암을 동반하는 경우가 있다(만기 합병증).

memo
최근 소아백혈병의 예후는 크게 개선되어 ALL의 5년 생존율이 약 80%, AML의 생존률이 약 60%로 나타났다.

2. 조혈모세포이식

일반적인 항암제 치료에 효과가 없는 경우나 질환 초기부터 난치성으로 판단된 경우에 실시한다. 전처치로서 대량의 항암제를 투여하거나 전신에 방사선을 조사하여 백혈병세포를 근절시킨다. 이때 정상적인 조혈모세포도 근절되기 때문에 타인[제공자(donor)]의 조혈모세포를 이식하여 조혈의 회복을 시도한다. 또 어린이 환자의 체내에서 증식한 제공자의 백혈구는 면역학적 기전에 따라 남아 있는 백혈병세포를 파괴하여 백혈병을 치유시킨다.

장점과 단점

항암제나 방사선뿐만 아니라 면역학적 기전으로 백혈병세포를 죽이기 때문에 난치성 백혈병이 치료될 수 있다.

제공자와 조직적합항원*3이 일치해야 한다. 전처치에 의한 중증의 부작용이나 조혈능 회복에 몇 주일이 소요되고, 간혹 치명적인 중증의 감염증이나 출혈이 동반되기도 한다. 제공자의 백혈구가 어린이 환자의 장기를 공격하여 죽음에 이르는 경우도 있다*4.

Doctor의 조언

간호의 요령

백혈병 검사와 치료는 신체적 고통이 크고 장기간에 걸쳐 이루어진다. 어린이 환자에게는 질환에 대해 발달단계에 맞추어 알기 쉽게 설명*5한다. 어린아이답게 향후 계획을 이해하면 안심하게 되어 치료하기가 쉽다. 또 통증이 동반되는 처치나 어려운 치료가 끝나면 크게 칭찬해주고 어떤 어려움이 있으면 즉시 병실로 찾아가 이야기를 들어준다. 어린아이는 어려운 점을 가족에게는 말해도 의료진에게는

*3 조직적합항원 : HLA(human leukocyte antigen)

*4 이식편대숙주병 : GVHD(graftversus-host disease)

*5 백혈병은 어떤 질환인가, 왜 치료가 필요한가, 치료하면 어떤 일이 일어나는가, 언제 가족에게 돌아갈 수 있는가 등.

말하지 않는 경우가 있다. 필요한 경우에는 즉석에서 대응해 주어 안정감을 주는 것이 중요하다.

소아백혈병은 기본적으로 살 수 있는 질환으로 진보해 가고 있지만, 아직까지 일반적으로는 "불치의 병"이란 이미지가 강해서 가족은 커다란 충격을 받게 된다. 진단 직후부터 강도 높은 치료가 시작되기 때문에 가족에게는 질환이나 치료에 대해 단기간에 쉽게 설명하여 적극적으로 임할 수 있도록 도와야 한다.

가족은 다양한 불안을 질문으로 표현하지만 애매한 답변은 오히려 불안을 증식시켜 의료진에 대한 불신을 증폭시킬 수 있다. 적절한 조언이 가능하도록 충분한 지식을 익혀 두어야 한다.

아이와 가족의 신뢰를 얻어 무엇이든지 말할 수 있는 관계를 구축하는 것은 원활한 치료를 위해 중요하다.

이럴 때는 의사에게 상담!

화학요법이나 조혈모세포이식에서는 부작용*6이 나타나는 것에 주의해야 한다. 어린이 환자에게 투여한 약제의 부작용을 미리 확인하고 정리해 둔다.

아이들은 자신의 증상을 호소하는 일이 적기 때문에 부작용의 유무를 의식적으로 관찰해야 한다. 특히 백혈병에서는 부작용에 대한 대응이 늦어지면 생명의 위기로 직결될 수도 있으므로 적어도 이상한 점을 발견하면 즉시 의사에게 보고한다.

*6
항암제의 부작용에는 구토처럼 공통적으로 나타나는 것과 각각의 약제에 특유하게 나타나는 것[빈크리스틴(vincristine)에 의한 뼈통증이나 창자막힘증(ileus), 프레드니솔론(prednisolon)에 의한 위궤양이나 고혈압 등]이 있다.

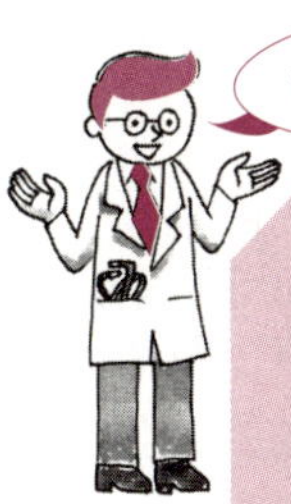

Doctor의 한마디

소아백혈병은 환자뿐만 아니라 가족의 관리도 중요하다.

모친이 주로 환자를 돌보는 경우가 많기 때문에 가정에서는 부친이나 환자의 형제자매가 외롭고 자유롭지 않은 생활을 할 수 밖에 없다.

반드시 가족 전체를 배려한 도움을 주어야 한다.

02. 발진성 질환
eruptive disease

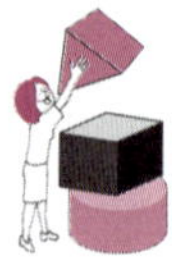

질환의 개요

	병태	증상
홍역	· 병원체 : 홍역바이러스 · 감염경로 : 비말감염, 공기감염, 접촉감염 (불현성 감염은 대부분 없고 감염되면 거의 100% 발병. 감염력은 매우 강하다) · 호발연령 : 유아기, 생후 6개월 무렵까지 모친의 이행 항체에 의해 방어되기 때문에 드물다. · 잠복기 : 많은 경우 10~12일 · 면역 : 자연감염에서는 종생면역이 얻어진다.	· 다음 세 가지 병기가 있다. [카타르(catarrh)기] : 약 3일간. 발열, 기침, 콧물, 결막의 충혈, 코플릭반(후반) [발진기] : 약 4일간. 발진이 나타나고 발열이 지속된다. 발진은 얼굴→몸통→사지의 순서로 확산되고 발진끼리 융합하는 것이 특징이다. [회복기] : 열이 내려 발진의 붉은 기미가 사라지고 갈색의 침착이 생기며 점차 퇴색된다. · 카타르기와 발진기에는 경구섭취의 저하나 설사 등으로 탈수를 일으키기 쉽다.
수두	· 병원체 : 수두 · 대상포진바이러스(VZV) · 감염경로 : 비말감염, 공기감염, 접촉감염 · 호발연령 : 2~6세 · 잠복기 : 10~21일의 간격을 보이지만 많게는 14~16일로 나타난다. · 면역 : 종생면역이지만 면역저하 등으로 재활성화되는 경우가 있다(대상포진).	· 발진은 홍반→구진→수포→2~3일이면 가피화→가피의 탈락→반흔의 경과를 거친다. · 발병 후 3~4일은 새로운 발진이 계속해서 나타난다. 발열은 발진과 거의 동시에 시작되고(미열에서 고열까지 다양) 열이 없는 경우도 있다. · 구강 내에 수포가 생기면 구내염이 된다.
풍진	· 병원체 : 풍진바이러스 · 감염경로 : 비말감염(불현성 감염이 10~50%) · 잠복기 : 14~23일의 간격을 보이지만 많게는 16~18일로 나타난다. · 면역 : 종생면역이지만 드물게 재감염된다.	· 소아는 전구증상이 없고 발열과 발진이 동시에 나타나며 3일 정도 지속된다. · 발진은 얼굴이나 체간에서 전신으로 확산된다. 발진끼리의 융합은 없거나 경도이다. · 경부 특히 귀 뒷면의 림프절이 붓기 쉽다.
돌발성 발진	· 병원체 : 사람헤르페스바이러스6형(HHV-6)*1 · 감염경로 : 완전하게 밝혀지지 않았다. · 호발연령 : 생후 6~12개월 사이에 거의 제한된다. · 잠복기 : 완전하게 밝혀지지 않았다.	· 전구증상이 없고 갑자기 고열이 나며 2~3일간 지속된다. 그 후 급격하게 열이 내리고 같은 시기에 홍역과 유사한 발진이 나타나며, 3~4일 지속된다. · 발열기에는 불쾌감, 설사 등이 나타난다.
전염성 발진	· 병원체 : 파보바이러스(parvovirus)B19 · 감염경로 : 비말감염 · 호발연령 : 유아기~학령기 · 잠복기 : 17~18일 · 사과병이라고도 부른다.	· 양측 협부의 홍반과 사지(특히 근위부)에 레이스 모양의 홍반. · 발진이 몸통부분에도 나타나는 경우가 있다. · 발열은 없거나 있어도 미열 정도이다.
용혈사슬알균감염증	· 병원체 : A군 용혈사슬알균 · 감염경로 : 비말감염 · 호발연령 : 학령기 · 잠복기 : 2~6일 · 가을부터 겨울에 유행 · 인두에서의 용혈사슬알균 증식에 의한 국소염증(인두편도염)과 함께 균이 생산하는 독소에 의해 발진이 나타난다.	· 인두통, 두통, 구토 등의 전구증상에 이어서 오한과 함께 고열이 발생한다. 그 후 24시간 이내에 발진이 나타난다. 좁쌀 크기의 소구진이 모인 특징적인 발진으로, 주로 몸통부분(특히 목부분, 겨드랑이, 샅굴부위)에 나타난다. · 전신으로 확산된 경우는 성홍열(scarlet fever)이라고 부른다. · 구강소견으로 딸기혀가 나타난다.

✚ 어떠한 병인가?

발진성 질환은 소아과의 일상적인 임상에서 흔히 보이는 질환군으로, 그 원인은 감염증을 중심으로 여러 분야로 나뉜다. 여기에서는 대표적인 감염성 발진성 질환에 대해 설명하기로 한다.

	합병증
	· 폐렴 · 기관지염, 중이염, 뇌염, 결핵의 악화 등. · 환자의 약 30%에 어떤 합병증이 보이는데, 특히 5세 미만과 20세 이상에서 빈도가 높다. · 사망률은 0.1～0.2%지만 면역억제 상태의 환자는 이보다 높은 비율로 나타난다.
	· 피부의 이차감염, 뇌염, 급성 소뇌실조 등 · 성인은 약 10%에서 폐렴이 합병된다.
	· 기본적으로 예후는 양호하지만 간혹 관절염, 혈소판감소성 자반병, 뇌염 등이 합병된다. · 임신부가 임신 1～4개월에 걸리면 태아에게 백내장, 난청, 선천성 심질환 등의 선천이상이 나타나는 경우가 있고(선천성 풍진증후군), 그 위험률은 임신 1개월이면 약 50%, 임신 2～3개월이면 약 20%이다.
	· 열성 경련을 합병하기 쉽다. · 빈도는 적지만 뇌증이 합병되는 경우가 있다.
	· 성인이나 아동은 관절통이나 관절염을 합병한다. · 용혈성 빈혈 환자의 감염 : 골수의 적혈구 조혈이 중단되어 급격하게 빈혈이 진행되고 많은 경우에 수혈을 필요로 한다(무형성 발작). · 임신부의 감염 : 사산, 유산이나 태아수종의 위험이 있다.
	· 이환되어 2～3주일 후에 급성 토리콩팥염, 류마티스열 등의 장기 합병증이 일어나는 경우가 있으므로 주의해야 한다

*1
일부는 HHV-7

검사의 포인트

- 많은 경우 발진의 성질과 분포, 발열과 발진의 시간적 관계, 연령, 수반증상, 특이적인 징후*2, 유행상황, 백신경험 등을 바탕으로 임상적으로 진단할 수 있다. 하지만 이것이 어려운 경우나 용혈사슬알균 감염증 등 치료방침을 정해야 하는 경우, 원내감염에 대한 대책으로 확정진단을 내려야 하는 경우에는 미생물학적 검사, 혈청학적 검사에 의한 진단이 필요하다.

*2
홍역의 코플릭반(Kopliks spots) 등.

1. 항원신속검사(rapid antigen test, RAT)

인후 면봉(throat swab)을 이용해 A군 용혈사슬알균(hemolytic *Streptococcus*)에 특이적인 항원을 단시간에 검출하는 키트가 시판되고 있는데, 용혈사슬알균 감염증의 확정진단에는 주로 이 방법이 이용된다. 검체를 채취한 후 15분 정도면 결과를 얻을 수 있다.

2. 세균배양(bacterial culture)

인후 면봉의 세균배양으로 A군 용혈사슬알균이 분리되면 용혈사슬알균 감염증으로 진단할 수 있다. 결과를 아는 데까지 3일 정도 소요된다. 또 선행해서 항균제가 사용된 경우에 검출률은 항원신속검사보다 떨어진다.

3. 항체검사(antibody test)

혈청학적으로 바이러스감염증을 진단하려면 급성기의 혈청과 그 2~3주일 후의 회복기 혈청의 조합[페어혈청(pair serum)]으로 바이러스에 대한 특이항체가 양전(음성→양성)되어 있는 것을 확인한다.

항체측정법으로는 중화법(NT), 적혈구응집억제반응(HI), 보체결합반응(CF), 효소면역법(EIA) 등이 있다. 앞의 세 가지는 항체가가 4배 이상 상승해 있는 것이라도 감염을 확인할 수 있다. 페어혈청(pair serum)을 이용하는 방법은 회복기 혈청이 필요하기 때문에 급성기는 진단을 할 수가 없다. 따라서 급성기에 혈청진단을 실시하는 방법으로 EIA에 의해 바이러스 특이적 IgM항체를 측정하는 방법(EIA-IgM)이 있다.

4. 바이러스 분리, PCR

모두 원인 바이러스의 존재를 조사하는 검사이다. 바이러스 분리에는 보통 1일~수주일이 걸린다. PCR은 바이러스의 유전자를 증폭하는 검사로, 검사 자체는 몇 시간이면 결과가 나오지만 외부의 검사기관에 의뢰하면 며칠이 소요된다. 모두 보험이 적용되지 않아 일상적인 임상에서 이용되는 경우는 드물다.

치료의 포인트

- 표 1에서 설명한 발진성 질환 중 바이러스에 의한 것은 수두를 제외하면 특이적인 치료법이 없다. 대증요법과 세균의 이차감염에 대한 항균제 사용이 주된 치료가 된다. 용혈사슬알균 감염증은 항균제로 치료한다.

1. 홍역(measles)

특이적인 치료는 없다. 기도증상이나 소화기증상에 대해 대증요법을 실시하고 탈수에 대해서는 보액을 실시한다. 합병된 폐렴이나 중이염은 세균의 이차감염에 의한 경우가 많아 항균제로 치료한다.

2. 수두(chickenpox)

VZV에 대해서는 항바이러스제 아시클로빌이 효과적이다. 피부의 이차감염에 대해서는 항균제를 사용한다.

3. 풍진(rubella)

특이적인 치료법은 없다. 관절통이 심할 때는 비스테로이드계 소염제를 사용한다.

4. 돌발성 발진(exanthemata subitum)

특이적인 치료는 없다.

5. 전염성 홍반(fifth disease)

특이적인 치료는 없다. 가려움증에 대해서는 항히스타민제, 관절통에 대해서는 비스테로이드계 소염제를 사용한다.

6. 용혈사슬알균 감염증(stretococcus infectious disease)

경구 페니실린, 또는 합성 페니실린인 아목시실린의 복용으로 치료한다. 표준적인 복용기간은 10일간이다.

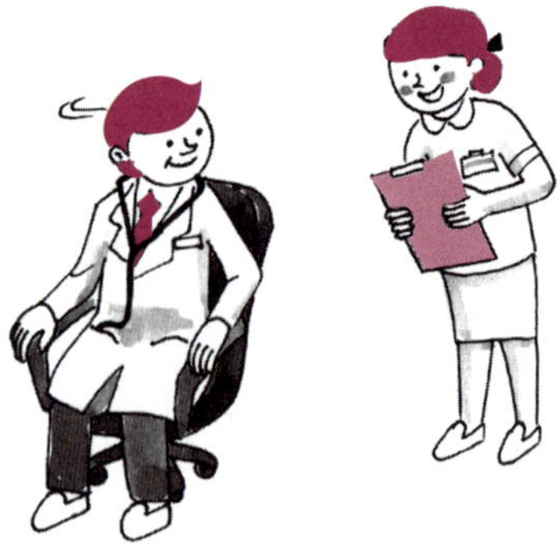

Doctor의 조언

간호의 요령

표 1에서 설명한 질환 중에서 입원치료의 비율이 높은 질환은 홍역이다. 홍역은 현재 매년 수십 명의 사망자가 발생하는 매우 무서운 질환이다. 전신상태, 호흡상태, 의식상태의 변화에 주의하고 수분조절에 신경 쓴다.

또 이들 감염성 발진성 질환에는 감염경로에 따른 정확한 원내감염대책을 실시해야 한다. 그중에서도 홍역과 수두는 중증화되면 사망에 이르는 경우가 있다. 특히 면역결핍 상태의 환자가 걸리게 되면 위험하기 때문에 가장 경계해야 하는 감염증이다.

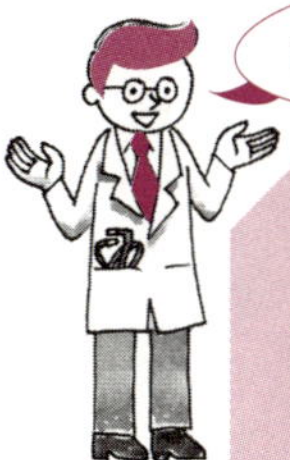

Doctor의 한마디

표 1에 설명한 발진성 질환은 외래나 신규 입원환자의 질환으로 볼 수 있을 뿐만 아니라 다른 질환으로 입원한 아이가 병동에서 발병하는 경우도 있다.

발진 등 진단으로 이어지는 소견을 처음 발견하는 사람은 대부분 간호사이다.

이것을 계기로 조기진단이나 신속한 원내감염대책으로 이어지는 경우도 종종 있다.

간호사에게는 이와 같은 역할이 있다는 것을 항상 의식하여 환자의 변화에 주의를 기울여야 한다.

03. 가와사키병
Kawasaki disease

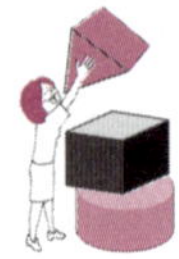

질환의 개요

어떠한 병인가?

가와사키병(Kawasaki disease)은 전신의 혈관, 특히 중 · 소동맥의 염증을 특징으로 하는 급성 열성질환이다. 어린아이가 걸리기 쉽고 12개월에서 18개월이 가장 많으며 4세 이하가 80%를 차지한다.

일부 어린이 환자는 관상동맥의 염증으로 그 일부가 확장되거나 혹처럼 부풀어 오르기도(관상동맥류) 한다(관상동맥병변). 그러면 혹의 중앙에 혈전이 생기고 종양의 입구가 좁아진다. 그 결과 심근경색이나 협심증 등 허혈성 심장질환을 일으키게 되어, 이 질환의 가장 큰 문제로 꼽힌다.

최근 출산율이 떨어지는 데도 불구하고 환자의 발생 수가 매년 증가하고 있고 연간 1만명을 넘고 있다.

가와사키병의 원인에 대해서는 일본을 중심으로 많은 연구가 이루어져왔다. 특정 세균이나 바이러스가 원인이 되는 경우도 있지만 현재 원인은 밝혀지지 않았다.

하지만 미생물이 직접적인 원인은 아니라 해도 이 질환 병태의 중심이 되는 강한 면역반응의 계기가 되어 그것을 조장하는 등의 역할을 하는 것으로 추정되고 있다.

표1 **가와사키병의 주요 증상**

①5일 이상 지속되는 발열	거의 전체 예에서 보이며 많은 예에서 초발증상[*1]이 나타난다.
②양측 안구결막의 충혈	발병 후 수일이면 나타나는 양측성의 안구결막의 충혈. 많은 경우 눈곱이나 안검결막의 충혈은 동반하지 않는다.
③구강 및 구순 소견	입술의 홍조 및 균열, 딸기혀나 구강인두점막의 미만성 발적(diffuse redness)
④부정형의 발진[*2]	분포, 모양, 크기가 일정하지 않은 홍반이 가장 많이 보이고, 수포를 동반하는 것은 드물다.
⑤사지 말단의 변화	급성기 손발의 경성 부종[*3], 손바닥 · 발바닥이나 손가락 · 발가락 끝의 홍반. 회복기에는 손가락 · 발가락 끝의 손톱과 피부의 이행부에서 시작된 막 모양의 낙설이 보이는데, 이것이 가와사키병에 특징적인 증상이다.
⑥급성기의 비화농성 경부 림프절 종창	여섯 개의 주요 증상 중에서 가장 출현빈도가 낮아 약 3분의 2의 증례에서 나타난다. 발열과 이 증상만 선행되면 경부 림프절염으로 진단되는 경우가 있다.

✚ 어떠한 증상이 나타나는가?

① 주요 증상

표 1의 주요 증상 중 5가지 이상 또는 4가지에다 관상동맥 병변이 보이는 경우에 가와사키병으로 진단한다.

② 기타 증후

심장과 관련한 증후(검사이상은 나중에 설명) 외에 소화기(설사, 구토, 복통, 쓸개종대 등), 호흡기(기침, 폐영역의 이상음영), 요중 백혈구 증가, 수액세포 증가 등이 나타나는 경우가 있다. 또 관상동맥 이외의 혈관염의 결과로 말초동맥류(겨드랑이 등)나 경련, 의식장애, 안면신경마비 등의 신경계 증상이 나타나는 경우도 있다.

③ 합병증

관상동맥류(coronary aneurysm)는 급성기를 지난 무렵에 나타나고 그 전단계인 관상동맥의 확장은 대부분 급성기부터 나타난다.

*1
최근에는 발열이 5일 이상 지속되기 전에 대량 감마글로불린 정맥주사요법을 시작하는 경우도 많기 때문에 치료에 따라 5일 미만이면 열이 내리는 경우도 포함된다.

*2
BCG접종 후 6개월에서 1년 이내에 이 질환에 걸리면 접종 자국에 농포가 형성되거나 주위가 빨갛게 부어오르는 경우가 많다. 발진이 보이지 않은 증례에서는 발진을 대신해서 주요 증상이 나타나는 경우가 있다.

*3
경성 부종은 '번질번질하고 탱탱하게 붓는다'고 표현되는데 보통의 부종과 달리 압흔이 남지 않는다.

검사의 포인트

1. 일반 혈액검사(complete blood cell count, CBC)

백혈구 증가, 호중구 증가, CRP 상승, ESR(적혈구침강속도) 항진 등의 급성 염증반응이 나타난다. 또 염증의 정도가 강할수록 헤모글로빈이나 알부민이 저하되는 경향을 보인다. 병 초기에 일과성의 간기능장애가 보이는 경우도 있다.

혈소판은 회복기에는 늘어나는 경우가 많고, 증례에 따라서는 100만/μL을 넘는 경우가 있다.

급성 염증반응이 보이지 않는 경우는 가와사키병의 가능성이 낮아지지만, 급성 염증반응이 보이는 질환은 세균감염증 외에도 많이 있기 때문에 혈액검사만으로는 가와사키병으로 진단할 수 없다.

2. 심장초음파검사(echocardiography test)

관상동맥병변을 검색하기 위해 이용한다. 관상동맥의 확장이나 관상동맥류(coronary aneurysm)는 좌우 관상동맥의 기시부 부근에서 나타나는 경우가 많아 대부분은 이 검사에서 발견된다. 그 밖에 가와사키병에 수반되어 나타나는 심실확대, 벽운동 저하, 심낭액 저류 등을 조사하는 데도 이용된다.

3. 심전도(electrocardiography)

심근이나 자극전도계의 장애, 심외막염의 합병 등으로 PR 연장, 이상 Q파, ST-T 변화, 저전위 등의 심전도 이상이 나타나는 경우가 있다.

4. 관상동맥조영술(coronary angiography)

관상동맥병변이 일과성이 아니라 계속해서 나타나는 경우나 심장초음파검사에서는 잘 검출되지 않는 부위의 관상동맥병변이 의심되는 경우에는 심장카테터법(cardiac catheterization)으로 관상동맥조영을 실시하고, 관상동맥 확장이나 협착의 정도, 측부혈행로의 발달 정도를 평가한다.

5. 심근 섬광조영술(myocardial scintigraphy)

관상동맥 병변이 일과성이 아니라 계속해서 나타나는 경우에는 섬광조영술에 의해 심근허혈의 유무와 정도를 평가한다.

치료의 포인트

대량의 감마글로불린 정맥주사요법과 아스피린의 병용요법이 표준적인 치료법이다. 대량 감마글로불린 정맥주사요법에 반응하지 않는 경우에는 관동맥병변의 위험이 높아지기 때문에 염증을 억제하는 작용이 있는 다른 약제로 치료한다.

1. 대량의 감마글로불린(γ-globulin) 정맥주사요법

가와사키병 병태의 중심이 되는 강한 면역반응을 억제하는 작용이 있지만 구체적인 작용기전은 알려져 있지 않다.

이전에는 증상이나 검사소견 등을 통해 관상동맥 병변의 위험이 높다고 판단되는 어린이 환자를 선택해서 사용되었지만, 위험의 예측이 쉽지 않아 현재는 기본적으로 전체 증례에서 실시되고 있다.

이 치료의 도입으로 관상동맥 병변의 빈도가 약 25%에서 10%로 감소했다. 많은 어린이 환자는 총량 1~2g/kg이면 열이 내리지만 이 용량에도 반응하지 않는 경우에는 다시 1~4g/kg를 추가한다.

2. 아스피린(aspirin)

가와사키병의 대부분의 사망원인은 관상동맥류 안에 형성된 혈전과 내막비후에 의한 관상동맥폐쇄에서 기인하는 급성 허혈성 질환이다.

혈관염에 따라 상처를 입은 혈관내피에 혈소판이 응집하는 경우가 혈전형성의 요인 중 하나이며, 이것을 억제하기 위해 아스피린이 사용된다.

급성기에는 30mg/kg/일, 회복기에는 5~10mg/kg/일이 사용된다.

3. 부신겉질스테로이드(adrenocorticosteroid)

가와사키병이 발견된 당시 부신겉질스테로이드제 단독으로 치료받은 어린이 환자에게 관상동맥류가 많이 발생했기 때문에 이 질환에서는 오랫동안 사용이 제한되었다.

현재는 대량의 감마글로불린 정맥주사요법에 적응을 보이지 않는 경우의 치료로서 스테로이드펄스요법(steroid pulse therapy)이 이루어지고 있다.

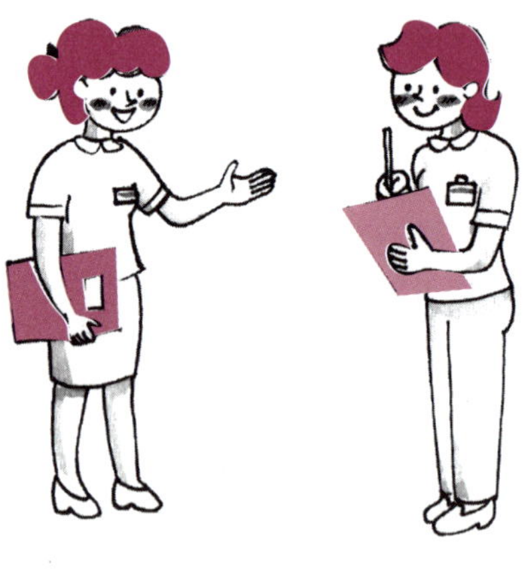

Doctor의 조언

간호의 요령

급성기는 감마글로불린 대량요법에 의한 나트륨이나 수분의 저류, 가와사키병에 의한 심근장애에 의해 심부전을 일으키는 경우가 있으므로 부종, 고혈압, 체중의 급격한 증가나 소변량의 변화에 주의한다.

정맥주사용 감마글로불린의 부작용은 그 밖에도 발진이나 아나필락시쇼크가 있으므로 특히 개시 후 몇 시간은 주의가 필요하다. 이 약제에는 제제마다 정해진 최대속도가 있으므로 그 범위 내에 속해 있는지 확인한다.

아스피린은 결코 쉽게 복용하는 약은 아니지만 관상동맥폐쇄를 예방하는 데 중요한 약이기 때문에 정확하게 복용하고 있는지 점검해야 한다.

이럴 때는 의사에게 상담 !

'간호의 요령'에서 설명한 증상이 나타났을 때는 즉시 의사에게 보고한다. 또 소아의 심근경색은 증상을 알기 어렵고 성인에게 나타나는 가슴통증이나 가슴답답함보다 안색불량, 구토 등의 비특이적 증상으로 발견되는 경우가 많다는 점에 유의한다.

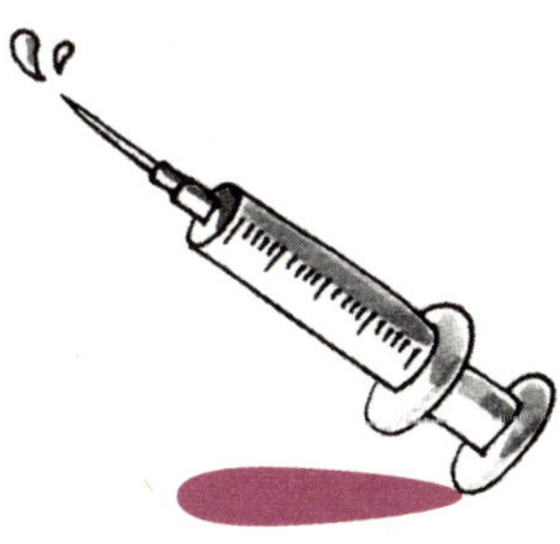

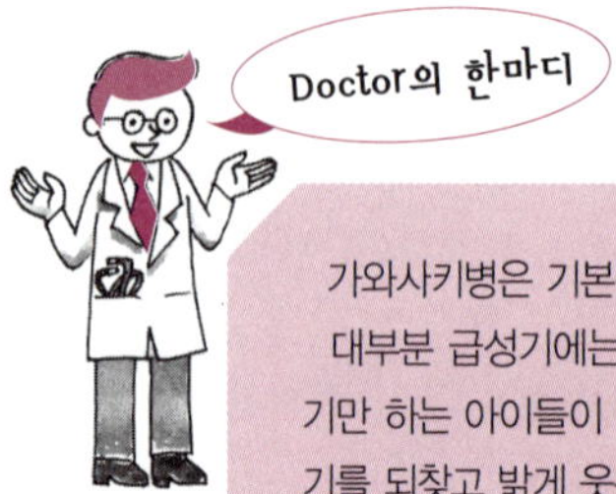

가와사키병은 기본적으로는 급성 질환이다.

대부분 급성기에는 축 늘어져 있거나 불쾌감으로 울기만 하는 아이들이 열이 내리고 회복기에 들어서면 활기를 되찾고 밝게 웃는 얼굴로 퇴원한다.

아이들의 웃는 얼굴을 기억하고 소아 간호에 매진하기 바란다.

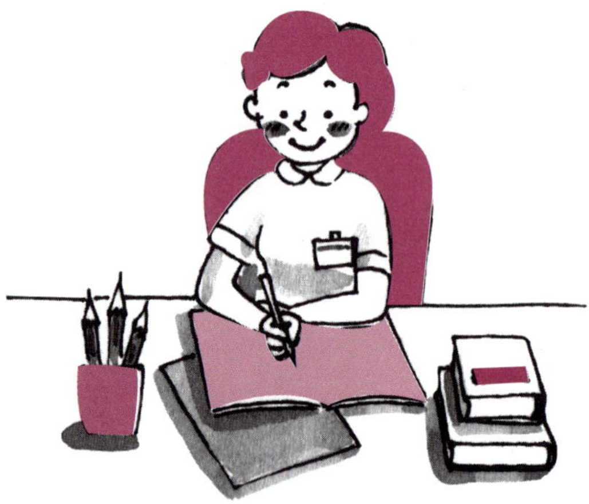

04. 장애아
handicapped child

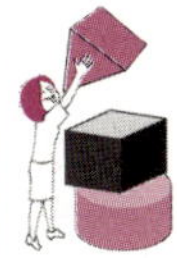

질환의 개요

✚ 어떠한 증상이 나타나는가?

1. 시각장애(visual disturbance)

시력(모양의 구분), 색각(색의 구분), 광각(명암의 구분), 시야, 초점의 조절, 입체시를 가능하게 하는 양안시각기능 등의 장애를 말한다.

선천성과 후천성이 있지만 절반 이상은 선천요인에 의한 것이다. 그다음으로 중독, 원인불명, 전신병, 종양, 외상, 전염성 질환의 순서로 나타난다.

주요 질환으로 소안구, 녹내장, 근시 · 원시 · 난시 등의 굴절이상이 있다.

2. 청각장애(hearing defect)

소리에 대한 감각장애, 즉 들리는 능력이 저하되어 있는 상태를 말한다.

① 전음계 장애에 의한 난청

기형이나 이구전색(ceruminal plug) 등에 의한 외이의 폐쇄, 급성 중이염, 이관협착증으로 고막에 소리가 전달되지 않는 상태

② 감음계 장애에 의한 난청

선천성 난청에는 유전성인 것과 태생기[*1], 주산기[*2]에 일

*1 사고, 모체의 감염, 내분비이상 등.

*2 가사(假死), 미숙아, 중증황달 등.

어나는 것이 있다. 후천성 난청에는 바이러스감염증, 약물장애, 소음성 난청, 두부외상 등을 들 수 있다.

3. 지적장애(intellectual disability)

미국정신지체학회(AAMR)에 의한 정의는 다음과 같다.

① 지적기능이 평균 이하(IQ70~75 정도 이하)이다.

② 의사소통, 신변처리, 가정생활, 사회적응, 커뮤니티 자원의 이용, 자율성, 건강과 안전, 실용적 학업, 여가, 노동의 적응기술 영역 중 2가지 이상의 영역에서 제약이 있다.

③ 발병연령이 18세 이하이다

원인질환은 태생기 이상*3, 주산기 이상*4, 출생 후 이상*5 등이 있다.

*3 염색체이상, 증후군질환, 선천성 대사이상, 뇌형성의 발달장애, 환경의 영향 등.

*4 자궁 내의 이상, 허혈성 저산소뇌증, 두개 내 출혈 등.

*5 두부손상, 감염증, 간질 발작 등.

4. 지체부자유(physically handicapped)

지체부자유에는 뇌손상의 유무에 따른 분류와 장애가 발생한 신체부위에 따른 분류가 있다(양측마비, 사지마비 등).

원인 질환은 뇌성마비나 뇌외상후유증, 진행성 근육퇴행위축(muscular dystrophy), 이분척추, 페르테스병, 선천성 고관절탈구 등이 있다.

5. 병약아 · 허약아(invalid child)

병약이란 명확한 질병이며 원인질환이 분명한 것이다. 질환에 대해 의료가 실시되고 필요한 생활규제나 운동의 제한이 이루어진다.

반면 신체허약이란 질병에 대한 저항력이 약하고 질병에 걸리기 쉽기 때문에 장기간의 생활규제가 필요한 상태를 말한다.

명확한 질병은 아니며 생리적인 상태와 연속된 것이다.

원인질환으로 심장질환, 신장질환, 당뇨병, 기관지천식, 진행성 근육퇴행위축, 간질, 결핵, 심신증, 기립성 조절장애, 비만 등이 있다.

6. 언어장애(dysphrasia)

명확한 정의는 없으며 뇌성마비, 뇌졸중의 후유증, 수두증이나 다운증후군 등의 지적장애, 구개열 등 다양한 원인으로 언어영역에 장애가 나타나는 상태를 말한다.

① **조음장애** … 음의 생략, 치환, 왜곡 등으로 부정확하고 불명확한 음성을 낸다.

② **음성장애** … 소리의 높이, 크기, 질의 이상이 있고 기질적 또는 기능적인 원인으로 일어난다.

③ **유창성 장애** … 언어의 막힘, 리듬 붕괴, 반복 등이 있고 속화증(빠른말증, cluttering), 말더듬이가 나타난다.

④ **언어발달지체** … 언어의 발달이 전체적으로 늦어지는 장애이다.

⑤ **실어증** … 뇌 병변 등으로 인해 언어조작기능에 장애를 가지고 있다.

⑥ **공명 · 조음장애** … 발생기관의 입 내부에 기질적 장애가 있어 조음의 왜곡이나 과다콧소리가 된다. 구개열에 의한 것이 많다.

7. 정서장애*6(emotional disturbance)

다양한 요인으로 정서적인 측면에 장애가 발생하여 적응하지 못하는 상태를 말한다. 정서장애로 분류되는 행동의 문제에는 섭식장애[과식, 무분별탐식증(이식증) 등]나 수면장애[불면, 밤공포증(night terror) 등], 반사회적 행동(허언벽, 거친 행동 등), 비행 등이 있다. 원인의 대다수는 심리적, 사회적 환

*6
정서장애라는 용어는 다양한 해석이 이루어져왔다. 과거의 교육 영역에서는 증상론적 입장에서 자폐증으로 대표되는 발달장애(지적장애, 운동장애, 학습장애, 주의력 부족 행동과다장애)가 정서장애에 포함되었지만 현재는 특별지원교육의 관점에서 별개의 것으로 파악되고 있다.

경에 의한 것이지만 유전요인의 영향도 무시할 수 없다.

8. 중복장애(multiple disabilities)

장애의 정도에 상관 없이 2가지 이상의 장애를 가지는 아동을 가리킨다. 2가지 이상의 장애가 나타나도 다른 장애가 중심이 되어 이차적으로 발생한 장애인 것이 명백한 경우에는 일반적으로 중복장애라고 부르지 않는다.

9. 자폐증(autism, 광범성 발달장애)

대인적 상호반응에서의 질적인 장애, 의지전달의 질적인 장애, 행동 · 흥미 · 활동의 제한, 반복적이고 상동적인 양식에서의 기능지연 및 이상이 나타나는데, 이들이 3세 이전에 시작되는 것을 가리킨다.

원인으로 뇌의 중추신경계에 어떤 기능장애가 있는 것으로 알려져 있으며 과학의 진보로 점차 밝혀지고 있는 중이다[*7].

지적 장애를 동반하는 커너형 자폐증, 지적 지체를 동반하지 않는 고기능 자폐증이 있다.

또 DSMIV에서는 발달퇴행을 주요 특징으로 하는 Rett 증후군이나 소아기 붕괴성 장애를 광범성 발달장애의 하나로 보고 있다.

*7
Rett 증후군에 관해서는 MECP2의 변이가 병인으로 특정되었다.

10. 학습장애(learning disabilities, LD)

전반적인 지적 발달이 지체된 것은 아니지만 듣기, 말하기, 읽기, 쓰기, 계산하기, 추론하기 등 특정 능력의 습득과 사용에 뚜렷한 어려움을 보이는 다양한 장애를 가리킨다.

장애에서 기인하는 학습상의 특이한 어려움은 주로 학령기에 두드러지지만 학령기를 지날 때까지 명확하게 나타나지 않는 경우도 있다.

원인으로는 중추신경계에 어떤 기능장애가 있는 것으로 추정되고 있다.

11. 주의력 부족 행동과다 장애(ADHD*8)

7세 이전에 발병하고 '부주의', '다동성', '충동성'의 특징을 보인다. 집단이나 가정 내에서 또는 친구관계에서 부적응을 일으켜 주위 사람이나 본인도 어려움을 겪게 되어 생활상의 도움이 필요한 경우를 가리킨다.

중추신경의 기능장애가 있는 것으로 보이며 부모의 양육 방법이나 가정교육만으로 일어나는 것은 아니다.

ADHD인 아이는 친구관계나 성적 등에서 좌절을 느끼고 나이가 들수록 조금씩 자기평가가 낮아지는 경향이 있다.

부주의 우세형에서는 다동성이나 충동성을 보이지 않기 때문에 ADHD로 파악되지 않는 경우가 많지만 실제로는 극단적으로 부주의하여 장시간 집중하는 것이 어렵다.

다동성–충동성 우세형에서는 나이가 어린 경우가 많고 나이가 많아질수록 증상이 안정되는 경우가 많다.

*8 Attentional Deficit Hyperactive Disorder

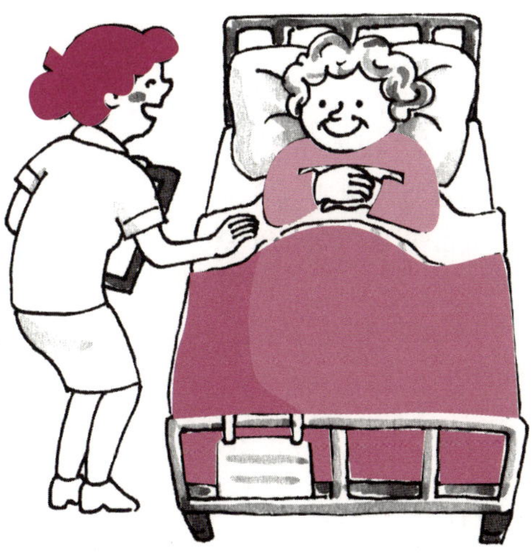

중증도 및 유형

> memo
> 동일한 장애명이라도 중증도나 유형에 따라 지원이나 배려가 달라지므로 주치의에게 확인한다.

1. 시각장애(visual disturbance)

- 맹(盲) … 시력 0~0.02 미만
- 맹(盲)과 약시의 경계시력 … 시력 0.02~0.04 미만
- 약시 … 시력 0.04~0.3 미만

2. 청각장애(hearing defect, WHO에 의한 분류)

- 경도 … 26~40dB
- 중등도 … 41~55dB 평균청력 수준
- 준중도 … 56~70dB
- 중도 … 71~90dB
- 최중도 … 91dB 이상

3. 지적장애(정신질환의 진단 및 통계 매뉴얼(DSMIV)에 의한 분류)

- 경도 … IQ50~55부터 대략 70
- 중도 … IQ35~40부터 50~55
- 중도 … IQ20~25부터 35~40
- 최중도 … IQ20~25 이하

4. 학습장애(learning disabilities, LD)

- 언어성 LD … 주로 언어성 능력에 문제가 있는 유형
- 비언어성 LD … 주로 시각적, 공간적 능력에 문제가 있는 유형. 일상적인 언어능력은 높은 반면 구체적인 행동면에서 뜻밖의 실수를 보인다.

5. 주의력 부족 행동과다 장애(ADHD)

- 혼합형
- 부주의 우세형
- 다동성 – 충동성 우세형

치료의 포인트

1. 시각장애(visual disturbance)

시각정보의 이용이 어렵다는 것은 다양한 발달이 늦어질 위험성을 내포하고 있다. 후천맹(acquired blindness)의 경우는 시각 중심의 생활양식을 경험한 사람일수록 시각 이외의 감각을 활용한 생활양식으로의 변화에 심리적인 저항을 느끼는 경우가 있다.

최근에는 조기발견 및 조기교육의 시스템이 갖추어져 있지만 보호자의 불안을 경감시키기 위한 지원도 필요하다. 본인에 대해서는 제약을 받기 쉬운 '모방행동'에 대한 지원이 필요하다. 학령기 이후에는 맹인용 개인컴퓨터, 표면작도기 등 다양한 교재를 이용하는 지원이 이루어지고 있다.

2. 청각장애(hearing defect)

들리는 문제에서 파생되는 언어발달이나 지적발달, 사회성 발달의 지체 등 이차적 장애를 고려해야 한다. 평소에 주의 깊은 관찰과 연령에 따른 정확한 청력검사를 실시하고 조기발견 및 조기교육이 중요하다.

영유아기에는 부모에 대한 지원과 함께 아이 자신의 전달하려는 의욕을 키워주는 것이 필요하다. 교육현장에서는 구화(口話)법, 수화(手話)법, 동시법, 단서언어(cued speech ; 구화와 수화를 조합한 농아자를 위한 언어 전달법) 등이 있지만 유연한 선택과 사용이 중요하다.

3. 지체부자유(physically handicapped)

운동발달이 지체되면 행동범위가 제한을 받아 환경을 조절하는 기회가 줄어들고 정보나 자극을 얻을 기회도 적어진다.

휠체어나 의사소통을 지원하는 기기의 사용도 효과가 있다.

4. 언어장애(dysphrasia)

상대방에게 감정이나 의도가 전달되지 않는 경우가 많아 커다란 스트레스가 된다. 지도법으로 스피치요법, 동작법 등이 있다.

5. 자폐증(autism)

보다 조기의 단계에서 치료 및 지도법을 계속적으로 시도하고 다양한 방법을 통합적으로 시행하는 것이 중요하다.

Doctor의 조언

간호의 요령

① 지적장애아

자상, 타상, 물건을 파손하는 등의 문제행동을 보이는 경우가 있는데 엄하게 질책하지 말고 원인이나 행동의 의미를 관찰하여 지원방침을 고려해야 한다. 출생 전후부터 고령기까지 전생애에 걸친 지원이 중요하다.

② 병약아 · 허약아

질병이나 치료에 대한 불안, 검사나 처치에 대한 고통이나 공포, 질병의 경과에 관한 초조함 등의 심리적인 문제를 안고 있는 경우가 있다. 또 사회경험이 부족하고 적극성, 자주성, 사회성이 떨어지기 쉽다.

학업적인 면의 지체도 두드러져 적절한 교육적 배려가 필요하다.

현재는 질병의 치료뿐만 아니라 요양생활의 질적(QOL) 향상도 요구되고 있어 교육의 역할은 커지고 있다.

또 의료적 관리를 필요로 하는 중도, 중복장애아에 대해 의료와 교육을 병행한 보장이 이루어져야 한다.

③ 학습장애아

나이가 많아지면서 학업부진이 더욱 현저해지기 때문에 자기평가도 낮아지기 쉽다. 아동의 서툰 면이 아니라 우수한 능력을 살려서 학습을 진행하는 장점 활용형 지도를 하는 것이 중요하다.

④ 주의력 부족 행동과다 장애

아동이 잘하는 면을 살려서 지도할 필요가 있다. 또한 시각적인 자극을 조절하면 집중하기 쉬워진다.

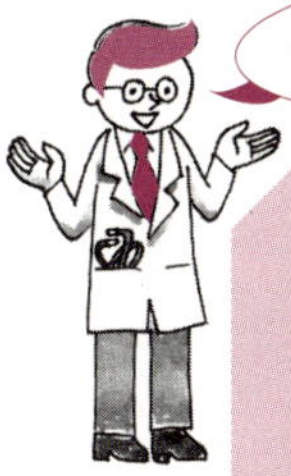

Doctor의 한마디

장애아라고 해도 다양한 장애가 있다는 것을 알게 될 것이다. 어떤 장애가 있어도 아이 혼자이고 그 성장과 발달이 장애로 인해 방해를 받고 있다는 입장에서 생각해야 한다.

또 반드시 그 아이 나름의 장점이 있으므로 그것을 발견하여 키워낼 수 있도록 격려해주어야 한다. 적절한 이해, 배려, 지원으로 그들의 자립과 사회참여를 응원해야 한다.

아직 우리나라는 장애에 대한 정확한 이해나 적절한 지원이 이루어지지 않고 있다.

가족에 대해서도 양육의 어려움을 헤아려서 세심한 배려나 따뜻한 말을 건네주어야 한다.

05. 피학대아
battered child

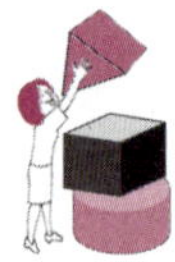

질환의 개요

어떠한 병인가?

아동학대(child abuse)란 부모 또는 부모를 대신한 보호자가 아동에게 가하는 행위가 아동의 심신을 훼손하거나 건강한 성장과 발달을 손상시키는 경우로 정의된다. 학대를 당한 어린이를 피학대아(battered child)라고 한다. 학대에는 네 가지 유형이 있다.

memo
학대는 '학대하기 쉬운 부모', '생활상의 스트레스', '사회적 고립', '부모의 뜻에 따르지 않는 아동'이라는 네 가지 조건이 갖추어졌을 때 위험하다. 학대하기 쉬운 부모 중 일부는 정신질환이나 지적장애가 있거나 어린 시절, 부모의 사랑을 받지 못한 사람들이다.

① 신체적 학대

외상이 남는 폭행이나 생명에 위험을 주는 폭행이 있다. 외상으로는 골절, 두부외상, 자상, 화상 등이 있으며 생명에 위험을 주는 폭행으로는 목을 조르거나 숨막히게 하는 것, 거꾸로 매다는 것, 독물을 마시게 하거나 음식을 주지 않는 것, 한겨울에 문 밖으로 내쫓는 것이 있다.

② 보호의 태만 또는 거부

거부(neglect)에는 유기(아이를 버리는 것)와 건강상태를 훼손하는 방치(영양불량, 불결, 태만 내지 거부에 의한 질병의 발생, 학교에 등교시키지 않는 것, 질병이 있는데도 병원에 가지 않는 것) 등이 있다.

③ 성적 학대

부모에 의한 근친간 또는 부모를 대신한 보호자에 의한 성적 폭행을 말한다. 성적 학대는 그 아이의 인격적 발달에 심각한 상처를 남겨 PTSD(심적 외상 후 스트레스장애)에 의한 정신장애를 일으킬 위험성이 매우 높다.

④ 심리적 학대

부모 또는 부모를 대신한 보호자로부터 심한 언어폭행을 당하거나 철저히 무시됨으로써 아동의 마음에 깊은 상처를 남기는 행위(심적 외상*1)이다.

*1
아동의 불안 및 공포, 우울상태, 얼어붙은 듯한 무감동이나 무반응, 심한 공격성, 이상습관 등 일상생활에 지장을 주는 정신증상이 나타나는 것이다.

✚ 어떠한 증상이 나타나는가?

① 아동의 심리적 특성

영유아기부터 학대를 받은 피학대아는 학대를 피하기 위해 매일 온 신경을 쏟게 된다. 또 자신은 가치가 없는 인간이라고 생각하고 놀이나 학습에도 흥미를 보이지 않아 부적응자가 되기 쉽다. 그리고 자신에 대해 깊은 죄의식과 고독감에 빠져서 '난 나빠, 난 아무런 소용이 없는 애야'라는 부정적인 자기 이미지를 갖게 된다.

또 타인은 박해하는 존재로 생각해서 사람을 믿지 못하게 된다.

성장하면 따뜻한 가족을 갖고 싶어서 일찍 아기를 가지는 경우도 있지만 어떻게 키워야 하는지 몰라 아기의 우는 소리가 자신을 책망하는 소리로 들려 화를 내고 폭력을 휘두르는 경우도 있다.

예후는 성인이 될 때까지 사람에게 사랑을 받은 경험이 어느 정도인지에 따라 달라진다.

② 신체증상

외상이 남아 있고 완치되더라도 장애가 남는 경우가 있다. 손발이 골절되어도 의료적 치료를 받지 못하고 방치되는 경우가 있는데 두부손상은 외상이 없어도 심각한 후유증을 남기며 시력장애를 일으키는 경우도 있다.

발견을 위한 특징과 검사

1. 피학대아의 특징

피학대아의 특징으로 다음과 같은 것을 들 수 있다.

- 저신장, 저체중
- 설명할 수 없는 외상, 골절, 화상, 출혈반(흔적을 포함)
- 보행이나 언어의 지체
- 표정변화가 없다(얼어붙은 듯한 눈동자).
- 타인에 대한 관심이 낮다.
- 집단에 들어가지 못하고 고립되어 있다.
- 신체나 의복이 불결하다(오염, 악취, 몸에 때가 끼어 있음, 긴 손톱).
- 모자(친자)관계가 확립되어 있지 않다(부모에 대한 정보가 없다, 애교가 없다, 부모의 안색을 살핀다 등).
- 과식
- 적의를 가지고 있고 그것이 형제나 애완동물 등 약한 것을 향해 표출된다.
- 손가락 빠는 행동이 고착되어 있다.
- 어떤 일에도 의욕이 없고 집중하지 못한다.
- 어떤 이유를 대며 집에 돌아가려하지 않는다.
- 용무가 없어도 어른 옆에 가까이 가려고 한다.
- 함묵(입를 다물고 말을 하지 않는 것. 선택성 함묵은 언어능력에는 문제가 없지만 유치원이나 학교 등 특정 사회적 상황에서 말을 하지 않는다.)
- 극단적인 두려움이나 정서불안정, 원형탈모, 틱(tic)장애, 위궤양 등의 심신증, 자살기도

2. 학대를 하는 부모의 특징

학대를 하는 부모의 특징은 다음과 같다.

- 아동에 대한 관심이 적고 안아주거나 달래지 않는다.

- 아동을 위해서 적절한 음식이나 필요한 것을 준비하지 않는다.
- 편향된 육아관, 엄격한 교육, 질책
- 육아에 지쳐 있다(다른 사람 앞에서 아이를 심하게 꾸짖고 웃는 얼굴을 보이지 않는다).
- 아동을 수용하지 못한다(부모의 행동을 우선한다).
- 건강검진을 받게 하지 않는다.
- 상처가 난 원인에 대해 얼버무리고 앞뒤가 맞지 않는 설명을 한다.
- 외래를 중단하거나 병원을 자주 바꾼다.

3. 기록에 남기기 위한 검사

아동학대가 의심되는 경우에는 과거나 현재의 학대 증거를 찾아 그것을 기록으로 남기기 위해 전신의 신체적 진찰과 그 기록(사진)이 필요하다.

피부소견 및 구강내소견이나 안저소견도 중요하다.

골절이나 내장손상이 의심될 경우에는 전신의 X선 사진이나 MRI 등도 필요하다.

또 학대는 뇌기능에도 영향을 주기 때문에 심리학적 검사도 필요하다.

복잡한 검사를 하지 못하는 경우는 자유화나 인물화를 그리게 하는 것만으로도 많은 정보를 얻을 수 있으며, 그것을 계속적으로 추적함으로써 환경의 변화를 관찰할 수 있다.

치료의 포인트

학대를 당하고 있는(받고 있을 가능성이 있는) 아이를 발견했다면 반드시 아동상담소로 연락한다.

자신이 가지고 있는 수비의무(묵비의무)*2라도 아동상담소에 알리는 것은 의무위반이 되지 않으므로 안심해도 된다.

다음은 아동복지법에 따른 아동학대의 정의를 나타낸 것이다(표 1).

*2
업무를 처리하는 가운데 알게 된 사실에 대하여 비밀을 지켜야 할 의무

표1 아동학대의 정의

1. 아동에게 음행을 시키거나 음행을 매개하는 행위
2. 아동의 신체에 손상을 주는 학대행위
3. 아동에게 성적 수치심을 주는 성희롱 · 성폭력 등의 학대행위
4. 아동의 정신건강 및 발달에 해를 끼치는 정서적 학대행위
5. 자신의 보호 · 감독을 받는 아동을 유기하거나 의식주를 포함한 기본적 보호 · 양육 · 치료 및 교육을 소홀히 하는 방임행위

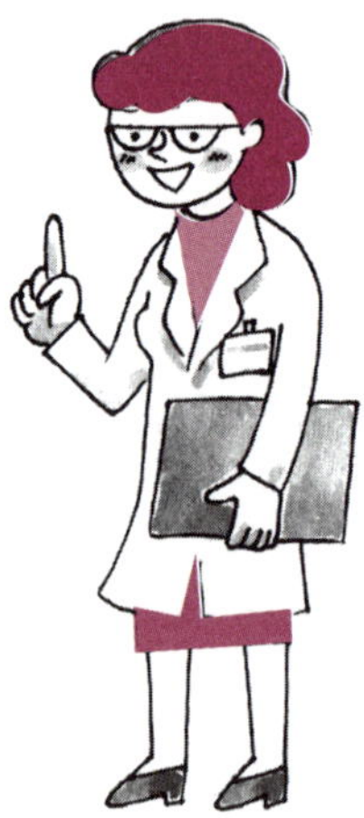

Doctor의 조언

이럴 때는 의사에게 상담 !

피학대아는 세심한 관찰로 조기에 발견하는 것이 무엇보다 중요하다. 의심이 가는 부분이 있다면 담당 의사에게 즉시 보고한다.

학대를 받은 아이는 신뢰할 수 있는 어른과의 안정된 관계를 구축해본 경험이 없다.

간호하는 사람이 따뜻하게 대했다고 해서 바로 반응을 보이지 않으며 과도하게 어리광을 부리거나 공격적인 대응을 취하기도 한다. 또 부모 역시 안정된 인간관계를 만드는 것에 어려움을 느끼는 경우도 있다.

혼자서 괴로워하거나 고민하지 말고 의사나 심리사, 사회복지사 등과 팀을 조직해 대응하는 것이 중요하다.

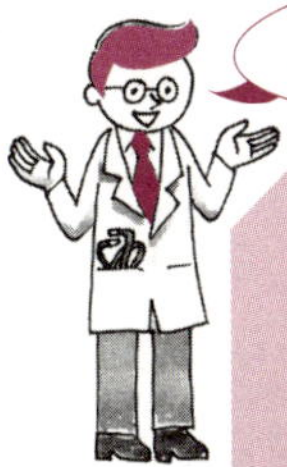

Doctor의 한마디

먼저 아이의 심신을 안전하고 편안하게 안정을 지켜주는 것이 첫 번째로 할 일이다. 그리고 학대를 받고 있는 아이의 경우, 본래 유아기에 체험해야 하는 대화, 웃기, 접촉, 음악, 그림, 놀이 등의 체험이 부족한 경우가 많다. 이런 보통의 체험을 하게 해주며 따뜻한 시선으로 보살핀다.

치료자나 도와주는 사람은 학대하는 부모에게 변화가 보이지 않을 때 초조함이나 강한 분노, 신경질과 거부감이 생기는 경우가 있다. 하지만 많은 경우 그 부모도 어린시절에 학대를 받은 경험이 있거나 따뜻한 인간관계를 경험하지 못한 경우가 많다.

또 정신질환이나 사회경제적인 빈곤으로 양육할 힘이 없는 경우가 많다. 비난하고 싶어지는 마음도 있을 수 있지만 그런 삶의 배경을 이해하면서 부모에게는 이성적으로 대응해야 한다.

06. 샅굴탈장

서혜부탈장, inguinal hernia

질환의 개요

어떠한 병인가?

샅굴탈장은 복강 내의 장기가 샅굴(서혜부, 넓적다리 연결 부분)이나 음낭에 걸쳐 들쭉날쭉하게 튀어나오는 질환이다. 소아의 외과질환에서 가장 많고 50명에서 100명에 1명꼴로 발병한다.

태아기에 복강이 형성되는 과정에서 배의 바닥에는 복막초상돌기(processus vaginalis peritonei)라는 주머니모양의 오목한 곳이 생긴다. 많은 아이들은 이 오목한 곳이 자연스럽게 막히게 되지만, 열린 상태가 되면 복압에 의해 복강 내 장기(장관, 난소, 대망 등)가 이 오목한 곳으로 빠져서 샅굴이나 음낭이 부풀어 오르는 탈장 상태를 일으킨다.

소아 샅굴탈장의 원인은 복강바닥에 구멍처럼 뚫린 복막초상돌기가 있으며, 뚫린 초상돌기의 길이에 따라 샅굴만 부풀기도 하고 음낭까지 부풀어 오르기도 한다.

어떠한 증상이 나타나는가?

영아가 기저귀를 갈거나 목욕 중에 소리 높여 울 때 또는 유아나 아동의 경우 서 있거나 운동, 배변을 한 후에 복압이 걸린 상태에서 샅굴이나 음낭부에서 반구형으로 불룩한 형태로 나타난다. 울음을 그치거나 누운 자세에서는 복압이 걸리지 않아 소실된다.

장이나 난소가 원활하게 드나드는 동안에는 위화감이나 통증이 없지만 빠져서 나오지 못하게 되는 감돈탈장(incarcerated hernia) 상태가 되면 불쾌감, 복통, 자극이나 창자막힘증(장폐색, ileus)에 의한 구토가 나타나고, 보통 때는 말랑말랑했던 덩어리가 단단해지고 압통이 발생한다.

✚ 어떠한 징후가 있는가?

샅굴(서혜부)이나 음낭의 팽창은 장관이 탈출해 있는 경우는 말랑한 덩어리로 만져지고, 만지는 동안에는 장연동음과 함께 소실되어 버리는 경우가 있다. 영아기의 여아에게 많은 난소의 탈출은 껍질을 벗긴 은행과 같은 감촉의 종괴가 샅굴에서 만져진다.

검사의 포인트

출현과 소실이 반복되는 샅굴(서혜부)의 팽륭을 확인했다면 이 질환으로 진단한다. 진단에는 특수한 검사는 필요하지 않고 문진과 시진, 촉진이 중요하다. 단시간의 외래진찰 시에는 탈장의 탈출을 확인할 수 없는 경우도 있지만 무엇보다 가족이 샅굴의 팽륭을 몇 번이나 목격해서 확신하고 있다는 증언이 참고가 된다.

1. 시진(visual inspection) 및 촉진(palpation)

진찰할 때는 선 자세에서 복압을 가하게 하여 종괴나 팽륭을 확인한다. 영아기에는 진찰할 때 울음을 터뜨리는 경우가 많다. 장관의 탈출 시에는 부풀어오른 것이 소실되는 것으로 확진된다.

감별해야 하는 질환으로는 복막초상돌기에 복수가 저류하는 음낭수류(hydrocele testis)*1나 정삭물음낭종(정삭수류,

*1
수류 :
수종이라고도 한다.

funicular hydrocele), 여아는 nuck관[*2]수류, 잠복고환(cryptorchid) 등이 있다. 고환의 고정이 미숙한 어린 남아는 거상된 고환이 샅굴에서 만져져 탈장으로 의심되는 경우가 있다.

유아기의 여아는 샅굴림프절과 탈출한 난소의 감별이 어려운 경우도 있다.

2. 초음파검사(ultrasonography)

진찰할 때는 선 자세에서 복압을 가하게 하여 종괴나 팽륭을 확인한다.

영아기에는 진찰할 때 울음을 터뜨리는 경우가 많다.

장관의 탈출 시에는 부풀어오른 것이 소실되는 것으로 확진된다.

치료의 포인트

- 샅굴탈장(서혜부탈장, inguinal hernia)의 근본적인 치료는 수술이다[*3]. 선천성 복막초상돌기의 열림에 의한 복강 내의 구멍을 막는 것이 치료의 근본이다[*4]. 기다리는 동안 감돈탈장(incarcerated hernia)이 일어날 수 있거나 탈장이 의심될 때는 즉시 병원에서 진료를 받아야 한다는 것을 충분히 설명한다.

1. 샅굴탈장 근치수술(radical operation for inguinal hernia)

실제 수술에서는 내서혜륜부에서의 복강초상돌기의 결찰(고위결찰)이 이루어진다.

일반적으로는 하복부의 작은 절개창을 통해 샅굴(서혜관, Inguinal canal)을 벌려 접근하는 방법이 이용된다.

복강경을 이용해 복강 안에서 보면서 복막초상돌기의 뿌리부분에 실을 두르고 고위결찰을 하는 방법을 이용하는 병원도 있다.

*2
nuck관 : 여아의 복막초상돌기의 유잔을 말한다.

*3
미숙아나 유아기의 탈장의 일부에는 자연치유되는 것도 있지만 반복적으로 나타나는 것은 좀처럼 자연적으로 치유되지 않는다. 감돈탈장을 일으키면 장이나 난소가 상처를 입을 우려가 있기 때문에 탈장이 발견되면 원칙적으로 조속한 수술이 필요하다.

*4
성인의 샅굴탈장은 탈장낭의 처리와 함께 약해진 복강바닥(pelvic floor)의 보강조작이 필요하다.

2. 합병증

기본적이고 확립된 술식으로 재발의 빈도는 낮지만 남자의 경우는 탈장낭에 근접해 있는 정관이나 고환동정맥의 손상에 주의해야 한다.

손상되면 수술 후에 고환의 위축이나 거상이 일어나고 불임의 원인이 되기도 한다.

드물게 난관의 결찰이나 난소의 적출, 방광의 손상이 일어났다는 보고도 있다.

3. 양측 발생과 양측 검색

편측의 탈장수술 후 약 5~10%의 증례에서 반대쪽의 탈장이 발생하는 것으로 나타났다.

편측의 탈장수술을 할 때 복강경을 이용해 반대쪽의 복막초상돌기가 열려 있지 않은지 확인하고 열려 있으면 반대쪽의 수술을 적극적으로 실시하는 병원도 있다.

Doctor의 조언

간호의 요령

의사로부터 수술이 필요하다는 말을 들으면 가족은 불안을 느끼는 경우가 많다. 또 '내가 너무 울려서 탈장이 된 게 아닐까' 걱정하는 사람도 있다. 그런 경우에는 웃거나 배변으로도 복압이 걸리는 경우가 있다는 것을 알려주고, 너무 많이 울리는 것이 원인이 아니라 선천적인 것에 의한 것이라고 설명한다.

의료진은 수술에 대한 충분한 설명과 사전동의를 얻어야 하지만 사람에 따라 그것을 받아들이는 방식, 준비하는 자세는 상당히 다르다. 어린이 환자뿐만 아니라 가족의 불안이나 의문에도 관심을 돌려 지원해야 한다.

이럴 때는 의사에게 상담 !

감돈탈장(incarcerated hernia)의 발병이 가장 큰 문제점이지만 언제 일어날지는 예상할 수 없다.

감돈탈장의 증상과 징후는 장(창자)의 지속적인 탈출과 불쾌감, 복통, 구토이지만, 심하게 울 때는 구분이 되지 않는 경우도 많다. 겨우 달래서 울음이 그쳐도 탈장이 돌아오지 않을 때, 탈장이 부풀어 오른 곳을 만지면 심한 통증이 느껴질 때는 조속히 의사에게 알려야 한다.

감돈인 경우에는 맨손위치복원(도수정복, manual reposition)을 시도하고 복원이 불가능할 때는 긴급수술이 필요하다.

Doctor의 한마디

수술은 단시간에 끝나는 경우가 많아 단기입원이나 당일 퇴원이 가능한 수술이다.

단기 임상진료로 대응하는 경우가 많고, 담당 의사가 가족을 대응할 시간이 없는 경우도 있다.

수술이나 귀가 후의 불안을 완화시키기 위해서도 간호사가 적극적으로 관여하는 것이 좋다.

07. 막창자꼬리염
충수염, appendicitis

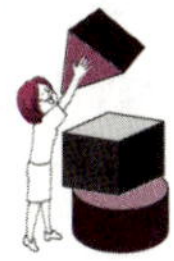

질환의 개요

✚ 어떠한 병인가?

일반적으로 '맹장'으로 불리는 이 질환은 큰창자(대장) 끝에 있는 막창자꼬리에서 일어나는 염증을 말한다. 막창자꼬리(충수)는 지렁이 모양의 가는 장으로 돌처럼 단단해진 대변이나 림프여포(lymph follicle)의 종창으로 가운데가 폐쇄되기 쉽다.

작은창자나 큰창자 속의 염증(장염)은 장 속의 균이 증식하더라도 설사를 일으켜 배출해 버리면 되지만 폐쇄된 막창자꼬리 안에서는 세균이 도망갈 길이 없고 내압의 상승으로 점막의 혈행장애를 동반하는 등 염증이 악화되기 쉬우며 막창자꼬리의 벽을 침식하게 된다.

어느 정도 진행되면 항균제로 치료가 어려워져, 장관벽을 넘어 염증이 파급되거나 천공에 의해 복막염으로 발전하기 때문에 막창자꼬리(충수, vermiform appendix)를 절제하여 병소를 제거하는 수술이 필요해진다.

✚ 어떠한 증상이 나타나는가?

막창자꼬리염의 주요 증상은 복통이나 구토, 발열이다. 복통은 처음에 배꼽이나 명치(심와부) 주변이 아프다가 점차 오른쪽 하복부로 이행하는 것이 특징이다.

식욕부진은 대부분의 예에서 나타난다. 병태의 진행에

memo
막창자꼬리염(충수염, appendicitis)은 소아가 복통을 호소할 때 반드시 염두에 두어야 하지만 어린아이의 막창자꼬리염은 증상이나 진찰 시의 호소만으로는 알기 어려운 경우가 많아, 천공해서 복막염을 일으킨 후에야 발견되는 경우가 종종 있다.

따라 약 10%의 소아에서 설사가 나타나지만 복통과 설사 때문에 장염으로 판단되면 외과소개를 받을 때까지 시간이 걸리는 경우가 있으므로 주의가 필요하다. 복막염을 일으키면 걷거나 똑바로 눕는 것이 힘들어진다.

✚ 어떠한 징후가 있는가?

오른쪽 하복부통을 호소하고 오른쪽 하복부*1에 국한된 압통이 나타나는 것이 특징이다(그림 1).

소아는 복통 부위나 호소 내용이 분명하지 않고 촉진으로도 전체를 아파해서 압통점을 알기 힘든 경우가 많다. 따뜻한 손으로 아프지 않은 부위에서 서서히 오른쪽 하복부로 촉진을 하여 재현성이 있는 압통점을 확인하는 것이 중요하다.

진행되면 염증이 복막을 자극하기 때문에 눌렀을 때보다 뗐을 때 더 큰 통증이 있는 반동압통[블룸베르그징후(Blumberg's symptom)]이나 부드러운 촉진으로도 반응적으로 복부가 단단해지는 근경직(muscular rigidity)을 보이게 된다.

*1 맥버니(McBurney)압통점이나 란츠(Lanz)압통점

그림1 막창자꼬리염의 압통점

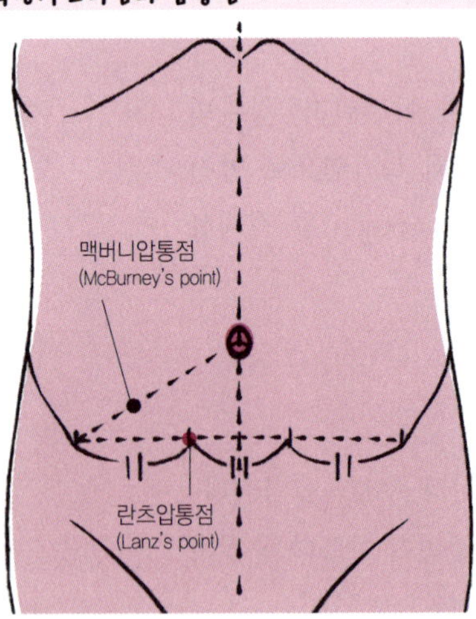

* 맥버니압통점 : 배꼽과 오른쪽 앞장골가시(전장골극, spina iliaca venteralis)를 연결하는 선의 가쪽 1/3의 점
* 란츠압통점 : 왼쪽과 오른쪽 앞장골가시를 연결하는 선의 오른쪽 1/3의 점

검사의 포인트

막창자꼬리염은 혈액검사나 영상검사보다 병력과 국소소견, 특히 오른쪽 하복부의 압통 소견에 따라 진단과 수술의 결단이 이루어지는 경우가 많은 질환이다*2. 최근 초음파검사나 CT검사의 유용성이 지적되면서 수술전 검사로 실시하는 병원이 늘고 있다.

*2
소아에서는 복통의 호소나 국소 소견을 파악하기 어려운 경우가 많고, 막창자꼬리염(충수염, appendicitis)과 혼동되는 복통이 나타나는 질환도 많기 때문에 막창자꼬리염으로 진단되어 행해진 수술 중 막창자꼬리염이 아니라 수술이 필요하지 않았다고 진단되는 비율이 높다(10~30%)(Negative appendectomy).

1. 혈액검사(blood test)

백혈구 증가(11,000/μL 이상)와 다핵구 증가가 나타난다. 진행되는 증례에서는 염증반응성 단백인 CRP값이 증가하지만 조기에 백혈구만 증가하는 경우가 있다.

2. 복부 X선(abdomen X-ray)

막창자꼬리염에 특징적인 소견은 없지만 막창자꼬리(충수, vermiform appendix)의 염증으로 주위의 작은창자에 정체가 일어나 오른쪽 하복부나 골반 내의 작은창자 가스 확장상이 참고가 된다. 막창자꼬리 내의 대변돌(분석, fecal stone)이 명확하게 보이는 경우도 있다.

3. 초음파검사(ultrasonography, 그림 2)

병상에서 쉽게 할 수 있어 많은 시설에서 이용되고 있다. 염증 때문에 종대된 막창자꼬리는 압박해도 변형되지 않는 관강구조로서 압통이 있는 부위와 동일한 장소에 나타난다. 대변돌이나 주위의 복수와 농양도 진단할 수 있다. 확인하기 어려운 증례도 보이지만 난소낭종(ovarian cystic tumor) 등 주위 장기의 질환과 감별하는 데 도움이 된다.

그림2 초음파검사에 나타난 종대된 막창자꼬리의 영상

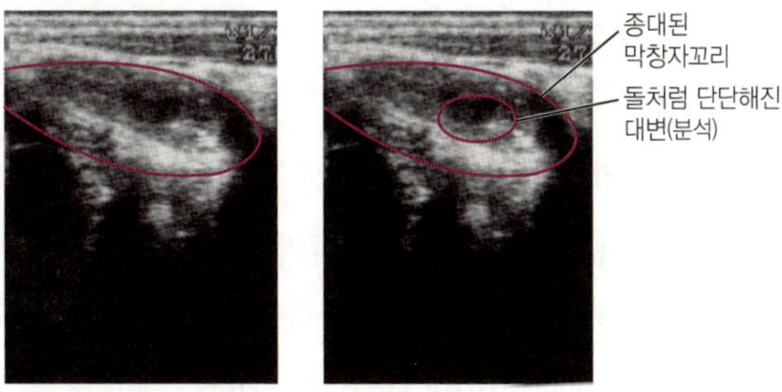

4. CT

막창자꼬리의 종대나 주위의 염증소견(지방조직의 농도 상승이나 액체 저류 등)이 나타난다. 기기의 발달로 매년 정밀도는 향상되고 있지만 야간에 전문의의 영상판독이 불가능한 경우에는 진단에 어려움을 겪기도 한다.

치료의 포인트

1. 막창자꼬리절제술(appendectomy)

막창자꼬리염(충수염, appendicitis)의 치료는 수술이 원칙이다. 수술은 염증이 진행된 막창자꼬리(충수돌기)를 막창자(맹장, cecum) 부근에서 결찰하여 절제하는 막창자꼬리절제술이 이루어진다. 천공 예나 주위로 염증이 넓게 확산된 경우에는 복강 내를 다량의 생리식염수로 세정하여 복강 내의 균량을 감소시키거나 수술 후에 복강 내 저류액을 배출시키기 위한 드레인(drain)을 유치하는 경우가 있다.

수술적 접근으로는 오른쪽 하복부을 작게 개복하는 것이 일반적이지만 복강경하수술을 실시하는 시설도 늘고 있다. 수술 상처가 작으면서 양호한 시야를 바탕으로 수술할 수 있다는 것, 상처감염(wound infection)이 적다는 장점이 있다.

2. 항균제에 의한 치료

국소나 전신의 감염을 조절하기 위해 수술요법을 실시하는 전후에 항균제를 투여한다. 천공 예에서는 수술 후 7~10일간의 지속투여가 필요한 경우도 있다. 수술을 하지 않고 항균제 투여만으로 치료하는 방법은 초기단계에서는 효과적이다.

3. 합병증

막창자꼬리염의 수술 후 합병증으로는 복강 내 농양, 상처감염, 대변샛길(대변루, fecal fistula) 외에 수술 후 창자막힘증(장폐색, ileus) 등이 있다. 특히 천공성인 것은 수술 후 열형이나 혈액소견(백혈구, CRP 등)의 추이, 상처의 상태 등을 엄밀하게 관찰해야 한다. 수술 후에 고열이 지속되거나 재발된 경우에는 농양의 유무를 정밀하게 검사하기 위해 CT를 실시하는 경우가 있다.

Doctor의 조언

간호의 요령

소아의 막창자꼬리염은 초기에는 진단이 어려운 경우가 많기 때문에 진단까지 상당한 시간이 소요되므로, 천공되어 복막염이 합병되는 등 중증화된 증례도 자주 볼 수 있다. 대개는 탈수나 체액의 균형이상을 동반하기 때문에 수술에 앞서 수액에 의한 보정이나 전신관리가 필요하다.

또 이전 의사가 제대로 진단하지 못한 것에 대해 가족이 불만을 가지고 있기 때문에 의료진 간의 말과 행동에는 주의가 필요하다. 막창자꼬리염은 진행됨에 따라 증상이 확실해지는 특징이 있다.

수술 후에는 가스배출과 함께 경구섭취를 재개하는 것이 일반적이지만, 수술 전의 염증상태에 따라서 수술 후 마비성 창자막힘증(ileus)의 상태가 오래 지속되는 경우가 있다. 조기에 병상에서 일어나서 장연동을 촉진시키는 것이 중요하다. 환자를 격려하면서 체조나 보행을 하게 한다. 발열이나 통증이 지속되거나 일단 나은 후에 다시 재발된 경우에는 복강 내나 상처의 피하에 농양이 형성되어 있는 경우가 있으므로 주의해야 한다.

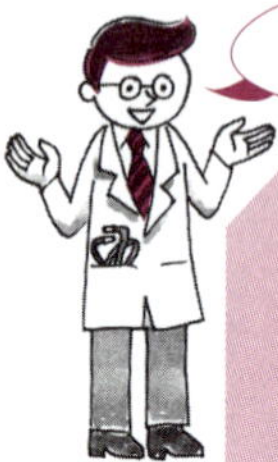

Doctor의 한마디

막창자꼬리염(충수염, appendicitis)은 흔한 질환으로 생각하기 쉽지만 간혹 진단이나 수술이 어려운 증례를 보게 된다.

소아 환자에게는 일생의 가장 큰 사건이고 가족의 불안감도 크기 때문에 진료에서는 심리적 배려 및 통증이나 고통에 대한 배려를 해야 한다.

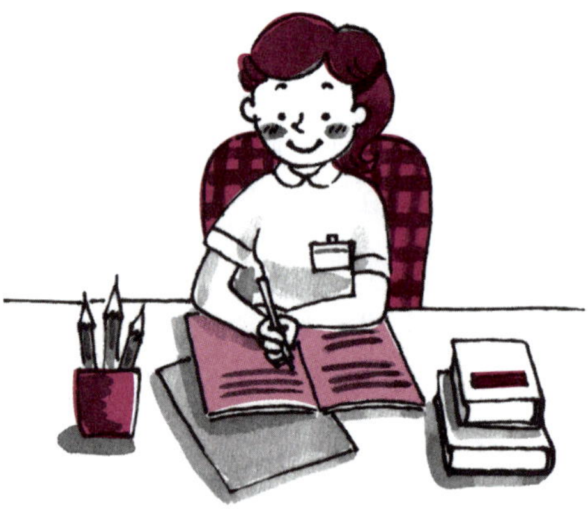

08. 창자겹침증

장중적, intussusception

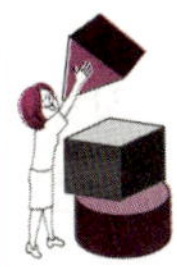

질환의 개요

✚ 어떠한 병인가?

창자겹침증은 장관의 일부가 항문 쪽의 장관 내로 빠져 들어간 상태를 말하고, 영유아기에 급격한 복통으로 발병하며 수술이 필요한 질환의 대표적인 예이다. 생후 4개월부터 3세까지의 영유아기에 많고, 대부분의 증례에서 돌창자(회장, ileum) 말단부위가 돌막창자판막(회맹판, ileocecal valve)을 통해 잘록창자(결장, colon) 안으로 빠져 들어간 상태를 보인다.

유아기 이후의 소아나 성인에게 일어나는 경우는 선진부의 장관에 빠져 들어가는 원인이 되는 용종(polyp)이나 멕켈곁주머니(Meckel's diverticulm), 종양 등의 기질적인 이상이 보이는 경우가 많은 데 비해, 영아의 창자겹침증은 원인이 분명하지 않은 특발성인 것이다. 빠져 들어간 장관은 연동에 의해 다시 항문 쪽으로 밀어넣어지기 때문에 겹침상태가 진행된다. 창자가 겹치는 부분은 창자가 막혀 창자막힘상태가 되고 동시에 빠져 들어간 부분의 창자와 창자간막은 압박을 받아 점차 혈행이 악화된다.

방치해 두면 순환장애에 의한 창자괴사가 일어난다.

✚ 어떠한 증상이 나타나는가?

창자겹침증이 되면 소아 환자는 주기적으로 일어나는

복통 때문에 심하게 울게 되고, 창자막힘증(장폐색, ileus)에 의한 구토나 창자점막의 혈류장애에 의한 혈변이 나타난다.

불쾌감으로 기운이 없는 상태가 지속되기 때문에 소아과에서 관장으로 딸기 젤리 모양의 혈변을 확인하고서야 복부의 질환을 알게 되는 경우도 자주 있다.

창자겹침증에서는 소아 환자가 비정상적인 불쾌감을 보이고 힘이 없는 것이 특징적인데, 엄마는 언제부터 기운이 없었는지 인식하고 있는 경우가 많다. 재발 시에는 비정상적인 불쾌감을 정확하게 파악하여 병원을 찾아야 한다.

✚ 어떠한 징후가 있는가?

오른쪽 상복부를 촉진하면 겹쳐진 장관에 종양이 만져지는 것이 특징이다. 가로잘록창자(횡행결장, transverse colon) 안에 겹쳐진 장관이 만져지는 경우가 많고, 울음을 그치고 녹초가 된 소아 환자의 배꼽 오른쪽 윗부분을 조금 누르면서 만지면 튕겨져 올라오는 탄력성이 있는 소시지 모양의 종괴가 있다.

검사의 포인트

비정상적인 불쾌감과 기운이 없어 보이는 영유아에서는 항상 이 질환을 염두에 두는 것이 중요하다. 대개의 경우는 임상에서 문진과 증상, 복부종양의 촉진으로 진단된다. 복부 단순 X선 사진에서는 발병한 후 시간이 경과하면 작은창자의 가스 확장소견이 보이지만, 그다지 특징적인 것은 아니다.

1. 초음파검사(ultrasonography, 그림 1)

겹쳐진 장관이 덩어리로 만져지는데 초음파 검사에서는 큰

창자 속에 들어간 작은창자가 활과 화살의 과녁처럼 보인다고 해서 타겟사인(target sign)이라고 한다. 응급외래나 병상에서 간단하게 실시할 수 있고 진단률도 높기 때문에 많이 이용되고 있다.

2. 주장조영법(enema angiography, 그림 2)

항문에 굵은 풍선카테터(balloon catheter)를 삽입하고 투시하에서 조영제나 공기를 주입하면 빠져 들어간 장관이 덩어리처럼 되어, 폐쇄되어 있는 부분(선진부)이 게의 발톱 같이 특징적인 모양으로 나타난다. 보통 진단되면 그대로 치료인 고압관장(high pressure enema)으로 이행한다.

그림1 창자겹침증의 초음파검사 소견

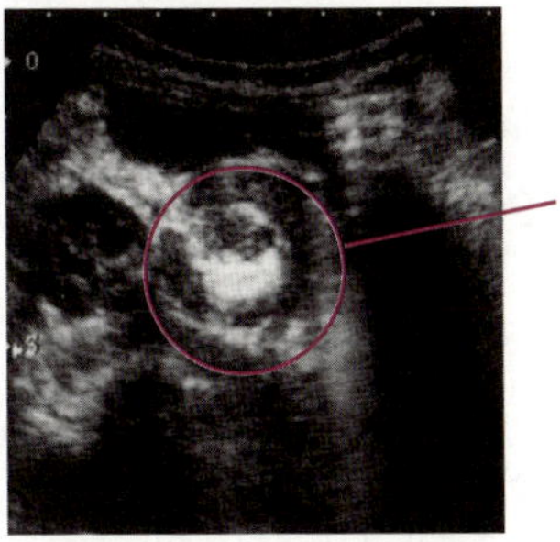

*잘록창자(결장, colon) 안에 작은창자가 겹쳐 있고 활과 화살의 과녁 모양 종양상이 보인다.

그림2 창자겹침증의 주장조영 소견

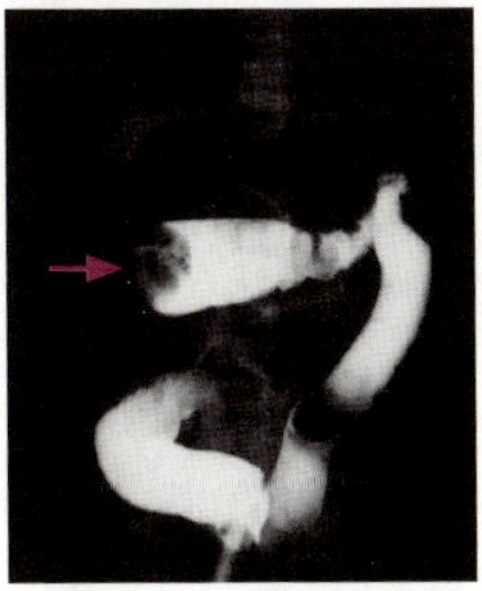

*주장조영에서는 잘록창자로 빠져 들어간 작은창자의 선진부가 공 모양으로 돌출되어 게 발톱처럼 보인다.

치료의 포인트

1. 비관혈적 정복(closed reduction)(고압관장에서의 정복)

주장조영에서 게 발톱 모양의 음영이 나타나고, 다시 조영제나 공기를 주입하여 압력을 가하면 항문 쪽으로 빠져 들어간 작은창자를 밀어내는 힘이 가해진다. 조영제에 의한 정복에서는 수면을 80~120cm의 높이에 둔 관류기(irrigator)를 이용해 정수압을 가한다. 또 공기정복의 경우에는 3방 밸브로 연결한 혈압계로 압력을 측정하면서 80mmHg의 압력을 걸어 실시한다.

순조롭게 진행되는 경우에는 빠져 들어간 장관의 덩어리가 서서히 막창자(맹장, cecum)로 이동하여 역류방지판막인 돌막창자판막(회맹판, ileocecal valve)에서 일단 걸리고, 돌막창자판막을 넘으면 갑자기 폐쇄가 해제되어 빠르게 돌창자(회장)가 조영된다. 돌창자 안에서 겹침이 남아 있는 경우가 있으므로 충분한 길이의 돌창자가 나타나는 것을 확인해야 한다.

창자겹침증의 80~90%는 이 수기(maneuver)로 치료하지만 정복하지 못하면 응급수술이 필요하다. 또 압력을 너무 많이 가하면 장관 천공을 일으킬 위험이 있으므로 고압관장에 의한 정복 중인 복부의 압박은 금기이다.

비관혈적 정복에 성공한 소아 환자는 극적으로 안색과 기분이 좋아진다. 상태를 관찰하면서 조기의 경구섭취나 퇴원을 준비한다. 직후부터 경구섭취를 재개하거나 그대로 귀가시키는 병원도 있다.

2. 관혈적 정복(open reduction)(외과치료)

비관혈적 정복에 성공하지 못한 경우에는 응급수술로 치

료한다. 복막염(peritonitis)이나 천공(perforation)이 의심되는 경우나 소아 환자의 전신상태가 나쁜 경우에는 처음부터 수술을 실시하기도 한다. 수술은 항문측 장관으로 빠져 들어간 장관을 주무르듯이 밀어내는 방법(허친슨 수기)이 시행된다. 장관의 혈행이 나쁘고 정복이 어려운 경우, 겹쳐진 장관에 기질적 병변이나 괴사가 있는 경우는 창자 절제가 필요하다.

Doctor의 조언

간호의 요령

창자겹침증에 대응하는 의사는 수술을 하지 않고 치료하고 싶어한다. 하지만 정복이 불가능한 경우에는 응급수술이 필요한 질환이기 때문에 그에 따른 마음의 준비가 필요하다. 치료의 흐름을 파악한 뒤에 지원하면서 환자의 엄마와 함께 환자의 상태를 관찰해야 한다.

이럴 때는 의사에게 상담 !

비관혈적 치료로 정복된 장관은 창자겹침증을 일으키기 전의 상태로 돌아오는 것일 뿐, 10~20%의 증례에서 재발하는 것으로 나타났다. 자기 아이의 창자겹침증을 한번 경험했던 엄마는 어린 환자가 불쾌감을 보이거나 의기소침해 있는 것을 가장 빨리 인식하고 재발을 정확하게 알아내서 의료진에게 알리는 경우가 있다. 재발은 정복 직후부터 며칠 사이에 일어나는 경우도 있지만 보다 긴 간격으로 호발연령인 2~3세까지의 기간 중에 몇 번이나 반복되는 증례도 있다.

재발하면 그때마다 진단과 정복을 실시하지만 반복되는 증례에서는 특수한 원인이 없는지 조사하는 정밀검사와 수술 치료가 이루어지기도 한다.

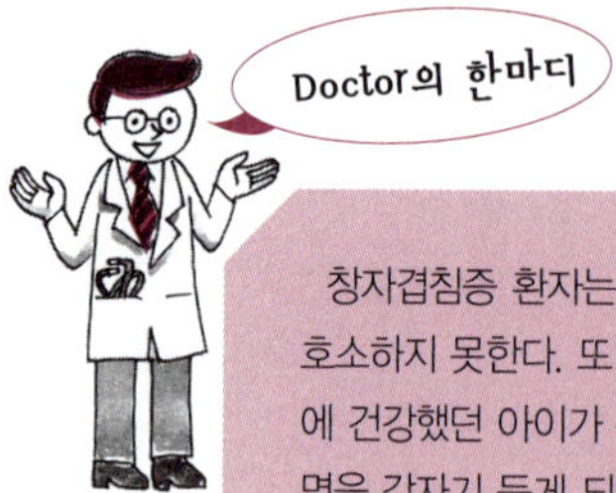

창자겹침증 환자는 영유아로 자신의 증상을 제대로 호소하지 못한다. 또 급격하게 일어나는 질환이기 때문에 건강했던 아이가 생명과 관련된 질환에 걸렸다는 설명을 갑자기 듣게 되는 엄마의 불안을 완화시킬 필요도 있다.

진단부터 치료까지 단시간에 연속적으로 진행되는 경우가 많기 때문에 치료에 집중하는 의사에 대한 지원과 함께 엄마와 가족에 대한 배려를 해야 한다.

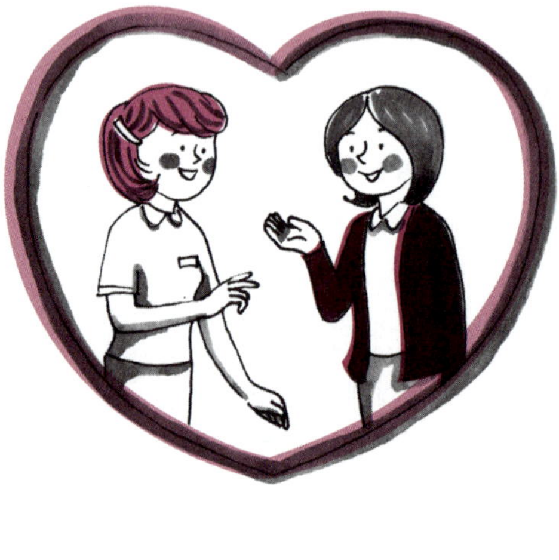

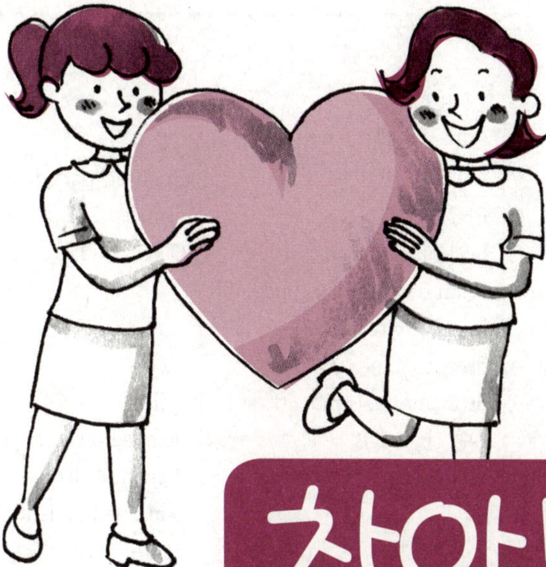

찾아보기

영어

U

V

한글

ㅈ

ㅊ

ㅋ

ㅌ

ㅍ

ㅎ

기호

편역 및 감수

- 저자 : YOSUKE ADACHI
- 편역 : 도서출판 의학교육 편집부
- 감수

김예진 교수	삼육보건대학교 간호학과
강세원 교수	동의대학교 간호학과
권수혜 교수	고신대학교 간호학과
김명희 교수	대구과학대학교 간호학과
김미숙 교수	춘해보건대학교 응급구조학과
도은수 교수	경북과학대학교 간호학과
민혜숙 교수	동아대학교 간호학과
이윤복 교수	경남대학교 간호학과
이희정 교수	가톨릭상지대학교 간호학과
최순옥 교수	부산가톨릭대학교 간호학과
최효진 교수	선린대학교 간호학과
홍성경 교수	동남보건대학교 간호학과

100 가지 질병에 관한

DOCTOR'S ADVICE 2

2014년 3월 15일 초판 인쇄
2014년 3월 20일 초판 발행

저 자 YOSUKE ADACHI
편 역 도서출판 의학교육 편집부
감 수 김예진 외
발 행 인 최경희 · 이정은
발 행 처 도서출판 의학교육
등록번호 제 2013-114 호
주 소 서울시 영등포구 양산로 128(당산동 1가 306) 백양빌딩 501호
Tel. 02) 2637-4806, 4863 Fax. 02) 2637-4807
홈페이지 www.medipub.co.kr
E - mail okpress1208@naver.com
정 가 25,000 원
I S B N 979-11-85682-02-0 94510
979-11-85682-00-6 94510 (세트)